中等职业教育护理类专业第二轮教材

（供护理类专业用）

营养与膳食

（第2版）

主　编　苏禄晖

副主编　李荣梅

编　者　（以姓氏笔画为序）

支明玉（杭州职业技术学院）

田　晖（上海市医药学校）

刘　波（上海市医药学校）

苏禄晖（上海市医药学校）

李荣梅（沈阳医学院）

张　卓（沈阳医学院）

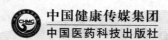

中国健康传媒集团

中国医药科技出版社

内 容 提 要

　　本教材为"中等职业教育护理类专业第二轮教材"之一。全书包括营养素与能量的认知、各类食物营养价值的认知、保证平衡营养与合理膳食、营养状况调查与评价、合理调配特定人群膳食以及合理调配慢性疾病期老年人膳食等内容。本教材共设置六个项目，每个项目下均设置若干模块并安排了任务引领、任务聚焦、技能训练等教学任务和目标，实现了以任务为导向的教学过程，提高了教学效果的指向性。本教材供中等职业学校护理类专业师生教学使用。

图书在版编目（CIP）数据

营养与膳食/苏禄晖主编 . — 2 版 . —北京：中国医药科技出版社，2022.2

中等职业教育护理类专业第二轮教材

ISBN 978 - 7 - 5214 - 2628 - 1

Ⅰ . ①营… 　Ⅱ . ①苏… 　Ⅲ . ①膳食营养 - 中等专业学校 - 教材 　Ⅳ . ①R151.4

中国版本图书馆 CIP 数据核字（2022）第 030232 号

美术编辑　陈君杞
版式设计　友全图文

出版　**中国健康传媒集团** | 中国医药科技出版社

地址　北京市海淀区文慧园北路甲 22 号

邮编　100082

电话　发行：010 - 62227427　邮购：010 - 62236938

网址　www.cmstp.com

规格　787mm × 1092mm $^1/_{16}$

印张　16

字数　334 千字

初版　2013 年 12 月第 1 版

版次　2022 年 2 月第 2 版

印次　2024 年 6 月第 2 次印刷

印刷　北京金康利印刷有限公司

经销　全国各地新华书店

书号　ISBN 978 - 7 - 5214 - 2628 - 1

定价　45.00 元

获取新书信息、投稿、为图书纠错，请扫码联系我们。

2012年，中国医药科技出版社根据教育部《中等职业教育改革创新行动计划（2010—2012年）》精神，组织编写出版了"全国医药中等职业教育护理类专业"十二五"规划教材"，受到广大医药卫生类中等职业院校师生的欢迎。为了进一步提升教材质量，紧跟学科发展，根据教育部颁布的《国家职业教育改革实施方案》（国发〔2019〕4号）、《中等职业学校专业教学标准（试行）》（教职成函〔2014〕48号）精神，中国医药科技出版社有限公司经过广泛征求各有关院校及专家的意见，于2020年3月正式启动组织第二轮教材的编写工作。在教育部、国家药品监督管理局的领导和指导下，在本套教材建设指导委员会专家的指导和顶层设计下，中国医药科技出版社有限公司组织全国相关院校教学经验丰富的专家、教师精心编撰了第二轮教材，该套教材即将付梓出版。

本套教材全部配套"医药大学堂"在线学习平台。主要供全国医药卫生中等职业院校护理类专业教学使用，也可供医药卫生行业从业人员继续教育和培训使用。

本套教材定位清晰，特点鲜明，主要体现如下几个方面。

1. 立德树人，课程思政

教材内容将价值塑造、知识传授和能力培养三者融为一体，在教材专业内容中渗透我国护理事业人才必备的职业素养要求，潜移默化，让学生能够在学习知识的同时养成优秀的职业素养。优选"实例分析/岗位情景模拟""你知道吗"内容，体现课程思政。

2. 立足教改，适应发展

为了适应职业教育教学改革需要，教材注重以真实护理项目、典型工作任务为载体组织教学单元。遵循职业教育规律和技术技能型人才成长规律，体现中职护理类专业人才培养的特点，着力提高学生的临床操作能力。以学生的全面素质培养和行业对人才的要求为教学目标，按职业教育"需求驱动"型课程建构的过程，进行任务分析。强调教材的针对性、实用性、条理性和先进性，既注重对学生基本技能的培养，又适当拓展知识面，实现职业教育与终身学习的对接，为学生后续发展奠定必要的基础。

3. 强化技能，对接岗位

教材体现中等职业教育的属性，使学生掌握一定的技能以适应岗位的需要，具有一定的理论知识基础和可持续发展的能力。理论知识把握有度，既要给学生学习和掌握技能奠定必要的、足够的理论基础，也不要过分强调理论知识的系统性和完整性；

注重技能结合理论知识，建设理论-实践一体化教材。

4.优化模块，易教易学

设计生动、活泼的教学模块，在保持教材主体框架的基础上，通过模块设计增加教材的信息量和可读性、趣味性。例如通过引入实际案例以及岗位情景模拟，使教材内容更贴近岗位，让学生了解实际岗位的知识与技能要求，做到学以致用；"请你想一想"模块，便于师生教学的互动；"你知道吗"模块适当介绍新技术、新设备以及科技发展新趋势、行业职业资格考试与现代职业发展相关知识，为学生后续发展奠定必要的基础。

5.产教融合，优化团队

现代职业教育倡导职业性、实践性和开放性，职业教育必须校企合作、工学结合、学作融合。专业技能课教材，鼓励吸纳1~2位具有丰富实践经验的岗位人员参与编写，确保工作岗位上先进技术和实际应用融入教材的内容，更加体现职业教育的职业性、实践性和开放性。

6.多媒融合，数字资源

本套教材全部配套"医药大学堂"在线学习平台。理论教材在纸质教材建设过程中，建设与纸质教材配套的数字化教学资源，增加网络增值服务内容（如课程PPT、习题库、微课、动画等），使教材内容更加生动化、形象化。此外，平台尚有数据分析、教学诊断等功能，可为教学研究与管理提供技术和数据支撑。

编写出版本套高质量教材，得到了全国各相关院校领导与编者的大力支持，在此一并表示衷心感谢。出版发行本套教材，希望得到广大师生的欢迎，并在教学中积极使用本套教材和提出宝贵意见，以便修订完善，共同打造精品教材，为促进我国中等职业教育护理类专业教学改革和人才培养做出积极贡献。

中等职业教育护理类专业第二轮教材
建设指导委员会名单

随着生活水平的不断提高，人们对健康的追求也越来越高，营养素多样性和量的保障已不是问题，人们需要对营养素有科学的认知，进而掌握安全、可行、简易的营养支持方法，这是当今大众（不同人群）的实际需求。本教材旨在为人们追求健康提供行之有效的营养支持方法，在价值取向上更接近人体健康的内在本源。

本教材主要供中等职业学校学生使用，本着培养中职学生的营养基本技能，提升中职学生解决问题的实际能力，在结构上每个项目均设置若干模块，每个模块都安排了任务引领、任务聚焦、技能训练等教学任务和目标，实现了以任务为导向的教学过程，提高了教学效果的指向性。根据营养支持的实际需要和技能培训领域最先进的理念，本着情景再现的原则，本教材引进 AR 技术，使教材更具趣味性和技术再现性，力争满足中职学生的实际需求，是颇具普适价值的中职教材。

本教材涵盖了营养与膳食的基本认知、营养支持相关的基本常识和技术、特殊人群和不同生理状态下营养支持要点，在价值取向上直指人体健康的内在本源，在一定程度上满足了人们凭借营养支持方法追求健康的实际需求，相信本教材也会为营养师等资质的获得和晋级提供相应的技术支持。

由于编者水平所限，书中的疏漏、不足在所难免，恳请专家、同行和读者提出宝贵意见以便进一步修改完善。

编　者
2021 年 12 月

目录

● 1. 能陈述各种营养素的生理功能及营养评价方法。

● 2. 会判断各种营养素缺乏的症状。

1. 能说出常见食物的种类。
2. 能陈述各类常见食物的主要营养成分。

- 1. 能说明不同膳食结构的优缺点，陈述平衡膳食要求。
- 2. 学会运用中国居民膳食营养素参考摄入量表。

- 1. 能复述常见的膳食调查方法及优缺点。
- 2. 能说明膳食调查结果的评价过程。

- 1. 能复述出我国居民特定人群的营养需求。
- 2. 能说明不同人群合理膳食的原则。

● 1. 能复述膳食因素对营养相关疾病的影响。

● 2. 能针对不同疾病拟定合理的膳食防治计划。

项目一 营养素与能量的认知

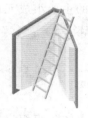

【学习目标】
1. 能陈述各种营养素的生理功能及营养评价方法。
2. 会判断各种营养素的缺乏症状。
3. 能说出各种营养素的主要食物来源和参考摄入量。
4. 会评价食物所含蛋白质、脂肪的营养价值。
5. 会计算人体的能量需要量，会判断三大产能营养素供能是否合理。

营养是人体摄取、消化、吸收、利用食物中的营养物质以满足机体生理需要的生物学过程。营养素是人类为了维持正常的生理功能和满足日常生活、工作、劳动的需要，从食物中获取的能提供给人体营养的物质。现代营养学把营养素分为六大类：蛋白质、脂类、碳水化合物、维生素、矿物质和水。蛋白质、脂肪、碳水化合物是在人体内含量及需要量相对较多的营养素，称为宏量营养素，也是三大产能营养素；无机盐、维生素为在人体内含量及需要量相对较少的营养素，称为微量营养素。除了他们之外，食物中还含有许多其他成分，如膳食纤维、生物活性物质等。

营养学是研究人体营养规律以及改善措施的科学，即研究食物中对人体有益的成分及人体摄取与利用这些成分以维持、促进健康的规律和机制，并在此基础上采取具体、宏观、社会性的措施来改善人类健康、提高生命质量的科学。

模块1 认识蛋白质

你知道吗

在配餐时如何充分发挥蛋白质的互补作用

1. 食物的生物学种属越远越好，如动物性和植物性食物之间的搭配比单纯植物性食物之间的搭配要好。

2. 搭配的种类越多越好。

3. 进食时间越近越好，同时食用最好，因为单个氨基酸在血液中的停留时间约4小时，然后到达组织器官，再合成构成组织器官的重要成分——蛋白质，而合成蛋白质的氨基酸必须同时到达才能发挥互补作用，合成蛋白质。

📖 任务引领

试用 AAS（氨基酸评分）对大米（粳米）的蛋白质进行营养评价。

蛋白质是人体的必需营养素。现已证明生命的产生、存在和消亡都与蛋白质有关，蛋白质是生命的物质基础，没有蛋白质就没有生命。

蛋白质是以氨基酸为基本单位，通过肽键连接起来的一类含氮大分子有机化合物。氨基酸既是组成蛋白质的基本单位，也是蛋白质消化分解的最终产物。目前已发现300余种天然的氨基酸，其中构成人体蛋白质的主要有20多种。蛋白质的主要组成元素是碳（C）、氢（H）、氧（O）、氮（N），一般的蛋白质可能还会有硫（S）、磷（P）、铁（Fe）、铜（Cu）、碘（I）等元素。

一、蛋白质的生理功能

1. 构成机体组织　蛋白质是构成机体组织、器官的重要成分，人体各组织、器官无一不含蛋白质。如肌肉组织和心、肝、肾等器官均含有大量蛋白质；骨骼、牙齿，乃至指、趾甲也含有大量蛋白质；细胞中，除水分外，蛋白质约占细胞内物质的80%，因此，构成机体组织、器官的成分是蛋白质最重要的生理功能。

身体的生长发育可视为蛋白质的不断积累过程。这对生长发育期的儿童尤为重要。人体内各种组织细胞的蛋白质始终在不断更新，只有摄入足够的蛋白质才能维持组织的更新。身体受伤后也需要蛋白质作为修复材料。

2. 调节生理功能　机体内所有的重要生理活性物质都有蛋白质的参与。其中酶、抗体和某些激素的主要成分是由蛋白质构成，这些物质具有催化、运载、调节、收缩和免疫等生物学功能，并参与体内渗透压和酸碱平衡的维持，在记忆、遗传和解毒等方面也起重要作用。不仅如此，血液的凝固、视觉的形成、人体的运动也都与蛋白质有关。

3. 供给能量　蛋白质在体内代谢释放能量，是人体能量来源之一。但是，蛋白质的这种功能可以由碳水化合物、脂肪所代替。因此，供给能量是蛋白质的次要功能。

🛏 小贴士

尽量不吃烧糊的鱼、肉类食物

蛋白质被烧糊后会产生致癌物质（杂环胺），虽然含量很少，但也要尽量避免食用，所以在烹饪肉类及鱼类时注意尽量不要烧糊。

二、蛋白质营养状况评价

膳食蛋白质摄入量是评价机体蛋白质营养状况的基础背景材料。与机体蛋白质营养状况评价指标结合起来，有助于正确判断机体蛋白质营养状况。

1. 膳食蛋白质摄入量　体内的蛋白质均由碳、氢、氧、氮等元素组成，是机体氮元素的唯一来源，通常以氮平衡来测试人体蛋白质需要量和评价人体蛋白质营养情况。氮平衡是指一定时间内摄入氮量与排除氮量的关系。

机体在不同生理状况下，可以出现以下三种不同的氮平衡，见表1-1。

表1-1　不同生理状况下的氮平衡

零氮平衡（摄入氮＝排出氮）	一般见于正常成年人
正氮平衡（摄入氮＞排出氮）	一般见于婴幼儿、青少年、孕乳母、恢复期的病人
负氮平衡（摄入氮＜排出氮）	见于蛋白质摄入不足、吸收不良、消耗性疾病患者

蛋白质如果长期摄入不足，可使机体出现生长发育迟缓、体重减轻、贫血、免疫功能低下、易感染、智力发育障碍等，严重时可引起营养性水肿。

2. 身体测量　身体测量是鉴定机体蛋白质营养状况的重要依据，生长发育状况评定所采用的身体测量指标主要包括体重、身高、上臂围、上臂肌围、上臂肌面积、胸围以及生长发育指数等。

3. 生化检验　生化检验常用血液蛋白质和尿液相关指标。血液蛋白质有血清白蛋白、前白蛋白、血清运铁蛋白、纤维结合蛋白、视黄醇结合蛋白，其正常参考值见表1-2。尿液常用指标有尿肌酐、尿三甲基组氨酸等。

表1-2　血液蛋白质评价指标及正常参考值

血液蛋白质	正常参考值
血清白蛋白	$35 \sim 55 g/L$
前白蛋白	$200 \sim 500 mg/L$
血清运铁蛋白	$2 \sim 4 g/L$
纤维结合蛋白	$200 \sim 280 mg/L$
视黄醇结合蛋白	$40 \sim 70 \mu g/L$

三、必需氨基酸

氨基酸是组成蛋白质的基本单位，构成人体蛋白质的氨基酸有20多种，见表1-3。而食物中的膳食蛋白要经消化系统分解为氨基酸后才能被机体吸收，然后经体内合成自身的组织材料和活性物质。

表1-3　氨基酸家族

必需氨基酸	非必需氨基酸
组氨酸	丙氨酸
异亮氨酸	精氨酸
亮氨酸	天冬氨酸
赖氨酸	天冬酰胺
蛋氨酸	半胱氨酸

续表

必需氨基酸	非必需氨基酸
色氨酸	谷氨酸
苏氨酸	谷氨酰胺
苯丙氨酸	甘氨酸
缬氨酸	脯氨酸
	丝氨酸
	酪氨酸

（一）氨基酸的分类

在营养学上根据氨基酸的营养角度分为必需氨基酸、非必需氨基酸和条件必需氨基酸。

1. 必需氨基酸 必需氨基酸是指不能在体内合成或合成速度不够快，必须由食物供给的氨基酸，包括异亮氨酸、亮氨酸、赖氨酸、蛋氨酸、色氨酸、苏氨酸、苯丙氨酸、缬氨酸、组氨酸九种。

2. 非必需氨基酸 非必需氨基酸指能在体内合成的氨基酸则称为非必需氨基酸。非必需氨基酸并非体内不需要，而是可在体内合成，食物中缺少了也无妨。

3. 条件必需氨基酸 半胱氨酸和酪氨酸在体内可分别由蛋氨酸和苯丙氨酸转变而成，如果膳食中能直接提供这两种氨基酸，则人体对蛋氨酸和苯丙氨酸的需要量可分别减少30%和50%。所以半胱氨酸和酪氨酸称为条件必需氨基酸或半必需氨基酸。

（二）氨基酸模式及限制氨基酸

1. 氨基酸模式 氨基酸模式是指某种蛋白质中各种必需氨基酸的构成比例。即根据蛋白质中必需氨基酸含量，以含量最少的色氨酸为1计算出的其他氨基酸的相应比值。当食物蛋白质氨基酸模式与人体蛋白质氨基酸模式接近时，必需氨基酸被机体利用的程度越高，食物蛋白质的营养价值也越高。鸡蛋的氨基酸组成与人体蛋白质的氨基酸模式最接近，在实验中常以它作为参考蛋白质。人体和几种常见食物蛋白质氨基酸模式见表1-4。

表1-4　几种食物蛋白质和人体蛋白质氨基酸模式

	异亮氨酸	亮氨酸	赖氨酸	蛋氨酸+半胱氨酸	苯丙氨酸+酪氨酸	苏氨酸	缬氨酸	色氨酸
人体	4.0	7.0	5.5	3.5	6.0	4.5	5.0	1.0
全鸡蛋	3.2	5.1	4.1	3.4	5.5	2.8	3.9	1.0
牛奶	3.4	6.8	5.6	2.4	7.3	3.1	4.6	1.0
牛肉	4.4	6.8	7.2	3.2	6.2	3.6	4.6	1.0
大豆	4.3	5.7	4.9	1.2	3.2	2.8	3.2	1.0
面粉	3.8	6.4	1.8	2.8	7.2	2.5	3.8	1.0
大米	4.0	6.3	2.3	2.3	3.8	2.9	4.8	1.0

2. 限制氨基酸 食物蛋白质的必需氨基酸组成与参考蛋白质相比较，缺乏较多的

氨基酸一般叫做限制氨基酸（LAA）。缺乏最多的一种称第一限制氨基酸。

食物蛋白质中氨基酸组成与人体必需氨基酸需要量模式接近的食物，在体内的利用率就高，反之则低。例如，动物蛋白质中的蛋、奶、肉、鱼等以及大豆蛋白质的氨基酸组成与人体必需氨基酸需要量模式较接近，所含的必需氨基酸在体内的利用率较高，故称为优质蛋白质。而在植物蛋白质中，赖氨酸、蛋氨酸、苏氨酸和色氨酸含量相对较低，所以营养价值也相对较低。

（三）蛋白质的互补作用

为了提高食物蛋白质的营养价值，常把两种或两种以上食物混合食用，其中所含有的必需氨基酸取长补短、相互补充，达到较好的比例从而提高蛋白质利用率的作用，称为蛋白质互补作用。如将大豆制品与米面混合食用，大豆中的蛋白质可弥补米面蛋白质中赖氨酸的不足；米面也可以补充大豆蛋白质中蛋氨酸的不足，起到互补作用。

小贴士

互补蛋白质是如何在一起工作的（表1-5）？

表1-5　豆类、谷物蛋白质的互补

	赖氨酸	异亮氨酸	蛋氨酸	色氨酸
豆类	√	√		
谷物			√	√
总和	√	√	√	√

四、食物蛋白质的营养评价

（一）食物蛋白质的含量

食物蛋白质含量是评价食物蛋白质营养价值的一个重要方面。蛋白质含氮量比较恒定，故测定食物中的总氮乘以换算系数6.25，即得蛋白质含量。

（二）蛋白质的消化率

蛋白质的消化率指蛋白质在消化道内被吸收的蛋白质占摄入蛋白质的百分数，是反映食物蛋白质在消化道内被分解和吸收程度的一项指标。蛋白质的消化率越高，被机体吸收利用的可能性越大，营养价值也就越高。一般动物性食物蛋白质的消化率高于植物性食物。将食物加工烹调、软化或去除纤维，可提高其消化率，例如大豆整粒进食消化率约为60%，而加工成豆浆或豆腐则消化率可提高到90%以上。可分为表观消化率和真消化率。常见食物蛋白质的真消化率见表1-6。

1. 蛋白质表观消化率（%）$= \dfrac{\text{摄入氮} - \text{粪氮}}{\text{摄入氮}} \times 100\%$

2. 真消化率（%）$= \dfrac{\text{摄入氮} - (\text{粪氮} - \text{粪代谢氮})}{\text{摄入氮}} \times 100\%$

表 1－6　常见食物蛋白质的真消化率

食物	真消化率（%）	食物	真消化率（%）	食物	真消化率（%）
鸡蛋	97±3	大米	88±4	玉米	85±6
牛奶	95±3	面粉	96±4	菜豆	78
鱼、肉	94±3	燕麦	86±4	花生酱	88
大豆粉	86±7	小米	79	中国混合食物	96

（三）蛋白质利用率

蛋白质利用率测定方法很多，大体上可以分为两大类：一类是以体重增加为基础的方法；另一类是以氮在体内储留为基础的方法。以下介绍几种常用方法。

1. 蛋白质生物价　蛋白质生物价（BV）简称生物价。生物价是反映食物蛋白质消化吸收后，被机体利用程度的一项指标。生物价越高，说明蛋白质被机体利用率越高，即蛋白质的营养价值越高，最高值为100。生物价是评价食物蛋白质营养价值较常用的方法。

$$生物价 = \frac{储留氮}{吸收氮} \times 100\%$$

$$储留氮 = 吸收氮 - （尿氮 - 尿内源氮）$$

$$吸收氮 = 摄入氮 - （粪氮 - 粪代谢氮）$$

2. 蛋白质功效比值　蛋白质功效比值（PER）是以体重增加为基础的方法，是指实验期内，动物平均每摄入 1g 蛋白质时所增加的体重克数。

$$蛋白质功效比值 = \frac{同期动物增加体重（g）}{实验期间动物摄入食物蛋白质（g）}$$

3. 氨基酸评分　氨基酸评分（AAS）指被测食物蛋白质的必需氨基酸和理想或参考蛋白质必需氨基酸的比值，是最简单的评估蛋白质质量的方法。常见食物蛋白质的 BV、PER 和 AAS 见表 1－7。

$$氨基酸评分 = \frac{被测蛋白质每克氮（或蛋白质）中氨基酸量（mg）}{参考蛋白质中每克氮（或蛋白质）中氨基酸量（mg）}$$

表 1－7　常见食物蛋白质的 BV、PER 和 AAS

食物	BV	PER	AAS
全鸡蛋	94	3.92	1.06
全牛奶	87	3.09	0.98
鱼	83	4.55	1.00
牛肉	74	2.30	1.00
大豆	73	2.32	0.63
精制面粉	52	0.60	0.34
大米	63	2.16	0.59
土豆	67	—	0.48
明胶	—	-1.25	0

五、蛋白质的参考摄入量及食物来源

1. 参考摄入量　参考摄入量以满足氮平衡为原则。中国营养学会推荐蛋白质摄入量应占总能量摄入量的 10% ~ 15%，优质蛋白质的摄入应占蛋白质总摄入量的 1/3 以上，并按劳动强度、性别和年龄制定了相应的推荐摄入量，见附录一。

小贴士

蛋白质摄入量应占总能量摄入量的 10% ~ 15%。

优质蛋白质的摄入应占蛋白质总摄入量的 1/3 以上。

2. 食物来源　蛋白质按食物来源可分为植物性蛋白质和动物性蛋白质两大类。植物蛋白质中，谷类含蛋白质 10% 左右，蛋白质含量不算高，但由于是人们的主食，所以仍然是膳食蛋白质的主要来源。豆类含有丰富的蛋白质，特别是大豆含蛋白质高达 36% ~ 40%，氨基酸组成也比较合理，在体内的利用率较高，是植物蛋白质中极好的蛋白质。动物性食物有各种肉类、乳和蛋类等，是优质蛋白质的重要来源。

一般要求动物性蛋白质和大豆蛋白质应占膳食蛋白质总量的 30% ~ 50%。我国许多地区居民膳食蛋白还主要是粮谷类蛋白质，为改善膳食蛋白质质量，在膳食中应增加一定数量的优质蛋白质。常见 100g 食物中蛋白质的含量见图 1-1。

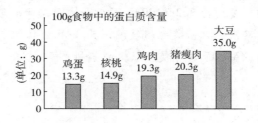

图 1-1　常见 100g 食物中蛋白质的含量

任务聚焦

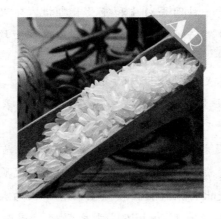

对大米（粳米）进行蛋白质营养评价

已知 100g 大米（粳米）含蛋白质 7.2g，含赖氨酸 229mg、苏氨酸 212mg、色氨酸 129mg。具体参数见表 1-9。请计算大米（粳米）中含有氨基酸的数量（mg/g）并用 AAS 进行蛋白质营养评价。

表 1-9 参考蛋白质中相应氨基酸量

必需氨基酸	赖氨酸	苏氨酸	色氨酸
参考蛋白质中相应氨基酸量（mg/g）	55	40	10

1. 粳米中含有氨基酸的数量（mg/g）

赖氨酸：229mg/100g = 2.29mg/g

苏氨酸：212mg/100g = 2.12mg/g

色氨酸：129mg/100g = 1.29mg/g

2. 评价

赖氨酸 AAS = 229/7.2/55 = 0.58

苏氨酸 AAS = 212/7.2/40 = 0.74

色氨酸 AAS = 129/7.2/10 = 1.79

所以，粳米中限制氨基酸为赖氨酸，其 AAS 为 0.58。

粳米中，蛋白质的含量约为 7.2g/100g，尽管蛋白质的含量较高，但蛋白质氨基酸组成比例并不是很好，其限制氨基酸为赖氨酸，其 AAS 为 0.58，蛋白质质量较低，建议与其他含赖氨酸较高的蛋白质配合使用以提高其利用率。

 知识链接

蛋白质-能量营养不良

一、蛋白质缺乏

当人体蛋白质丢失量大于人体蛋白质总量的 20% 时，生命活动就会被迫停止。蛋白质-能量营养不足是一种因蛋白质和能量长期摄入不足所致的营养缺乏病，它是所有营养不良中最致命的一种，该病在成人和儿童身上均可发生，但处于生长发育阶段的儿童最为敏感。

蛋白质-能量营养不足一般分为三种类型。

1. 消瘦型 消瘦型主要由能量严重不足所致，临床表现为消瘦、皮下脂肪消失、皮肤干燥松弛、体弱无力等。

2. 水肿型 水肿型是指能量摄入基本满足，而蛋白质严重不足，以全身水肿为特点，患者虚弱、表情淡漠、生长迟缓、头发变色、变脆易脱落，易感染其他疾病，矮小、水肿和腹部突出为该种蛋白质-量营养不良的典型表现。

3. 混合型 混合型临床表现为上述二型之混合，同时常伴有维生素和其它营养素缺乏。三种蛋白质营养不良的特点和体征见表1-10。

表1-10　蛋白质营养不良的分类和体征记录表

分类	特点	体征
水肿型营养不良	以蛋白质缺乏为主	主要表现为水肿、腹泻、常伴发感染、头发稀少易脱落、表情淡漠或情绪不好
消瘦型营养不良	以能量不足为主	主要表现皮下脂肪和骨骼肌显著消耗、内在器官萎缩；四肢犹如皮包骨
混合型营养不良	蛋白质和能量均有不同程度的缺乏	生长停滞、体重下降、易遭受感染、也可发生低血压、低体温和心跳过速等症状

二、蛋白质过量

蛋白质摄入不足对人体有较大的危害，但是蛋白质尤其是动物性蛋白质摄入过多对人体的危害更大。首先，过多的动物性蛋白质摄入会导致胆固醇和饱和脂肪酸摄入量增加；其次，由于蛋白质摄入过多会加重肾脏代谢负担，同时过多的动物性蛋白质摄入，导致含硫氨基酸摄入过多，可加速骨骼中钙的丢失，易产生骨质疏松症。

思考与测验

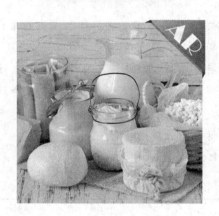

一、选择题

1. 以下蛋白质生物学价值最高的食物是（　　）

　　A. 大豆　　　　　B. 谷类　　　　　　　C. 肉类　　　　　　　　D. 鸡蛋

2. 我国膳食中蛋白质的主要来源为（　　）

　　A. 粮谷类　　　　B. 大豆类　　　　　　C. 薯类　　　　　　　　D. 动物性食品

3. 能产热的营养素是（　　）

　　A. 蛋白白质、脂肪、矿物质　　　　　　B. 蛋白质、脂肪、维生素

　　C. 脂肪、矿物质、维生素　　　　　　　D. 蛋白质、脂肪、碳水化合物

4. 下列属于必需氨基酸的是（　　）

A. 苏氨酸　苯丙氨酸　谷氨酸　缬氨酸

B. 苏氨酸　异亮氨酸　亮氨酸　缬氨酸

C. 蛋氨酸　色氨酸　精氨酸　赖氨酸

D. 苏氨酸　苯丙氨酸　甘氨酸　缬氨酸

二、简答题

1. 什么是蛋白质的互补作用？举例说明如何利用蛋白质的互补作用提高食物蛋白质的营养价值。

2. 人体的必需氨基酸有哪几种？

3. 简述蛋白质的供给量标准和主要食物来源。

4. 评价食物蛋白质营养价值的指标有哪些？

技能训练

豆腐盖浇饭

原料：

米饭 200g（熟重）、豆腐一块（100g）、调味料（大蒜、生姜、大葱、郫县豆瓣、蒜苗、白糖、淀粉，花椒粉、盐）适量、油 10ml、黑芝麻少许。

操作步骤：

1. 卤水豆腐洗净，切约 1.5cm 见方小块，盐水浸泡备用；

2. 大蒜、生姜，大葱切末，郫县豆瓣剁碎，蒜苗切末；

3. 油烧 7 分热，下葱姜蒜末炒出香味，下豆瓣酱炒出红油，加白糖调味；

4. 豆腐沥水下锅，炒匀，加入鸡汤，盖上锅盖，大火烧开转中小火烧 2~3 分钟；

5. 淀粉加少许水调匀，下水淀粉勾芡，撒花椒粉、青蒜末炒匀，完成；

6. 米饭上撒上熟黑芝麻再把豆腐加上即可享用。

热量统计表见表 1–11。

表 1–11　热量统计表

原材料	热量（kcal）
米饭 200g	230
豆腐 100g	57
油 10ml	90
合计	377

模块2　认识脂类

你知道吗

各色食用油的作用

亚麻籽油、紫苏油：降血脂、改善血液循环、抑制血小板聚集、预防血栓形成，对心脑血管疾病有良好的防治效果。可以适当增加此类油用量。

橄榄油、茶籽油：降低低密度脂蛋白，升高高密度脂蛋白的作用。

大豆油、玉米油、花生油：易获得，多数人摄入的较多。

动物油：易诱发肥胖、心脑血管疾病。

氢化植物油：极难代谢出体外，易导致肥胖。

任务引领

能够了解食物所含脂肪酸的种类，可以尽量避免营养价值较低的脂肪的过多摄入，为科学选用食用油进而改善高血脂的膳食提供依据。

脂类是一大类具有重要生物学作用的化合物。正常人体内按体重计算，脂类为14%～19%；肥胖者达30%以上。脂类也是人体重要的营养物质，天然食物中的脂类不仅具有高能量，而且还提供必需脂肪酸和脂溶性维生素。

一、种类及功能

脂类是脂肪和类脂的总称。前者称为中性脂肪，人体脂肪含量常受营养状况和体力活动等因素的影响而有较大变动，因其含量很不恒定，故有"可变脂"或"动脂"之称。类脂主要有磷脂、糖脂、类固醇等。类脂在体内的含量较恒定，即使肥胖患者其含量也不增多；反之，在饥饿状态也不减少，故有"固定脂"或"不动脂"之称。脂类的共同特点是不仅溶于有机溶剂，而且可溶解其他脂溶性物质，如脂溶性维生素。营养学上重要的脂类主要是脂肪、磷脂和固醇类。

（一）脂肪

脂肪由一分子甘油和三分子脂肪酸组成，故又称三酰甘油或甘油三酯。脂肪酸分饱和脂肪酸与不饱和脂肪酸，前者熔点高，后者熔点低。动物性脂肪含饱和脂肪酸多，故在常温下呈固态，称脂；植物脂肪含不饱和脂肪酸多，故在常温下呈液体，称油。不同的脂肪有不同的结构和功能，其主要生理功能有以下几个方面：

1. 储存和供给能量　脂肪是人体能量的重要来源，每克脂肪在体内氧化可供给能量 37.66kJ（9kcal）。当人体摄入的能量不能及时被利用或过多时，就被转变成脂肪而储存起来。

2. 促进脂溶性维生素吸收 脂肪是脂溶性维生素的溶媒，可促进脂溶性维生素的吸收。另外，有些食物脂肪含有脂溶性维生素，如鱼肝油、奶油含有丰富维生素 A 和维生素 D。

3. 维持体温、保护脏器 脂肪是热的不良导体，在皮下可阻止体热散失有助于御寒。在器官周围的脂肪，有缓冲机械冲击的作用，可固定和保护器官。

4. 增加饱腹感 脂肪在胃内停留时间较长，使人不易感到饥饿，提高膳食感官性状。脂肪可使膳食增味添香。

（二）磷脂

磷脂是除脂肪外，在体内含量最多的脂类，在脑、神经和肝脏中含量最高。常见的有卵磷脂、脑磷脂、肌醇磷脂等。磷脂的主要生理功能如下。

1. 磷脂是构成细胞膜的成分，并参与机体的脂肪转运，促进细胞内外的物质交换。

2. 作为乳化剂，可以使体液中的脂肪悬浮在体液中，有利于其吸收、转运和代谢。

3. 预防心血管疾病。防止胆固醇在血管内沉积、降低血液的黏度、促进血液循环，同时改善脂肪的吸收和利用。

4. 作为能源提供能量。

5. 可以促进和改善神经系统功能。

（三）固醇类

固醇类是一类脂类化合物，广泛存在于动植物食品中，最重要的是胆固醇，它是细胞膜的重要成分，也是人体内许多重要活性物质的合成材料，如胆汁、性激素（如睾酮）、肾上腺素（如皮质醇）等，还可在体内转变成 7 - 脱氢胆固醇，经紫外线照射转变成维生素 D。

人体内胆固醇的来源：内源性，体内合成，主要在肝脏和小肠细胞合成；外源性，来源于动物性食物，如脑、内脏和蛋黄等。胆固醇如果摄入过量就不能完全溶于血液中，过量的胆固醇会进入血管壁形成"斑块"，导致血管狭窄引起动脉硬化。人体内胆固醇含量的高低取决于肝脏的代谢功能，每天摄入的胆固醇只有将近 8% 被机体直接利用，体内其余的胆固醇则是内源性合成所得。胆固醇在体内合成的主要原料是糖类和脂肪等分解产生的乙酰辅酶 A。故防止体内胆固醇过高，能量的平衡要比限制胆固醇摄入更为重要。饱和脂肪酸有升高胆固醇的作用，限制饱和脂肪酸的摄入量要比仅仅限制胆固醇摄入效果好。

二、脂肪酸的分类及功能

（一）分类

1. 按照脂肪酸碳链的饱和程度分类 按照脂肪酸碳链的饱和程度可将脂肪酸分为饱和脂肪酸（SFA，即没有不饱和双键的脂肪酸）、单不饱和脂肪酸（MUFA，即含一个不饱和键的脂肪酸）和多不饱和脂肪酸（PUFA，即含两个以上不饱和键的脂肪酸）。

（1）**饱和脂肪酸** 食物中常见的饱和脂肪酸有软脂酸、硬脂酸、花生酸和月桂酸等。已经证明，血浆中胆固醇的含量可受食物中饱和脂肪酸与多不饱和脂肪酸的影响。饱和脂肪酸可增加肝脏合成胆固醇的速度，提高血胆固醇的浓度。摄取过多的饱和脂肪酸会增加引发冠心病的危险。

（2）**单不饱和脂肪酸** 食物中最常见的单不饱和脂肪酸为油酸，单不饱和脂肪酸在降低血胆固醇、甘油三酯等方面的作用与多不饱和脂肪酸相近，但不具有多不饱和脂肪酸潜在的不良作用，如促进机体脂质过氧化，促进化学致癌作用和抑制机体的免疫功能等。所以膳食中为了降低饱和脂肪酸，以单不饱和脂肪酸取代部分饱和脂肪酸具有重要意义。

（3）**多不饱和脂肪酸** 食物中重要的多不饱和脂肪酸是亚油酸（$C_{18:2}$）、亚麻酸（$C_{18:3}$）、花生四烯酸（$C_{20:4}$）、二十碳五烯酸（$C_{20:5}$，EPA）和二十二碳六烯酸（$C_{22:6}$，DHA），其中花生四烯酸、二十碳五烯酸和二十二碳六烯酸在体内可由其他脂肪酸代谢生成。

2. 按照双键的位置分类 可将不饱和脂肪酸分为 $n-3$、$n-6$、$n-9$ 系列脂肪酸。目前国际上一般从 CH_3- 的碳起计算不饱和脂肪酸中不饱和键的位置。例如亚油酸为 $C_{18:2}$，$n-6$，即亚油酸中有两个不饱和键，第一个不饱和双键从甲基端数起，在第 6 个碳原子和第 7 个碳原子之间，即为 $n-6$ 系列脂肪酸。

$n-3$ 系列脂肪酸中含多个双键，属于多不饱和脂肪酸。主要包括亚麻酸、EPA、DHA。$n-3$ 脂肪酸具有抗炎、抗血栓形成、降血脂、舒张血管、营养神经等作用。

小贴士

吃什么有利于降低胆固醇

1. 摄取鱼类中所含的不饱和脂肪酸，降低体内多余的低密度脂蛋白胆固醇。
2. 摄取蔬菜和海藻以及菌菇类中的膳食纤维，抑制多余胆固醇的吸收。

（二）必需脂肪酸及功能

必需脂肪酸（EFA）是指体内必需的、自身不能合成的、必须由食物供给的多不饱和脂肪酸。主要包括 $n-6$ 系列中的亚油酸和 $n-3$ 系列中的 a-亚麻酸。必需脂肪酸具有重要的生理功能：

（1）是细胞膜和线粒体膜的构成成分，对维护毛细血管正常结构，防止血管脆性增加，保护皮肤正常结构和功能十分重要。

（2）参与磷脂、前列腺素合成，降低血小板黏附性、减少血栓形成。

（3）促进胆固醇正常代谢，防止动脉粥样硬化。

（4）婴幼儿缺乏必需脂肪酸，皮肤可发生湿疹样改变。

三、食物中脂类营养价值的评价

1. 必需脂肪酸含量 脂肪中必需脂肪酸的含量越多，其营养价值越高。一般来说植物油中必需脂肪酸含量较多，动物油中含量较少。

2. 消化率　脂肪的消化率，与其熔点有关。含不饱和脂肪酸和短链脂肪酸越多的脂肪，熔点越低，越容易消化，一般植物油的熔点低于动物油，植物油的吸收率高于动物油。

3. 脂溶性维生素的含量　一般脂溶性维生素含量高的脂肪营养价值也越高。牛奶、肝脏和鱼肝油中富含维生素 A、维生素 D，植物油中富含维生素 E，其他动物性脂肪中几乎不含维生素。

四、参考摄入量及食物来源

1. 参考摄入量　中国营养学会结合我国膳食结构的实际情况提出：成人摄入脂肪产能应占总能量的 20%～30%；饱和脂肪酸、单不饱和脂肪酸、多不饱和脂酸的比例为 1∶1∶1 为宜；n－3 系列多不饱和脂肪酸与 n－6 系列多不饱和脂肪酸的摄入的比例为 1∶4～6；必需脂肪酸的摄入量至少应占全日总能量的 3%。不同群体的具体适宜摄入量见附表 1－3。

🛏 小贴士

人体脂类营养水平的评价

主要通过体重指数、腰臀比和体脂含量等体格测量指标和血脂的水平来判断。

2. 食物来源　动物性脂肪，如肥肉、猪油、牛油、羊油、鱼油、奶油等，此类脂肪含饱和脂肪酸较多，必需脂肪酸含量较少（鱼油除外），几乎不含维生素，营养价值较低；植物油类，如菜油、茶油、亚麻籽油、豆油、花生油、玉米油等，此类油在常温下呈液态，含不饱和脂肪酸较多（椰子油除外），是必需脂肪酸的良好来源。

📖 任务聚焦

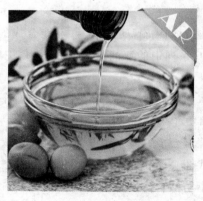

对人体来讲脂肪不可或缺，但如果过多地在体内堆积可导致肥胖，使高脂血症、心脑血管疾病、某些癌症的患病危险性增加，所以合理应用膳食脂肪是非常重要的。根据已知食用油脂肪酸的种类，说出各类食用油的适宜人群，填入表 1－12 中。

表1-12 食用油特点及适宜人群

食用油	富含脂肪酸	适宜人群
氢化植物油	反式脂肪酸	
动物油	饱和脂肪酸	
大豆油	亚油酸	
玉米油	亚油酸	
花生油	亚油酸	
橄榄油	油酸	
茶籽油	油酸	
亚麻籽油	亚麻酸	
紫苏油	亚麻酸	

 知识链接

反式脂肪酸

按空间结构，脂肪酸可分为顺式脂肪酸和反式脂肪酸。天然食物中的脂肪酸多为顺式脂肪酸，而反式脂肪酸不是天然产物。除了油脂氢化是反式脂肪酸的主要来源外，油脂在进行精炼脱臭过程中，因高温处理也会使反式脂肪酸含量增加。烹调时习惯将油加热到冒烟及反复煎炸食物，这些油中反式脂肪酸也会增加。反式脂肪酸是一类对健康不利的不饱和脂肪酸，摄入过多会使血浆中低密度脂蛋白胆固醇上升，高密度脂蛋白胆固醇下降，增加罹患冠心病的危险性。

思考与测验

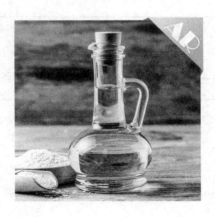

一、单选题

1. 以下不饱和脂肪酸最好的食物来源是（　）

    A. 植物油　　　　B. 动物脂肪　　　　C. 人造奶油　　　　D. 瘦肉类

2. 脂肪的生理功能不包括（　）

    A. 构成机体　　　B. 提供热能　　　　C. 保持体温　　　　D. 抗生酮作用

3. 我国营养学会推荐成人脂肪适宜摄入量为总能量的（　）

    A. 20% 以下　　　B. 25% ~30%　　　C. 45%　　　　　　D. 20% ~30%

4. 单不饱和脂肪酸含量最高的植物油是（　）

    A. 大豆油　　　　B. 花生油　　　　　C. 玉米油　　　　　D. 橄榄油

二、简答题

1. 脂类摄入过量的危害有哪些？

2. 脂类如何分类，与人体健康有什么关系？

技能训练

核桃仁拌生菜

原料：

生菜250g、核桃仁50g、盐少许、油少许。

操作步骤：

1. 核桃仁挑去瘪的、变质的，清水洗净，微波炉烘干达到脆度即可；

2. 生菜最后用纯净水洗净、沥干；

3. 加少许盐和油拌匀；

4. 放核桃仁拌匀即可。

热量统计表见表 1 – 13。

表 1 – 13　热量统计表

原材料	热量（kcal）
生菜 250g	70
核桃仁 50g	168
合计	238

模块3 认识碳水化合物

你知道吗

添加糖的那些事

添加糖是指人工加入到食品中的糖类，具有甜味特征，包括单糖和双糖。常见的有蔗糖、果糖、葡萄糖等。常用的白砂糖、绵白糖、冰糖、红糖都是蔗糖。

中国居民膳食指南建议每人每天添加糖的摄入不超过50g。

任务引领

越来越多的研究证明膳食纤维的摄入与人体健康密切相关。为了保持健康，我们应学会对膳食纤维每天摄入量进行评估。

碳水化合物，也称糖类，是由一定比例的碳（C）、氢（H）、氧（O）三种元素组成，其中 H 和 O 的比例恰好与水相同，为 2：1，所以称此类化合物为碳水化合物。碳水化合物不仅是人类最主要、最经济、最安全的能量来源，也是人类生命与健康所必需的最基本、最重要的物质。日常使用最多的淀粉类食品、食糖和膳食纤维都属于此类。

一、碳水化合物的分类

碳水化合物的分类有两种不同的方法：一种根据其聚合度可分为糖、寡糖和多糖；另一种按生理学或营养学的理解，将其分为可消化利用碳水化合物、不可消化利用碳水化合物。主要的膳食碳水化合物的分类见表1-14。

表 1-14 主要的膳食碳水化合物

分类	亚组	组成
糖（1~2）	单糖	葡萄糖、半乳糖、果糖
	双糖	蔗糖、乳糖、麦芽糖、海藻糖
	糖醇	山梨醇、甘露糖醇
寡糖（3~9）	异麦芽低聚寡糖	麦芽糊精
	其他寡糖	棉子糖、水苏糖、低聚果糖
多糖（≥10）	淀粉	直链淀粉、支链淀粉、变性淀粉
	非淀粉多糖	纤维素、半纤维素、果胶、亲水胶质物

（一）单糖

单糖是不能被水解的、最简单的碳水化合物。

1. 葡萄糖 葡萄糖是最常见、最主要的单糖。人体利用的葡萄糖主要由淀粉水解而来，此外还来自蔗糖、乳糖等的水解。葡萄糖不需经消化过程就能直接被人体小肠壁吸收，是为人体提供能量的主要原料。血液中的葡萄糖即血糖浓度保持恒定具有极其重要的生理意义。

🛏️ **小贴士**

血糖：血中的葡萄糖称为血糖。

糖尿病的诊断：空腹血糖检测≥7mmol/L 或餐后 2 小时血糖超过 11.1mmol/L。

2. 果糖 果糖在糖类中最甜，以游离形式主要存在于水果、蜂蜜中，是饮料、冷冻食品、糖果蜜饯生产的重要原料。果糖吸收后，经肝脏转变成葡萄糖被人体利用，也有一部分转变为糖原、乳酸和脂肪。

3. 半乳糖 半乳糖不单独存在于食品中，在人体中先转变成葡萄糖再被利用。半乳糖是哺乳动物乳汁中主要的糖，母乳中的半乳糖是在体内重新合成，而不是由食物供给的。

（二）双糖

双糖是由两分子单糖缩合而成。天然存在于食品中的双糖，常见的有蔗糖、麦芽糖、乳糖、海藻糖。

1. 蔗糖 蔗糖几乎存在于所有植物中，尤其在甘蔗、甜菜中含量最为高。如日常所用的白砂糖，主要是从甘蔗和甜菜中提取的。

2. 麦芽糖 麦芽糖由两分子葡萄糖缩合而成的，在麦芽中含量最高。人们吃米饭馒头时在咀嚼中感到的甜味就是由淀粉水解麦芽糖产生的。麦芽糖主要存在于发芽的谷粒中，在制糖、制酒工业中被大量使用。

3. 乳糖 乳糖是哺乳动物乳腺分泌的一种特有的碳水化合物，一般仅存在于乳制品中。它较难溶于水，在消化道中吸收较慢，有利于保持肠道中合适的菌群数目，并能促进钙的吸收，故对婴儿有重要的营养意义。

乳糖不耐受是指有的人由于体内缺乏乳糖酶，喝了牛奶其中的乳糖不能被水解，在肠道细菌的作用下产酸、产气、引起胃肠不适、痉挛、胀气和腹泻等症状。

4. 海藻糖 海藻糖由两分子葡萄糖缩合而成，除海藻外，广泛存在于真菌和细菌中，如食用蘑菇等。

（三）寡糖

寡糖又称为低聚糖，是指由 3～10 个单糖构成的一类小分子多糖。比较重要的寡糖是存在于豆类食品中的棉子糖和水苏糖，它们不能被人体消化水解，但在结肠中可被肠道细菌分解产气，故大量食用豆类食品易引起腹部胀气，因此必需进行适当加工以减少其不良影响。寡糖可被肠道内的双歧杆菌利用并促进其增殖，起到保护肠道免受感染的作用。

（四）多糖

由 10 个以上单糖组成的大分子糖。主要包括能被消化吸收的糖原、淀粉和不被消化吸收的纤维素等。

1. 淀粉 淀粉是一类由数量不等的葡萄糖以糖苷键连接的大分子，主要储存在植物细胞中，尤其富含于谷类、薯类、豆类食物中，是人类碳水化合物的主要食物来源，也是最丰富、最廉价的能量营养素。根据其结构可分为直链淀粉和支链淀粉：①直链淀粉不溶于水，易使食物"老化"形成难消化的抗性淀粉，故血糖升高的幅度小（血糖生成指数低）；②支链淀粉容易吸收水分，吸水后膨胀成糊状，提高其消化率，故血糖升高的幅度大（血糖生成指数高）。

小贴士

升糖指数（GI），它代表食物进入人体两小时内血糖升高的相对速度，几种糖的升糖指数见图 1-2。

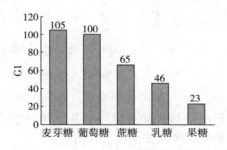

图 1-2 几种糖的升糖指数

通常定义 GI < 55 的，为低 GI 食物；GI 在 55~75 之间的，为中 GI 食物；而 GI > 75 的食物为高 GI 食物。

2. 糖原 糖原又称动物淀粉，由葡萄糖组成，在肝脏和肌肉中合成，是人体储存碳水化合物的主要形式。肝糖原可维持正常的血糖水平，肌糖原可提供运动所需能量。

3. 纤维素 纤维素指存在于植物内不能被人体消化吸收的多糖。在营养学上将存在于食物中的各类纤维统称为膳食纤维。

二、生理功能

1. 构成机体的重要物质 碳水化合物是构成机体组织的重要成分，如结缔组织中的粘蛋白、细胞膜的糖蛋白、神经组织中的糖脂、遗传物质 RNA 和 DNA，其结构都有糖类的参与。

2. 贮存和提供热能 1g 碳水化合物可提供 16.7kJ（4kcal）能量。脑组织，骨骼肌和心肌活动都只能靠碳水化合物供给能量，大脑活动靠糖的有氧氧化功能，血糖的 2/3 被大脑消耗。

3. 调节血糖　既可供能又可储能，在体内根据血糖的需要随时调整，使血糖维持在正常范围之内。

4. 节约蛋白质作用　当体内碳水化合物供给充足时，蛋白质可执行其特有的生理功能而免被作为能量消耗。当碳水化合物缺乏时，就要动用体内蛋白质，甚至是器官（如肌肉、肝、肾、心脏）中的蛋白质，久之就会对人体及器官造成损害。节食减肥的危害性也与此有关。

5. 抗生酮作用　脂肪在体内代谢需要葡萄糖协同作用，若碳水化合物不足，脂肪酸不能彻底氧化而产生酮体，过多的酮体引起酮血症。体内有充足的碳水化合物，就有抗生酮作用，人体每天至少需 50～100g 碳水化合物才能防止酮血症的产生。

6. 改变食物的色、香、味　利用碳水化合物的各种性质，可以加工出色、香、味、形各异的许多种食品，食糖的甜味更是食品加工不可缺少的原料。

7. 提供膳食纤维　膳食纤维是碳水化合物中的一类非淀粉多糖，具有通便、增加饱腹感、降低消化率等作用。

三、参考摄入量及食物来源

1. 人体对碳水化合物的需要量　常以占总供能量的百分比来表示。中国营养学会建议膳食碳水化合物的参考摄入量为占总能量摄入量的 55%～65%。对碳水化合物的来源也作出要求，即应包括复合碳水化合物淀粉、不消化的抗性淀粉、非淀粉多糖和低聚糖等碳水化合物；限制纯能量食物如蔗糖和其他添加糖的摄入量，以保障人体能量和营养素的需要及改善胃肠环境和预防龋齿的需要。

2. 食物来源　碳水化合物的食物来源丰富，谷类、薯类和豆类是淀粉的主要来源。水果、蔬菜主要提供包括非淀粉多糖，如纤维素和果胶、不消化的抗性淀粉、单糖和低聚糖等碳水化合物，牛奶能提供乳糖。总之，我国居民应以谷类食物为主，增加豆类及豆制品的摄入量，并应多吃水果蔬菜和薯类。

任务聚焦

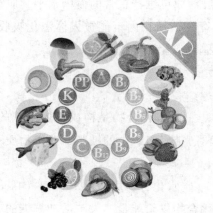

膳食纤维摄入量的调查

调查某同学某天的饮食，通过查表得出其膳食纤维的含量，计算其当天膳食纤维的摄入量，如果低于 25～35g，则可判断该同学当天膳食纤维摄入量不足。根据被调查同学的饮食习惯，推荐方便、切实可行的增加膳食纤维的方案和措施，包括能接受的高膳食纤维食品和获得的途径。完成调查填入表 1-15 中。

表 1-15　膳食纤维摄入量调查表

姓名：　　　　　　日期：

食物类	种类	重量（g）	膳食纤维含量	计算膳食纤维摄入量/天	膳食指南推荐量
谷薯类					
蔬菜					
水果					
豆类					
坚果					
补充食品					
其他					
总计					
评价					
建议					

📖 知识链接

膳食纤维——血管垃圾的"清洁工"

膳食纤维是植物性食物中不被人体消化吸收的多糖类物质。包括不溶性和可溶性膳食纤维两类。前者主要有纤维素、半纤维素、木质素；后者为果胶、树胶、豆胶和少数半纤维素。其主要的生理功能如下。

1. 增强肠道功能、利于粪便排出。
2. 降低血脂和胆固醇。
3. 降低餐后血糖。
4. 控制体重。
5. 对抗有害物质。
6. 维持肠道正常菌群。

🛌 小贴士

膳食纤维的推荐摄入量为每人每天摄入 25～35g，膳食纤维虽好，但也不要过量摄入，以免导致腹泻，常见食物的膳食纤维含量见图 1-3。

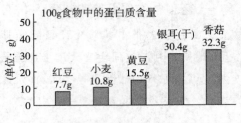

图 1－3　常见食物的膳食纤维含量

思考与测验

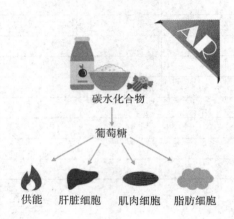

一、单选题

1. 碳水化合物在血液中的主要存在形式是（　）

　　A. 麦芽糖　　　　　B. 蔗糖　　　　　　C. 糖原　　　　　　D. 葡萄糖

2. 对于膳食纤维描述错误的是（　）

　　A. 不能够提供热能　　　　　　　　B. 不构成机体

　　C. 吸收较快　　　　　　　　　　　D. 可以减缓血糖升高

3. 下列食物中不含膳食纤维的是（　）

　　A. 谷类　　　　　　B. 肉类　　　　　　C. 水果类　　　　　D. 蔬菜类

4. 膳食中碳水化合物的主要食物来源是（　）

　　A. 蔬菜、水果　　　B. 大豆类　　　　　C. 动物性食品　　　D. 粮谷类和薯类

二、简述题

1. 简述碳水化合物的分类及生理功能。

2. 简述碳水化合物的食物来源及摄入过量的危害。

三、思考题

计算五种常见饮料中每瓶的含糖量，并分析摄入多少该饮料可导致人体摄入添加糖超标。

✕ 技能训练

紫薯饼

原料:

紫薯2根(约100g)、橄榄油2.5ml。

操作步骤:

1. 紫薯洗净,蒸锅上汽后蒸约40分钟至熟;

2. 去皮,压成泥;

3. 加橄榄油拌匀,分成小剂子;

4. 放入月饼模子里压成形即可。

热量统计表见表1-16。

表1-16 热量统计表

原材料	热量(kcal)
紫薯100g	70
橄榄油2.5ml	23
合计	93

模块4 认识维生素

你知道吗

维生素的发现

维生素(Vitamin)是20世纪的伟大发现之一。1911年,波兰化学家C·丰克在糙米中鉴定出能对抗脚气病(维生素 B_1 缺乏病)的物质是胺类(一种含氮的化合物)。它是维持生命所必需的,所以建议命名为Vitamine,即vital(生命的)和amine(胺),中文意思为"生命胺"。以后陆续发现许多维生素,它们的化学性质不同,生理功能也不同,并发现许多维生素根本不含胺,但以丰克的命名延续下来了,只是将最后的字母"e"去掉了。

■ 任务引领

早在16世纪以前人们就已经观察到这种营养缺乏病——坏血病,它是由于长期缺乏维生素C所导致的。目前虽大规模的维生素C缺乏病已经少见,但在婴幼儿和老年人中仍然有发生,影响着他们的健康,故掌握维生素C缺乏的判断与评价还是非常重要的。

维生素也称维他命,是维持身体健康所必需的一类营养素。这类物质在体内既不是构成身体组织的原料，也不是能量的来源，而是一类调节物质，在物质代谢中起重要作用。这类物质由于体内不能合成或合成量不足，所以虽然需要量很少，但必须经由食物供给。

维生素的种类很多，化学结构差异极大，通常按溶解性质将其分为脂溶性和水溶性两大类：脂溶性维生素主要包括维生素 A（视黄醇）、维生素 D（钙化醇、抗佝偻病维生素）、维生素 E（生育酚）、维生素 K（凝血维生素）；水溶性维生素主要包括维生素 B 族、维生素 C。B 族中主要有维生素 B_1（硫胺素、抗脚气病维生素）、维生素 B_2（核黄素）、维生素 PP（尼克酸或烟酸、抗癞皮病维生素）、维生素 B_6（吡哆醇、抗皮炎维生素），泛酸（遍多酸）、生物素、叶酸、维生素 B_{12}（钴胺素、抗恶性贫血维生素）。水溶性维生物在食物的清洗、烹调过程中处理不当，容易损失，应注意采用适当的加工方式和方法。

一、维生素 A

维生素 A 又名视黄醇，性质活泼，易被氧化和紫外线照射而被破坏。天然维生素 A 只存在于动物性食物中。有些植物性食物含有 β–胡萝卜素，进入机体可转变为维生素 A，因此，β–胡萝萝卜素又称维生素 A 原，在人体内可发挥维生素 A 的作用。

（一）生理功能及缺乏症

1. 维持视觉特别是暗视觉功能　维生素 A 在体内可以合成视紫红质（由维生素 A 和视蛋白结合而成），视紫红质对弱光敏感，与暗视觉有关，能使人在暗处看清物体。所以维生素 A 缺乏造成视紫红质合成不足，对弱光的敏感度降低，造成夜盲症。

2. 维持上皮细胞的正常生长与分化　维生素 A 在维持上皮的正常生长与分化中起重要作用。其中 9–顺式视黄酸和全反式视黄酸在细胞分化中的作用尤为重要。缺乏维生素 A 时，上皮细胞分泌黏液的能力丧失，出现上皮干燥、增生及角化（死皮）、脱屑，尤其以眼、呼吸道、消化道、尿道等上皮组织受影响最为明显。由于上皮组织不健全，机体抗微生物侵袭的能力降低而易感染疾病。如果泪腺上皮受波及，导致泪液分泌减少，造成干眼病，尤其是营养不良的婴幼儿，进一步发展可致失明。

3. 促进生长发育　维生素 A 具有类固醇激素的作用，影响细胞分化，促进生长发育。维生素 A 能维持成骨细胞与破骨细胞之间的平衡，维持骨的正常生长。缺乏时，可引起生长停顿、发育不良、骨质向外增生，并干扰临近器官及神经组织等。孕妇缺乏维生素 A 可导致胚胎发育不全或流产。

4. 维持机体正常免疫功能和抗癌作用　维生素 A 通过调节细胞和体液免疫，提高免疫功能。维生素 A 和 β–胡萝卜素能捕捉自由基，所以具有较强的抗氧化作用。近年来的研究表明，维生素 A 与视黄醇类物质还能抑制肿瘤细胞的生长与分化，可起到防癌、抗癌作用。此外，维生素 A 还与抗疲劳有关。

（二）参考摄入量及食物来源

小贴士

1μg 维生素 A = 1μg 视黄醇当量

1μg 胡萝卜素 = 0.167μg 视黄醇当量

1μg 其他维生素 A 原 = 0.084μg 视黄醇当量

成年人维生素 A 的供给量为 700 ~ 800μg 视黄醇当量（RAE）/天，为视黄醇的活性当量。维生素 A 最好的来源是各种动物肝脏、鱼肝油、鱼卵、全奶、奶油、禽蛋等；维生素 A 原良好的来源是深色蔬菜和水果，如菠菜、胡萝卜、南瓜、西瓜、杏、芒果等。维生素 A 补充剂也常使用，使用时应注意用量不要过大，以防中毒。

小贴士

维生素 A 摄取过量易使人产生疲劳以及头痛恶心的症状。

二、维生素 D

（一）生理功能及缺乏症

维生素 D 是类固醇的衍生物，以维生素 D_3（胆钙化醇）和维生素 D_2（麦角钙化醇）两种形式最为常见。人体内维生素 D_3 的来源是皮肤表皮和真皮内的 7 - 脱氢胆固醇经紫外线照射转变而来，故一般成人只要经常接触阳光，在一般膳食条件下是不会引起维生素 D 缺乏的。维生素 D_2 是植物体内的麦角固醇经紫外线照射而来，其活性只有维生素 D_3 的 1/3。由于 7 - 脱氢胆固醇和麦角固醇经紫外线照射可转变为维生素 D，故它们被称为维生素 D 原。

维生素 D 的重要生理功能是调节体内钙、磷代谢，促进骨对钙、磷的吸收和利用，有利于骨骼和牙齿的健康。如果维生素 D 缺乏，就会引起钙、磷代谢紊乱，血中钙、磷水平降低，造成骨钙化障碍，成人发生骨软化症和骨质疏松，多见于孕妇，乳母及老年人。婴幼儿因骨骼发育快，极易由于缺乏维生素 D 而导致缺钙引发佝偻病。

（二）参考摄入量及食物来源

人体维生素 D 的需要量与钙、磷的量有关。当膳食钙和磷的量合适时，中国营养学会建议维生素 D 的推荐摄入量为 10μg/d（400IU）；建议 65 岁以上老年人维生素 D 推荐摄入量为 15μg/d。

天然食物中的维生素 D 含量不多，脂肪含量高的海鱼、动物肝脏、蛋黄、奶油中相对较多；谷类、果蔬中只含有极少量的维生素 D 或几乎没有维生素 D 的活性，母乳和牛奶中维生素 D 的含量也较低，为此婴幼儿可给予维生素 D 强化食品。

三、维生素 E

维生素 E 极易被氧化，并易被碱、铁盐破坏，对酸、热较稳定，但长期高温加热特别是油脂酸败时活性明显降低。

（一）生理功能

1. 抗氧化作用 机体在代谢过程中不断产生自由基（如呼吸链终端），自由基具有强氧化性，易损坏生物膜和生理活性物质，并促进细胞衰老，使脂质过氧化，出现脂褐素沉着（老年斑）。维生素 E 本身结构中有一个羟基容易被氧化，因而可以保护细胞膜和细胞器的完整性和稳定性，有效地减少各组织细胞内脂褐素产生，延缓衰老过程。

维生素 E 的抗氧化性可以防止维生素 A、维生素 C、含硫酶和 ATP 的氧化，保证这些重要物质的生理功能，维生素 E 还能提高免疫反应，从而起到预防肿瘤的作用。目前还用于改善冠状动脉的循环，作为心脏病、血管硬化症和肝炎的辅助治疗，另外一些化妆品中也含维生素 E。

2. 维持正常的生殖功能 经实验发现，维生素 E 与动物生殖功能有关。故临床上常用于辅助治疗不育、习惯性流产、早产等症，到目前为止，尚未发现维生素 E 明显缺乏症。

（二）推荐摄入量及食物来源

成人维生素 E 的适宜摄入量为 14mg/d。正常情况儿童为 3～9mg/d，乳母为 17mg/d。维生素 E 的需要量，还受膳食其他成分的影响，如口服避孕药、阿司匹林等都会增加其需要量。

小贴士

维生素 E 摄入量超过一天标准数十倍以上，有可能导致骨质疏松。

维生素 E 在自然界中分布甚广，一般情况下不会缺乏。维生素 E 含量丰富的食物有植物油、麦胚、坚果、种子类、豆类及其他谷类；蛋类、鸡（鸭）胚、绿叶蔬菜中有一定含量；肉、鱼类动物性食品、水果及其它蔬菜含量很少。

小贴士

黄金搭档

维生素 C 有恢复维生素 E 活性的能力，能够帮助维生素 E 持续发挥清除自由基的作用，所以维生素 E 最好和维生素 C 搭配使用。

四、维生素 K

维生素 K 可以促进凝血，但缺乏时凝血时间延长。维生素 K 存在于各种食品中，并可由小肠和结肠中的细菌合成。成人很少有缺乏维生素 K 的报道，对新生儿来说，体内维生素 K 很少，而且新生儿的肠道是无菌的，在出生后的第三或第四天之前，肠内的正常菌群未发展，维生素 K 的供应不够充足，血液中凝血酶原很低，容易发生出血，但在三四天后即恢复正常。

由于健康人的肠道细菌能够合成维生素 K，而且食物来源多，因此一般情况下不会造成维生素 K 缺乏，但胆道疾病、腹泻或脂类消化不良，或长期服用广谱抗生素抑制了肠道细菌生长时，容易引起维生素 K 缺乏，需及时补充。

五、维生素 B_1

维生素 B_1 又称硫胺素、抗脚气病因子、抗神经炎因子等。维生素 B_1 在水溶液呈酸性时稳定，耐热。但在碱性环境中加热易被氧化失活，紫外线可使维生素 B_1 降解而失去活性。故烹调时加碱、储存不当，都会造成维生素 B_1 的损失。

（一）生理功能及缺乏症

1. 辅酶功能　维生素 B_1 在小肠中被吸收，在肝脏中被磷酸化为硫胺素焦磷酸，以辅酶形式参与糖代谢。所以如果缺乏硫胺素，糖代谢就会受阻。一方面导致神经组织的供能不足，另一方面是糖代谢过程中产生的丙酮酸、乳酸、在血、尿和组织中堆积从而引起多发性神经炎，并影响心肌的代谢及功能。患者易怒、健忘、失眠、食欲减退、手足麻木、皮肤粗糙、肌肉疼痛萎缩，严重时可产生手足腕下垂，下肢水肿和心力衰竭，临床上称为脚气病。

2. 促进胃肠蠕动　维生素 B_1 可抑制胆碱酯酶对乙酰胆碱的水解，乙酰胆碱有促进胃肠蠕动作用。维生素 B_1 缺乏时，胆碱酯酶活性增强，乙酰胆碱水解加速，因而胃肠蠕动缓慢，腺体分泌减少，引起食欲减退、消化不良等症状。

（二）参考摄入量及食物来源

中国营养学会推荐的维生素 B_1 膳食营养素参考摄入量为成人 $1.2 \sim 1.4mg/d$。由于硫胺素参与糖代谢，所以其需要量与机体热量总摄入量成正比，因此，脑力劳动者、高温、以及运动员的需要量应适当补充。

维生素 B_1 广泛存在于天然食物中，但含量随食物种类而异，且受收获、储存、烹调、加工等条件影响。最为丰富的来源是葵花子仁、花生、大豆粉、瘦猪肉；其次为小麦粉、小米、玉米、大米等谷类食物；鱼类、蔬菜和水果中含量较少。谷类的胚芽和表皮含维生素 B_1 最丰富，是维生素 B_1 主要来源，所以长期吃精米、白面的人易患脚气病。

🛏️ **小贴士**

熬粥时加碱可造成维生素 B_1 的大量流失。

六、维生素 B_2

维生素 B_2 又名核黄素。在中性或酸性溶液中对热较稳定，短期加热也不致破坏，但在碱性溶液中加热较易破坏。游离型核黄素对光特别是对紫外线敏感，如将牛奶在日光下照射 2 小时，核黄素可破坏一半以上，因此应避光保存，烹调中不能加减。一般食物中核黄素是结合型，即与磷酸和蛋白质结合成复杂化合物，对光比较稳定。

（一）生理功能及缺乏症

维生素 B_2 为多种黄素酶类的辅酶，在体内催化广泛的氧化－还原反应。除在线粒体呼吸链能量产生中发挥极其重要的作用外，还参与线粒体外的氧化－还原反应。近年来发现核黄素具有抗氧化活性。缺乏时常伴有脂质过氧化作用增强，而补充核黄素能抑制这个过程。普遍认为这一现象与谷胱甘肽还原酶的活性有关。

核黄素缺乏易导致皮肤、黏膜出现炎症，如唇炎、口角炎、舌炎、眼睑炎、结膜炎、皮炎、阴囊皮炎、阴唇炎、角膜血管增生等，称"口腔－生殖综合征"。由于核黄素参与维生素 B_6、烟酸等的代谢，往往伴有其他 B 族维生素的缺乏。

（二）参考摄入量与食物来源

维生素 B_2 推荐的膳食供给量：成人的 RNI 为 1.21.4～1.4mg/d，孕中期增加 0.2mg/d，孕晚期增加 0.3mg/d，乳母增加 0.3mg/d。

维生素 B_2 是我国膳食容易缺乏的营养素之一。良好的食物来源主要是动物性食物，以肝、肾、心、蛋黄、乳类尤为丰富。植物性食物中则以绿叶蔬菜类如菠菜、韭菜、油菜及豆类含量较多，而谷类含量较低，尤其是研磨过精的粮谷。

七、烟酸

烟酸又名尼克酸、抗癞皮病因子。烟酸有烟酸和烟酰胺两种物质，总成为维生素 PP。人体所需要的烟酸可由色氨酸在体内转变一部分。烟酸是所有维生素最稳定的一种，加热条件下不易被破坏，对酸、碱、氧、光稳定，一般加工烹调损失很小，但会随水流失。

（一）生理功能及缺乏症

维生素 PP 是构成辅酶Ⅰ和辅酶Ⅱ的重要成分，而辅酶Ⅰ和辅酶Ⅱ是组织中重要的递氢体，在物质代谢和生物氧化过程中起着重要作用。如果没有维生素 PP，人体就不能利用碳水化合物、脂肪和蛋白质来产生能量。

人体缺乏维生素 PP 时，可引起癞皮病。其典型症状为皮炎（Dermatitis）、腹泻（Diarrhea）和痴呆（Depression），简称"3D"症。当人体轻度缺乏烟酸时，表现为软弱无力、倦怠、体重下降、厌食、记忆力减退等。典型的皮肤症状为对称性皮炎，多发于脸、手背、颈、肘、膝等肢体暴露部位，继而皮肤折叠部位也发生皮炎，皮肤变为暗红色或棕色，色素沉着，有脱屑现象，继发感染可发生糜烂。消化系统症状有食欲不振、消化不良、呕吐、腹痛、腹泻或便秘。口、舌部症状表现为口腔黏膜溃疡和杨梅舌，并伴有烧灼感和疼痛。当严重缺乏烟酸时，即发生神经系统症状，并且不易恢复。常见有情绪变化无常、精神紧张、抑郁或易怒、失眠、头痛、丧失记忆，甚至进一步发展为痴呆。

（二）参考摄入量及食物来源

由于色氨酸在体内可转化为烟酸，当蛋白质摄入增加时，可相应减少烟酸的摄入。中国营养学会推荐的膳食烟酸参考摄入量为成年男子 14mgNE/d，成年女子 13mgNE/d。

烟酸的需要量或推荐摄入量用烟酸当量（NE）表示。

$$NE（mg）=烟酸（mg）+1/60 色氨酸（mg）$$

烟酸广泛存在于各类食物中。植物性食物中存在的主要是烟酸，动物性食物中以烟酰胺为主。良好的来源为：肝、肾、瘦畜肉、鱼以及坚果类含量丰富；乳、蛋中的含量虽然不高，但色氨酸较多，可转化为烟酸。

八、叶酸

叶酸是含有蝶酰谷氨酸结构的一类化合物的总称。叶酸微溶于水，但不溶于乙醇、乙醚等有机溶剂。叶酸对热、光、酸性溶液均不稳定，在碱性和中性溶液中对热稳定。

（一）生理功能及缺乏症

叶酸在体内的活性形式为四氢叶酸，在体内许多重要的生物合成中，作为一碳单位的载体而发挥重要功能。叶酸在嘌呤核苷酸、胸腺嘧啶和磷酸肌酸的合成，以及同型半胱氨酸转化为蛋氨酸的过程中作为一碳单位的供体。有促进红细胞成熟的作用，是细胞生长繁殖所必需的维生素。

叶酸缺乏可导致巨幼红细胞贫血、胎儿神经管畸形、高同型半胱氨酸血症、结肠癌、前列腺癌、宫颈癌等。叶酸缺乏，还可引起孕妇先兆子痫、胎盘早剥的发生率增高、胎盘发育不良导致自发性流产。

（二）参考摄入量及食物来源

叶酸的摄入量通常以膳食叶酸当量（DFE）表示。

$$DFE（μg）=膳食叶酸（μg）+1.7 烟酸补充剂（μg）$$

中国营养学会建议的我国居民叶酸膳食参考摄入量为成年人 400μgDFE/d，可耐受最高摄入量（UL）1000μgDFE/d。

叶酸广泛存在于各种动、植物食品中。富含叶酸的食物主要包括动物的肝、肾以及鸡蛋、豆类、酵母、绿叶蔬菜、水果、坚果类等。

九、维生素 B_6

B_6 有吡哆醇、吡哆醛、吡哆胺三种形式。因为其生物活性相同，故统称维生素 B_6。易溶于水和酒精，在酸性溶液中稳定，在碱性溶液中遇光易被破坏。

（一）生理功能和缺乏症

维生素 B_6 经体内磷酸化生成磷酸吡哆醛及磷酸吡哆胺，二者是氨基酸代谢中转氨酶的辅酶（转氨基作用）。另外，在代谢中参与某些神经递质（谷氨酸脱羧生成 γ-氨基丁酸）的形成，γ－氨基丁酸对神经系统有抑制作用，可用于治疗婴儿惊厥和妊娠呕吐等。

维生素 B_6 单独缺乏较少见。治疗结核时用异烟肼、高温和电离子辐射作业等易引起维生素 B_6 缺乏，应注意补充。

（二）参考摄入量及食物来源

维生素 B_6 分布较广，含量较多的食物有肝、蛋黄、肉、鱼、奶、全谷类和酵母等。体内肠道细菌也可以合成一部分，成人需要量一般约为 $1.4 \sim 1.6mg/d$。

十、维生素 B_{12}

维生素 B_{12} 又称钴胺素，是一组含钴的复杂多元环化合物。是唯一含有金属元素的维生素。维生素 B_{12} 可溶于水，在中性或弱酸条件下最稳定，在强酸（pH < 2）或碱性溶液中稳定，遇热可有一定程度的破坏，但快速高温消毒损失较小。易被光或紫外线破坏。

（一）生理功能和和缺乏症

维生素 B_{12} 具有提高叶酸利用率、促进红细胞发育和成熟、参与胆碱合成、维护神经髓鞘物质代谢与功能等多种作用。

维生素 B_{12} 的缺乏较少见，多数缺乏症由于吸收不良引起。膳食缺乏多见于素食者、老年人和胃切除患者由于胃酸过少可引起维生素 B_{12} 的吸收不良。维生素 B_{12} 的缺乏主要表现为：巨幼红细胞贫血，神经系统损害和高同型半胱氨酸血症。

（二）参考摄入量及食物来源

维生素 B_{12} 的食物来源主要是动物性食品，动物肝、肾、奶、肉、蛋、海鱼、虾等含量较多，肠道细菌也可合成部分。其需要量很少，一般成人供给量为 $2.4\mu g/d$。

十一、维生素 C

维生素 C 又名抗坏血酸。维生素 C 具有很强的还原性，很容易被氧化。在干燥及无光线条件下比较稳定。加热或暴露于空气中、碱性溶液及金属离子（Cu^{2+}、Fe^{3+}）都能加速其氧化。

（一）生理功能与缺乏症

1. 抗氧化作用 抗坏血酸是机体内一种很强的抗氧化剂，可直接与氧化剂作用，如在组织中可被氧化型谷胱甘肽氧化成脱氢型抗坏血酸，然后又被还原型谷胱甘肽还原，保持了二者之间的平衡，使体内氧化还原过程正常进行。

2. 促进胶原蛋白合成 羟脯氨酸和羟赖氨酸是细胞间质胶原蛋白的重要组成成分，而这二者的羟基化过程需要抗坏血酸的参与。

3. 其他作用 维生素 C 作为抗氧化剂可清除自由基，在保护 DNA、蛋白质和膜结构免遭损伤方面起着重要作用。此外，在铁的吸收、转运和储备、叶酸转变为四氢叶酸，以及胆固醇转变为胆酸从而降低血胆固醇含量等方面发挥重要作用。

膳食摄入减少或机体需要增加又得不到及时补充时，可使体内抗坏血酸贮存减少，引起抗坏血酸缺乏。若体内贮存量低于 300mg，将出现缺乏症状，主要引起坏血病。

小贴士

坏血病是一种可引起牙龈及皮下组织出血的疾病。

（二）参考量与食物来源

我国成人维生素 C 的 RNI 为 100mg/d。维生素 C 主要存在于新鲜的蔬菜、水果中。菜花及各种深色叶菜类及水果中的柑橘、柠檬、山楂、猕猴桃维生素 C 含量十分丰富。

小贴士

维生素 C 性质不稳定，所以蔬菜和水果以生食的方法食用，是最有效摄取维生素 C 的方法。

任务聚焦

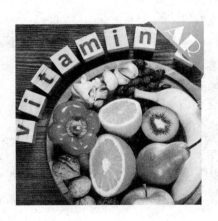

维生素 C 缺乏的判断与膳食建议

案例：小红，今年 22 岁，籍贯：新疆。最近觉得无故疲劳，发现牙龈出血，皮肤瘀斑，经医生询问，该学生由于平时学习繁忙，饮食单一且不规律，不喜欢吃蔬菜，也很少吃水果。

请问：1. 小红可能出现的营养问题是什么？

　　2. 针对目前情况，她应该如何调整膳食，重点需要补充哪类食物？

通过询问病史以及体检结果做出判断，见表 1-17。

表 1-17　维生素 C 缺乏症（坏血病）的判断与膳食建议

姓名：	年龄：	籍贯：
营养素缺乏临床判断		评价点
膳食史		
相关症状		
体格检查		
分析		
膳食建议		

📖 知识链接 ....

为什么以玉米为主食的地区易患癞皮病

　　玉米含烟酸并不低，甚至高于小麦粉，但以玉米为主食的人群容易发生癞皮病。其原因如下：

　　1. 玉米中的烟酸为结合型，不能被人体吸收利用。

　　2. 色氨酸含量低。

　　如果用碱处理玉米，可将结合型的烟酸水解成为游离型的烟酸，而易被机体利用。有些地区的居民，虽然长期大量食用玉米，由于玉米经过处理，已形成游离型，并不患癞皮病。我国新疆地区曾用碳酸氢钠（小苏打）处理玉米以预防癞皮病，收到了良好的预防效果。

思考与测验

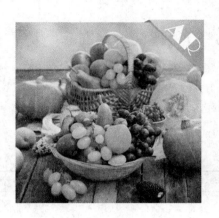

一、单选题

1. 转化形成维生素 A 效率最高的类胡萝卜素是（　　）

　　A. β－胡萝卜素　B. γ－胡萝卜素　　　C. α－胡萝卜素　　　D. 其他胡萝卜素

2. 具有抗氧化作用的维生素是（　　）

　　A. 维生素 A　　　B. 维生素 E　　　　C. 维生素 C　　　　D. 以上都是

3. 叶酸主要来源于（　　）

　　A. 菠菜和椰菜　　B. 谷类食物　　　　C. 橘子汁

　　D. AC 组合　　　　E. ABC 组合

4. "夜盲症"是由于何种维生素缺乏导致（　　）

　　A. 维生素 A　　　B. 维生素 E　　　　C. 维生素 C　　　　D. 维生素 B

二、简答题

1. 简述维生素的分类，造成维生素缺乏或不足的原因有哪些。

2. 简述水溶性维生素与脂溶性维生素代谢与吸收特点的区别。

3. 简述维生素 A、维生素 D 的生理功能、缺乏症及主要食物来源。

4. 简述维生素 C、维生素 B_1、维生素 B_2、叶酸的生理功能、缺乏症及主要食物来源。

三、思考题

张小姐是一位公司的白领，为了减肥常常只吃一些蔬菜、水果以及大量的各种维生素补充剂，请问她的这种做法是否科学？请分析解释。

技能训练

制作蓝莓酸奶奶昔

原料：

酸奶 300ml、蓝莓 50g

操作步骤：

1. 将蓝莓洗净、沥干水分，与酸奶一起放入搅拌机里；

2. 启动电源，打成汁装入容器，可用薄荷叶点缀。

热量统计表见表 1 − 18。

表 1 − 18　热量统计表

原材料	热量（kcal）
蓝莓 50g	29
酸奶 300ml	186
合计	215

小贴士

酸奶中的乳酸菌可提高人体对蓝莓中的花青素等营养素的吸收程度。

模块 5　认识矿物质

你知道吗

一生中骨密度的变化规律

从出生到大约 20 岁，骨骼生长活跃，在 12 ~ 30 岁之间骨骼达到生命的最大矿物质浓度 − 骨量峰（骨密度峰值）。30 岁以上骨再吸收作用超过骨生成，骨密度下降。一生中骨密度的变化见图 1 − 4。

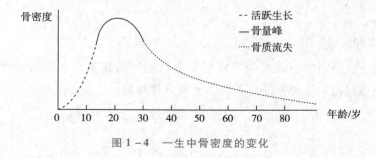

图 1 − 4　一生中骨密度的变化

任务引领

随着各国经济的发展和卫生状况的改善，贫血患病率虽然在有些地区和国家有所下降，但仍是全球性的公共卫生问题。就我国而言，贫血患病率不同地区不同人群差异较大，婴幼儿、儿童孕妇和老年人贫血患病率较高。同学们应学会对缺铁性贫血的判断以及给出合理的膳食建议。

一、概述

矿物质是指人体和食物中含有的无机物，其中有些元素是机体维持适当生理功能所必需的，因此，必须经常不断的从膳食中得到供给，另一些则是身体不一定需要的，但他们却可能从各种渠道进入人体。目前地壳中发现有90余种矿物质，人体中已发现60余种，其中21种是人体所必需的，约占人体体重的4%～5%。

（一）矿物质的分类

维持人体正常生理功能所必需的矿物质分为常量矿物质和微量元素两大类。

常量矿物质也称为宏量矿物质，占人体总重量的0.01%以上，每天每种矿物质的需要量都在100mg以上，包括钙、氯、磷、镁、钾、钠、硫七种。

微量元素是指含量极少，占人体总重量的0.01%以下，每天每种矿物质的需要量都在100mg以下的矿物质。现已证明人体必需微量元素有14种，包括铁、锌、碘、硒、氟、铜、钼、锰、铬、镍、钒、锡、硅和钴。随着科学技术的发展，人们的认识不断深化，新微量元素的功能还会被发现，微量元素的数目还可能增加。

（二）矿物质的主要生理功能

1. 构成人体组织的重要成分　骨骼和牙齿等硬组织，大部分是由钙、磷和镁元素组成的，而软组织含钾较多，蛋白质中含有硫、磷、氯等，也是构成人体的重要组分。

2. 维持机体的酸碱平衡和渗透压　矿物质存在于细胞内、外液中，例如，钾离子主要存在于细胞内液，钠与氯离子主要存在于细胞外液，它们与蛋白质一起调节细胞膜的通透性，控制水分，维持正常的渗透压和酸碱平衡，维持神经肌肉兴奋性。

3. 酶的组成成分和活性剂　不少无机离子常作为酶的辅酶或激活剂影响酶的活性。盐酸激活胃蛋白酶原、氯离子是唾液淀粉酶的激活剂，可提高淀粉酶对淀粉的消化能力、镁离子对磷酸转移酶等均有作用。许多酶含有微量金属元素，如碳酸酐酶含有锌、呼吸酶含有铁和铜、谷胱甘肽过氧化物酶含有硒等。

4. 构成某些激素或参与激素的作用　甲状腺素含碘，胰岛素含锌，铬是葡萄糖耐量因子的重要组成成分。

5. 参与核酸代谢　核酸是遗传信息的携带者，含有多种微量元素，并需要铬、锰、钴、锌、铜等维持核酸的正常功能。微量元素含量不足或过多可影响核酸遗传信息的携带，如发生在生殖细胞，可表现为畸形，发生在体细胞将形成肿瘤。

（三）特点

（1）矿物质在体内不能合成，必须从食物和饮水中摄取。

（2）矿物质在体内分布不均匀，如钙、磷主要集中在骨骼和牙齿，铁集中在红细胞，碘集中在甲状腺，锌分布在肌肉组织，钴主要在造血器官等。

（3）矿物质相互之间存在协同或拮抗作用，如摄入过量的锌可抑制铁的吸收和利用，而摄入过量铁也可抑制锌的吸收和利用。

（4）某些矿物质其生理作用剂量与中毒剂量距离较小，因此要注意用量不宜过大。

二、钙

（一）生理功能

钙是人体必需的常量元素，也是人体中含量最多的无机元素，成年人身体中的钙含量约占体重的 1.5% ~ 2.0%，人体总钙含量达 1200 ~ 1400g，其中 99% 存于骨骼和牙齿中，组成人体支架，成为机体内钙的储存库；另外 1% 存于软组织、细胞间隙和血液中，统称为混溶钙池，与骨钙保持着动态平衡。

1. 构成骨骼和牙齿　骨骼和牙齿是人体中含钙最多的组织。人体中 99% 的钙沉积在这些钙化的硬组织中，使骨骼具有特定的硬度、强度及机械性能，对机体起着支持、运动和保护的作用。骨钙在破骨细胞作用下不断被释放入混溶钙池，混溶钙池中的钙也不断沉积于骨细胞中，如此反复使骨骼不断更新。幼儿骨骼每 1 ~ 2 年更新一次，以后随年龄增长更新速度减缓，儿童更新速度为每年 10%，成年人为每年 2% ~ 4%，40 ~ 50 岁以后，随年龄增长骨质逐渐丢失，每年丢失约为 0.7%，且女性早于男性，妇女在围绝经期加速，但适当的体育锻炼可缓冲这一过程。

2. 维持细胞膜的完整，控制膜的通透性　在红细胞、心肌、肝与神经等细胞膜上，都有钙的结合部位，钙与细胞膜表面的阴离子结合，维持胞膜的完整性，当钙离子从其结合部位脱离时，细胞膜的结构与功能发生变化，对钾、钠等离子的通透性也发生改变。

3. 参与神经肌肉的功能活动　神经递质的释放、神经冲动的传导、心脏的正常搏动都需要钙的参与。钙离子能降低神经肌肉的兴奋性，当血清钙下降时，神经肌肉的兴奋性升高，可引起抽搐。

4. 调节体内酶的活性　钙能直接参与脂肪酶、ATP 酶等的活性调节，还能激活多种酶，如腺苷酸环化酶、鸟苷酸环化酶等，调节代谢过程及一系列细胞内的生命活动。

5. 其他　钙还参与调节激素的分泌，血液的凝固，维持体液的酸碱平衡。

（二）缺乏与过量

1. 骨骼、牙齿发育障碍　多见于儿童，长期摄入钙不足，并伴随蛋白质和维生素 D 缺乏，可引起儿童生长发育迟缓，骨钙化不良，软骨结构异常，牙齿不坚固，易患龋齿，严重者骨骼变形，发生佝偻病。

2. 婴儿手足搐搦症　婴儿缺钙使血钙过低，导致神经肌肉兴奋性增高，手足因屈肌群兴奋亢进而痉挛抽搐，严重者发生突发性喉痉挛，多见于喂养不当的婴儿。

3. 骨软化与骨质疏松　成人骨钙沉积减少，钙丢失增加。膳食钙缺乏，可加重骨钙丢失程度，发生骨软化与骨质疏松。骨软化多见于生育次数多，哺乳时间长的妇女。骨质疏松多发生于老年人。患者可有腰痛，易骨折等临床表现。骨质疏松还与雌激素分泌减少、维生素 D 摄入不足有关。

4. 血压升高　一些调查显示，血钙与血压有相关关系，钙摄入量不足与高血压的发生有关，补钙试验可使血压降低。

5. 其他　许多研究表明，大量补钙可影响磷、镁、铁、锌等元素的生物利用率，并有增加肾结石危险的可能。

（三）影响钙吸收的因素

钙在小肠通过主动转运与被动扩散吸收。主动转运受膳食成分、体内钙和维生素 D 的营养状况以及生理状况（如生长、妊娠、哺乳、年龄、性别等）因素的影响。被动扩散则取决于肠腔中的钙浓度。人体钙吸收率一般在 20% ~60% 。

1. 机体因素　钙的吸收与机体的需要程度密切相关。婴儿时期因需要量大，吸收率可高达60% ，儿童约为40% 。随着年龄的增加，机体对钙的吸收率逐渐降低，成年人仅为20% 左右，老年人更低。妊娠、哺乳时期对钙需要量增加，吸收率也增加，孕妇、乳母对钙的吸收率可高达50% 。此外，人体对钙的吸收，与体内维生素 D 的营养状况有关，维生素 D 充足有利于钙的吸收。

2. 膳食因素

（1）膳食中钙与维生素 D 的摄入量　膳食中钙与维生素 D 的摄入量高，吸收量也相应增高，但吸收量与摄入量并不成比例。

（2）乳糖及充足的膳食蛋白质　乳糖可与钙螯合形成低分子的可溶性络合物，当其分解发酵产酸，可使肠内 pH 降低，有利于钙的吸收。膳食蛋白质充足时，某些氨基酸如赖氨酸、色氨酸、精氨酸等可与钙结合形成可溶性络合物，有利于钙吸收，一些实验表明，亮氨酸、异亮氨酸、组氨酸、蛋氨酸也有类似的作用。但如摄入过多而超过推荐摄入量时，可使尿钙排出增多出现负钙平衡。

（3）植酸盐、草酸盐、膳食纤维、过多脂肪　粮食中植酸较多，某些蔬菜如空心菜、菠菜、苋菜、竹笋等含草酸较多，它们均可与钙结合形成不溶性的盐类，从而降低钙的吸收；膳食纤维中的醛糖酸残基与钙结合也可干扰钙的吸收；脂肪消化不良时，未被吸收的脂肪酸与钙结合成钙皂，影响钙的吸收。此外，长期服用制酸剂、肝素等也可干扰钙的吸收。

（四）参考摄入量与食物来源

1. 参考摄入量　我国人群中钙缺乏率较高，一方面是由于膳食中含钙量不足；另一方面与生活习惯有关，因为钙的吸收与很多其他因素有关。我国营养学会推荐成人膳食钙的供给量为800mg/d，儿童、孕妇、乳母和老年人的供给量应增加200mg/d。在儿童与青少年膳食中加入骨粉、蛋壳粉也是补充膳食钙的有效措施。中国居民膳食钙参考摄入量见附录一。

2. 食物来源 钙的最理想来源是奶及奶制品。奶中不仅含钙丰富，而且吸收率高（乳糖钙有利于吸收）。动物性食物如蛋黄、鱼、贝类、虾皮等含量也高，植物性食物以干豆类含钙量丰富。此外，绿叶蔬菜也含有较丰富的钙，但是有些蔬菜像苋菜、菠菜等含草酸较多，会影响钙的吸收。硬水含钙高，所以一般不提倡喝纯净水。

三、磷

正常成人体内含磷600~700g，为体重的1%左右，占体内无机盐总量的1/4。总磷的85%~90%以羟磷灰石形式存在于骨骼和牙齿中，其余散在分布于全身各组织及体液中，其中一半存在于肌肉组织。

（一）生理功能

1. 构成骨骼和牙齿 磷对于骨骼、牙齿的钙化及其生长、发育都是必须的，在骨形成过程中2g钙需要1g磷，磷酸盐与胶原纤维的共价联结在骨矿化过程中起决定作用。

2. 组成生命的重要物质 磷作为核酸、磷脂、磷蛋白、辅酶的组成成分、参与其代谢过程，发挥其各自特殊的功能作用。

3. 参与物质活化 糖类与脂肪的吸收与代谢，都需先经过磷酸化才能继续进行反应。B族维生素（维生素B_1、维生素B_2、尼克酸等）只有经过磷酸化，才具有活性而发挥辅酶的作用。

4. 调节能量释放 磷参与构成三磷酸腺苷（ATP）、磷酸肌酸等供能及储能物质，在能量的产生、传递、储存过程中起着重要作用。

5. 参与酸碱平衡的调节 磷酸盐组成缓冲体系，参与维持体液的酸碱平衡。

（二）缺乏与过量

磷广泛存在于各种食物中，营养性缺磷的问题很少发生，一般情况下也不易发生膳食摄入过量问题。如医用口服或静脉注射大量磷酸盐后可引起高磷血症。

（三）参考摄入量与食物来源

1. 参考摄入量 中国营养学会推荐的成人RNI为：720mg/d。

2. 膳食来源 膳食磷的来源很广泛，鱼、蛋、奶酪、瘦肉及动物的肝、肾等都是磷的丰富来源。海带、紫菜、芝麻酱、花生、干豆类、坚果、粗粮等含磷也较丰富。不过，粮谷中磷多为植酸磷，不经过加工处理，吸收利用率低。

四、铁

铁是人体含量最多的一种必需微量元素。人体内铁的含量随年龄、性别、营养与健康状况等不同而存在较大的个体差异。正常成年男性体内含铁量为 3～5g；女性稍低。铁在体内有两种存在形式：一种为功能性铁，其中以血红蛋白形式存在的铁，占总铁量的 65%，3% 在肌红蛋白，1% 为含铁酶类，这些铁参与氧的转运和利用，发挥铁的功能作用；二为储存铁，以铁蛋白和含铁血黄素形式存在于肝、脾与骨髓中，占体内总铁量的 25%～30%。

（一）生理功能

1. 参与体内氧与二氧化碳的运转 铁为血红蛋白、肌红蛋白的主要成分，参与体内氧和二氧化碳的转运、交换，这是铁在体内发挥的极重要生理功能。

2. 参与组织呼吸、促进生物氧化还原反应 铁是一些酶的辅基，如过氧化物酶、过氧化氢酶、细胞色素 C、细胞色素氧化酶等，在组织呼吸过程中，借助铁离子价数的变化，参与细胞呼吸过程，在电子传递过程中，作为电子载体，起催化剂作用，从而促进生物氧化还原反应。

3. 参与红细胞的形成与成熟 铁在骨髓造血组织中，进入幼红细胞内与卟啉、珠蛋白结合生成血红蛋白。铁缺乏时，血红蛋白合成不足，红细胞寿命缩短，自身溶血增加。

4. 其他 催化 β-胡萝卜素转化为维生素 A、促进嘌呤与胶原的合成、抗体的产生以及药物在肝脏的解毒等。

（二）影响铁吸收的因素

膳食铁有两种存在形式，它们的吸收机制各不相同。

1. 血红素铁 主要是以血红蛋白及肌红蛋白等形式存在于肉类食物中。占总膳食铁的 15%，可被肠黏膜上皮细胞直接吸收。此型铁不受植酸等因素的影响，只受个体铁营养状况、血红素铁的数量的轻度影响，且胃黏膜分泌的内因子有促进其吸收的作用，吸收率较非血红素铁高，一般在 20%～30%。

2. 非血红素铁 又称离子铁，此类铁主要以 $Fe(OH)_3$ 络合物的形式存在于谷类、豆类、水果、蔬菜、蛋类中，占膳食铁总量的绝大部分，此型铁必须在胃酸作用下与有机部分分开，还原为亚铁离子后，才能被服收。因此影响它吸收的因素很多，使其吸收率很低，在 1%～5%。

（1）促进吸收的因素

①肉类因子：存在于肉类中的一些因子也可促进非血红素铁的吸收。有研究表明，由畜肉、鱼肉或禽肉组成的膳食，其非血红素铁的吸收比含相等量的牛奶、干酪或鸡蛋组成的膳食的高出若干倍，但机制尚不清楚。

②维生素：一些研究发现维生素 B_2 有利于铁的吸收、转运与储存，当其缺乏时，铁吸收、转运与肝、脾储存铁均受阻。维生素 C 可将铁还原为亚铁离子，还能螯合铁使之形成小分了的可溶性铁螯合物，有利于铁的吸收。此外，充足的维生素 A、维生素 E 与维生素 B_{12} 对铁的吸收也有利。

③某些单糖如：葡萄糖、果糖，有机酸如柠檬酸、琥珀酸，发酵蔬菜，酱油以及含硫氨基酸也可以促进铁的吸收。

（2）抑制吸收的因素

①膳食中存在的磷酸盐、植酸盐、草酸盐以及存在于茶叶、咖啡中的鞣酸、多酚类物质等，可与非血红素铁形成不溶性的铁盐而抑制铁的吸权。有报道指出：面包中植酸含量即使只有 5~10mg，可就减少铁吸收达 50%；茶减少铁吸收达 60%；咖啡减少铁吸收达 40%。

②膳食纤维：膳食纤维摄入过多时，可与阳离子铁、钙结合，干扰其吸收。

③卵黄高磷蛋白：一般存在于蛋类中，可干扰蛋类铁的吸收，使其吸收率仅为 3%。大豆蛋白及钙也可抑制铁的吸收。

④碱或碱性药物：可使非血红素铁形成难溶性的氢氧化铁而影响铁的吸收。

⑤萎缩性胃炎以及大部分胃切除后，胃酸分泌减少，降低膳食中三价铁的溶解度和低分子铁螯合物的生成，从而影响铁的吸收。

以上两种类型铁的吸收都受机体铁的存储量的影响，当铁储存量多时，吸收率降低；储存量减少时，机体需铁量增加，吸收率亦增加。如成年男子的平均膳食铁的吸收率为 6%，而育龄妇女可达 13%。

（三）缺乏与过量

1. 缺乏　据 WHO 报告，全世界约 30% 的人口存在铁缺乏，是全球最为普遍的营养性疾病，也是我国主要的公共营养问题之一。婴幼儿、青少年、育龄妇女对铁的需要量增加，而易导致铁的缺乏。

当体内缺铁时，铁损耗可分三个阶段：第一阶段为铁减少期（ID），此时储存铁耗竭，血清铁蛋白浓度下降；第二阶段为红细胞生成缺铁期（IDE），此时除血清铁蛋白下降外，血清铁也下降，同时铁结合力上升（运铁蛋白饱和度下降），游离原卟啉浓度（FEP）上升；第三阶段为缺铁性贫血期（IDA），血红蛋白和红细胞比容均下降。

2. 铁缺乏时对人体的影响

（1）影响脑功能　缺铁儿童易烦躁或冷漠呆板，影响智商；青少年表现为注意力不集中，学习记忆能力下降，工作耐力下降，认知能力下降。

（2）影响体质　贫血者多体弱，容易疲劳，常伴心慌、气短、头晕、厌食，抗寒能力降低等症状，容易反复感染。严重者出现面色苍白、指甲脆薄、反甲、肝脾轻度肿大，严重者甚至死亡。

（3）影响免疫功能　铁缺乏损害机体免疫功能，尤其是细胞免疫功能。

（4）影响妊娠结局　孕妇缺铁不但增加早产、发育延迟、低出生体重的发病率，还会增加围生期的死亡率。

（5）加重铅中毒症状　经研究发现，铁缺乏可增加铅的吸收，铁缺乏儿童铅中毒的发生率比无铁缺乏的儿童高 3~4 倍，可能与缺铁时可导致机体对二价金属离子吸收率增高有关。

改善膳食以增加铁的摄入、食物铁强化、营养素补充剂是解决铁缺乏和缺铁性贫血的必须同时并用的三条途径。

3. 过量 正常情况下，即使膳食铁含量很丰富，通过膳食途径也不会引起铁过量。当长期过量服用铁剂或长期食用大量含铁高的特殊食品时，或反复大量输血会造成铁过量和铁中毒。此时铁在肝脏大量沉积，并可引起皮肤色素沉着症及各种重要器官损害甚至死亡。

（四）参考摄入量与食物来源

1. 参考摄入量 中国营养学会推荐的成人 RNI 为：男性 12mg/d，女性 20mg/d。孕中期增加 4mg/d，孕晚期增加 9mg/d，乳母增加 4mg/d。

2. 食物来源 膳食中铁的良好来源为动物内脏、动物全血、畜禽肉类、黑木耳等，如猪肝含铁量为 22.6mg/100g。乳及乳制品、蛋、谷类、豆类和蔬菜含铁量不高，都在 8% 以下，属于非红血素铁，吸收率也低。我国典型的大众化膳食中铁的吸收率和许多发展中国家为 2%～5%，膳食合理搭配可增加膳食中铁的吸收率。如有部分动物性食物的混合膳食的铁吸收率可达 10%，膳食中包括富含维生素 C 的蔬菜和水果，则更可提高膳食铁的吸收。

五、碘

人体内约含碘 30mg（20～50mg），甲状腺中碘含量最高，为 8～15mg，其中 84% 为有机碘，其余在肌肉、皮肤、骨骼等组织中，内分泌腺及中枢神经系统中也含有一定量的碘。血液中碘主要为蛋白结合碘（PBI）为 30～60μg/L。

（一）生理功能

碘在体内主要参与甲状腺素的合成，故其生理作用也通过甲状腺素的作用体现出来。

1. 参与能量代谢 促进生物氧化和调节能量转换，对维持、调节体温及保持正常的新陈代谢与生命活动至关重要。

2. 调节蛋白质、碳水化合物和脂肪代谢 促进 DNA 及蛋白质合成，促进维生素的吸收、利用以及组织中的水盐代谢，对糖类和脂肪的代谢也有一定的调节作用。

3. 促进脑神经发育 在脑发育阶段，神经元的迁移及分化、神经突起的分化和发育，都需要甲状腺素的参与。胚胎期及出生后早期缺碘或甲状腺激素不足，均会影响神经细胞的增殖分化，导致脑质量减轻，直接影响到智力发育。缺碘对大脑神经的损害是不可逆的。

4. 垂体激素作用 碘代谢与甲状腺激素合成、释放及功能作用受垂体前叶促甲状腺激素（TSH）的调节，TSH 的分泌则受血浆甲状腺激素浓度的反馈影响。当血浆中甲状腺激素增多时，垂体即受到抑制，促使甲状腺激素分泌减少；当血浆中甲状腺激素减少时，垂体前叶 TSH 分泌即增多，这种反馈性的调节，对稳定甲状腺的功能很有必要，并对碘缺乏病的作用也很大。TSH 的分泌又受丘脑下部分泌的 TSH 释放因子所促进，丘脑下部则受中枢神经系统调节，由此可见，碘、甲状腺激素与中枢神经系统关系是极为密切的。

5. 促进体格的生长发育　甲状腺素是促进机体生长发育和成熟的重要因素，肌肉、骨骼及性器官等的发育或分化都必须有甲状腺激素的参与。甲状腺功能低下的幼儿，可出现体格矮小、肌肉无力、智力低下、性发育障碍。

（二）缺乏与过量

1. 缺乏　机体所需的碘可从饮水、食物及食盐中获得，食物和饮水中的碘离子很容易被消化道吸收并转运至血浆，一般不会缺乏。但由于地理环境的原因，远离海洋的内陆山区，其土壤、水和食物的含碘量较低，因而容易导致碘缺乏。机体因缺碘而导致的一系列功能障碍或疾患统称为碘缺乏病（IDD）。

（1）孕妇、乳母缺碘　使胎儿、新生儿缺碘，易引起流产、死胎、先天畸形儿的出生。如新生儿呆小病（克汀病），患儿表现为发育不全、智力低下、聋哑、斜视、痉挛性瘫痪、水肿以及身材矮小等。

（2）儿童青少年时期缺碘　甲状腺素合成、分泌不足，可出现甲状腺肿、甲状腺功能低下、亚临床型克汀病、单纯耳聋及体格和智力发育障碍等。

（3）成年人膳食中缺碘　可引起甲状腺肿，高碘引起的甲状腺肿常具有地区性特点，故称为地方性甲状腺肿。

碘缺乏造成的智力损伤是不可逆的，最好的办法就是预防。简单有效的预防方法就是采用碘化食盐，即在食盐中加入碘化钾或碘酸钾，但应注意碘盐应置于避光、避热、避潮的地方保存，随吃随买，菜炒熟时再放盐，以避免碘的丢失。

2. 过量　长期摄入含碘量高的膳食，以及在治疗甲状腺肿等疾病中使用过量的碘剂，同样危害人体健康，而且可以致病。包括高碘甲状腺肿、高碘性甲状腺功能亢进症等。我国河北、山东部分县区居民，曾因饮用深层碘水或高碘食物造成高碘甲状腺肿。

（三）参考摄入量与食物来源

1. 参考摄入量　中国营养学会推荐的成人 RNI 为：$120\mu g/d$，孕期增加 $110\mu g/d$，乳母增加 $120\mu g/d$。

2. 食物来源　机体所需要的碘主要来自食物，占每日总摄入量的 80%～90%；其次，来自饮水与食盐。海产品的碘含量远远高于陆生动植物，含碘丰富的海产品有：海带、紫菜、发菜、鲜鱼、干贝、虾、海参、海蜇等；海带含碘量最高，干海带中达 $240mg/kg$ 以上，其次为鲜海鱼和海贝类，但是海盐中碘含量极少。蛋、奶的碘含量较高，为 $40～90\mu g/kg$，大于一般肉类。肉类大于淡水鱼，植物性食物含碘量最低，尤其是蔬菜和水果。

六、锌

锌分布于人体的所有组织、器官、体液和分泌物中，成年男性体内含锌量约为 2.5g，成年女性约为 1.5g。按单位重量计，组织中以视网膜、前列腺为最高，其次为骨骼、肌肉、皮肤、毛发、心、肝、肾等；血液中的锌含量很少，主要分布于红细胞中。有资料表明，人类前列腺含锌约 859mg/kg、骨骼为 150～300mg/kg、头发与指甲类似，为 90～260mg/kg。

（一）生理功能

1. 酶的组成成分或酶的激活剂　锌是人体许多重要酶的组成成分或激活剂。目前已知的含锌酶有 80 余种，国际生化联合会划分的六大酶类，每类中都至少有一种含锌酶。锌在这些酶中起催化、调节及稳定结构的作用。

2. 促进生长发育与组织再生　锌参与和调节细胞内 DNA 及 RNA 复制、翻译和转录，以及蛋白质和核酸的合成过程。在促进胎儿的生长发育及性器官和性功能的正常发育中起着非常重要的作用。

3. 促进食欲　锌通过参加构成一种含锌蛋白，即味觉素对味觉与食欲发生作用，对口腔黏膜上皮细胞的结构、功能和代谢也具有重要的作用。

4. 促进维生素 A 代谢及生理功能　锌促进视黄醛的合成和构型的转化，参与肝中维生素 A 的动员，维持血浆维生素 A 浓度的恒定，对于维持正常暗适应能力有重要作用。

5. 维持免疫功能　锌维持与保护反应细胞的复制。严重缺锌时，胸腺萎缩，T 细胞和自然杀伤细胞数量减少，功能减低，补充锌可使缺陷的免疫功能恢复。

6. 其他　维持生物膜结构和功能，影响胰岛素的释放，维护皮肤健康等也是不可缺少的。

（二）缺乏与过量

膳食中抑制钙，铁吸收的植酸盐、膳食纤维以及过多的钙、铁、铜也会影响锌的吸收。而蛋白质在肠内消化后，产生的氨基酸及维生素 D、葡萄糖、乳糖、半乳糖、柠檬酸等有利于锌的吸收。一般锌的生物利用率较低，为 15%～20%。锌缺乏在以谷类为主食的国家，尤其在经济落后地区的儿童中相当普遍。我国锌缺乏的发生率孕妇约为 30%，儿童约为 50%。

1. 缺乏　锌缺乏可导致诸多生理改变，主要有：

（1）生长发育不良　包括骨骼和脑发育不良，小儿生长发育迟缓、矮小、瘦弱，严重者形成侏儒。胎儿先天性严重缺锌可造成畸形。

（2）食欲减退　味觉、嗅觉敏锐度下降，厌食，甚至出现异食癖。

（3）免疫功能障碍　伤口不易愈合，并且反复感染。

（4）性成熟延迟，性功能减退　男性有生殖幼稚症和不育症，女性分娩异常，易流产。

（5）影响皮肤、毛发的正常状态　皮肤毛囊过度角化，出现苔藓样变化，头发稀疏、枯黄、无光泽，皮肤干燥、粗糙、并有色素沉着等。

（6）其他　可引起暗适应能力低下，认知行为改变，贫血及肠原性肢体皮炎等。

2. 过量　一般通过膳食途径不会引起锌过量。但口服或静脉注射大制量的锌或误服导致锌急性中毒也有发生，可引起胃部不适、恶心、呕吐、眩晕等。长期大剂量补充锌（100mg/d），可发生其他的慢性不良影响，如贫血、继发性铜缺乏，免疫功能低下，血清高密度脂蛋白水平下降等。

（三）参考摄入量与食物来源

1. 参考摄入量　中国营养学会推荐的成人 RNI 为：男 12.5mg/d，女 7.5mg/d，孕期增加 2mg/d，乳母增加 4mg/d。

2. 食物来源　含锌丰富的是海产品中的生蚝、牡蛎及贝类。肉类、蛋类、动物的内脏、干豆类、坚果含量也较高。粮谷类、蔬菜、水果类含量较低。一般动物性食品的锌含量和生物利用率均高于植物性食品。

七、硒

硒在人体内总量为 14 ~ 20mg，广泛分布于所有组织和器官，肾中浓度最高，其次为肝、胰、心、牙釉质及指甲，血液中相对低些，脂肪组织中最低。

（一）生理功能

1. 抗氧化功能　硒通过构成谷胱甘肽过氧化物酶和硒蛋白化合物发挥抗氧化作用，从而维持细胞膜结构的完整性及细胞的正常功能，起到延缓衰老的作用。

2. 维护心肌和血管的健康　许多调查显示，血硒高的地区人群心血管疾病发病率低；动物实验证实，硒对心肌纤维，小动脉及微血管的结构和功能有保护作用。

3. 对重金属有解毒作用　硒与金属有很强的亲和力，在体内与汞、砷、镉、铅等重金属结合形成金属硒蛋白复合物而解毒，并使金属排出体外。

4. 其他　硒有调节甲状腺激素，促进生长发育，增强机体免疫力，保护视觉器官以及抗肿瘤的作用。

（二）缺乏与过量

1. 缺乏　硒的吸收率高低主要与膳食中硒的化学结构、溶解度有关。如蛋氨酸硒的吸收率大于无机形式的硒，溶解度大者吸收率也高。硒的吸收率大都在 50% 以上，故一般处于低硒的地理环境才容易发生硒缺乏。

（1）克山病　20 世纪 70 年代，我国的科学工作者所发现，克山病与人群的硒状态有关，该病主要易感人群是 2 ~ 6 岁儿童和育龄妇女，大都发生在农村半山区。其主要症状有心脏扩大、心功能失代偿、发生心源性休克或心力衰竭。分析病区人群的血、头发及粮食样品中的含硒量，其内外环境均处于贫硒状态。

（2）大骨节病　目前认为低硒是大骨节病发生的环境因素之一，有报道用亚硒酸钠与维生素 E 治疗儿童早期大骨节病有显著疗效。硒能改善大骨节病患者软骨蛋白多糖和胶原代谢，提高其代谢转化率，对防止恶化有较好效果。

（3）清除氧自由基和抗脂质过氧化能力减弱　机体缺硒清除氧自由基和抗脂质过氧化能力减弱，容易造成动脉内皮细胞损伤，易发动脉硬化、高血压等疾患。国外大量流行病学资料表明，膳食硒水平越低，癌症的病死率越高。还有人认为低硒可能是艾滋病的致病因素之一。

2. 过量　硒摄入过多可致中毒，这在世界一些高硒地区均有发生。如我国湖北恩施和陕西紫阳等地的地方性硒中毒，与当地水质与膳食中含硒量高有关。主要表现为毛发脱落、指甲变形、肢端麻木、抽搐，甚至偏瘫，严重者可致死亡。

（三）参考摄入量与食物来源

1. 参考摄入量　中国营养学会推荐的成人 RNI 为：$60\mu g/d$。

2. 食物来源　食物中硒的含量随当地水质和土壤中硒含量的变化而有较大的差异，即使是同一品种的谷物或蔬菜，由于产地不同而硒含量也会有所不同。一般动物性食品肝、肾、肉类以及海产品含硒较丰富；蔬菜、水果含量较低。

八、钾、钠、氯

正常人钾的含量为 45mmol/kg 体重，钾总量 98% 在细胞内，只有 2% 在细胞外；正常人体内钠含量约为 45 ~ 50mmol/kg 体重，其中约 45% 分布于细胞外液，40% ~ 45% 分布于骨组织，其余分布于细胞内液；氯主要分布于细胞外液，是细胞外液的主要阴离子。

（一）生理功能

1. 钾的生理功能　钾是细胞内液的主要阳离子，也是血液的重要成分。钾不仅维持细胞内液的渗透压和酸碱平衡，维持神经、肌肉、心肌的兴奋性，而且还参与蛋白质、糖及能量代谢过程。

2. 钠的生理功能　钠是细胞外液的主要阳离子，在维持细胞外液的渗透压和酸碱平衡中起重要作用，并对细胞的水分、渗透压、应激性、分泌和排泄等具有调节功能。

3. 氯的生理功能　氯是细胞外液的主要阴离子，对维持细胞外液渗透压和酸碱平衡起重要作用，并且是合成胃酸的原料，也是唾液淀粉酶的激活剂，能促进唾液分泌，增进食欲。

（二）缺乏与过量

1. 钾

（1）缺乏与低钾血症　钾摄入不足或排出增加，可引起人体内钾缺乏。钾摄入不足常见于长期禁食、少食、偏食或厌食等。由于肾脏的保钾功能较差，当钾摄入减少时可引起体内钾缺乏。钾排出增加原因较多，常见原因包括呕吐、胃肠引流、腹泻、肠瘘、长期用泻剂等引起的消化道排出增加。肾脏疾病、应用利尿剂、肾上腺皮质功能亢进等引起的肾脏排出钾过多，高温作业或重体力劳动引起大量出汗使钾大量排出，大量注射葡萄糖、碱中毒、钡中毒等情况，也可使钾离子由细胞外转移到细胞内，引起低钾血症。

人体内钾总量减少可引起钾缺乏症，血清钾低于 3.5mmol/L 时，称为低钾血症。轻度或急性中度钾缺乏无明显症状。体内钾缺乏达 10% 以上时症状明显，失钾速率越快，症状越明显。钾缺乏使神经肌肉应激性降低，肌肉无力，重者可出现瘫痪；肋间肌、横膈肌无力，可出现呼吸困难、缺氧、窒息；平滑肌无力则致腹膨胀、肠梗阻和肠麻痹。缺钾使心肌应激性增高、心音低钝、心率快、心律失常。泌尿系统可出现肾血流量减少，输尿管和膀胱功能不良，排尿困难，甚至少尿或无尿。消化系统可出现消化功能紊乱、食欲不振、恶心、呕吐。神经系统出现烦躁不安、倦怠、肌腱反射消失、头晕、淡漠。重者神志不清，水盐代谢及酸碱平衡紊乱，血管麻痹可发生休克。

小贴士

血钾浓度参考值见表 1–19。

表 1–19　血钾浓度参考值

	低钾血症			正常	高钾血症
血钾（mmol/L）	<2.5 轻度	2.5~3.0 中度	3.0~3.5 重度	3.5~5.5	>5.5

（2）钾过量　血钾浓度高于 5.5mmol/L 时，可出现毒性反应，称为高钾血症。其主要表现为患者全身软弱无力、躯干和四肢感觉异常、面色苍白、肌肉酸痛、肢体寒冷、动作迟纯、嗜睡、神智模糊、进而弛缓性瘫痪、呼吸肌瘫痪、窒息。钾过多可使细胞外 K^+ 上升，静息电位下降，心肌自律性、传导性和兴奋性受抑制及细胞内碱中毒和细胞外酸中毒等。神经肌肉方面表现为极度疲乏和四肢无力，下肢为重。最早表现为行走困难、肌肉张力减低、腱反射消失等，以后可上升至躯干肌群及上肢，呈上升性松弛软瘫，出现吞咽、呼吸及发音困难，严重时可因呼吸肌麻痹而猝死。心血管系统可见心率缓慢、心音减轻、心律紊乱等，严重时心室纤颤，心脏停搏。

2. 钠

（1）钠缺乏　一般饮食中含钠充足，正常情况下不会发生钠缺乏，但在某些情况下，如禁食、少食、膳食钠限制过严、摄入量非常低时；高温、重体力劳动、过量出汗；胃肠疾病、反复呕吐、引流、腹泻等使钠过量排出或丢失时；某些疾病，如慢性肾脏疾病、肾上腺皮质功能不全、糖尿病、酸中毒引起肾不能有效保留钠时；胃肠外营养缺钠或低钠时；利尿剂的使用抑制肾小管重吸收钠而使钠丢失造成体内钠含量降低，而又未能补充丢失的钠时，均可引起钠的缺乏。

人体缺钠的临床表现可分为三个等级，早期症状不明显。当失氯化钠为 0.5g/kg 时，则尿液中的氯化物含量减少，为轻度缺钠，其主要症状有淡漠、倦息、无神；当失氯化钠为 0.5 ~ 0.75g/kg 时，出现尿中无氯化物时为中度缺钠，患者出现恶心、呕吐、脉细弱、血压降低及痛性肌肉痉挛等症状；当机体失氯化钠为 0.75 ~ 1.25g/kg 时为重度至极重度缺钠，可出现表情淡漠、昏迷、外周循环衰竭、严重时可导致休克及急性肾功能衰竭而死亡。

（2）钠过量　正常情况下，钠不在体内蓄积，但某些疾病可引起体内钠过多，如由于肾功能受损时易发生钠在体内蓄积，可导致毒性作用。当血浆钠超过 150mmol 时称为高钠血症。心源性水肿、肝硬化腹水期、肾病综合征、肾上腺皮质功能亢进、某些脑部病变、脑瘤等都能出现高钠血症。血钠过高可出现口渴、面部潮红、软弱无力、烦躁不安、精神恍惚、昏迷、严重者可致死亡。临床以水肿为主，还可见体重增加、血容量增大、血压增高、脉搏加快、心音增强、胃黏膜上皮细胞受损等。

饮食中钠摄入量与 Na/K 值是影响人体血压水平及产生高血压的重要因素，减少钠或增加钾摄入量对预防高血压有重要意义。

（三）参考摄入量与食物来源

正常人每日需钾约 2g，所需钾来自蔬菜、水果、谷类、薯类等食物。日常膳食就能满足机体对钾的需要量。

人体每日摄入的钠和氯，主要来自食盐，高钠饮食会导致血压升高，成人每日氯化钠的需要量为 3 ~ 6g，在天热、运动量大、出汗多或严重腹泻情况下需要适当补充，可用 0.3% 的淡盐水直接补充。

在日常生活中，很多调味品中都含有盐，如各种甜面酱、辣酱、酱油、醋、味精、鸡精、调味包、食用碱等都是高盐高钠，还有一些加工食品如方便面、锅巴、含盐奶酪、虾皮、话梅、薯片等零食也都是富含盐的食品，所以在考虑每天盐的摄入量时不能忽略这些含盐食品。

常见矿物质生理功能、缺乏症及食物来源见表 1 - 20。

表 1 - 20　矿物质的生理功能、缺乏症的表现以及食物来源

元素	主要生理功能	缺乏症	食物来源
钙	构成骨骼、牙齿成分，维持神经肌肉兴奋性，参与血液凝固	软骨病，肌肉痉挛，止血困难	乳品、虾皮、贝类、豆类、蔬菜
磷	构成骨骼和牙齿成分。核酸、酶成分，参与物质代谢和能量代谢，调节酸碱平衡	罕见缺乏症	食源广泛
钾	维持细胞渗透压和酸碱平衡，维持神经肌肉的兴奋性，参与蛋白和糖代谢	心律失常和神经肌肉病变、乏力	蔬菜、水果，谷类、豆类、薯类
钠	维持细胞外液的渗透压和酸碱平衡，对分泌和排泄等具有调节功能，维持肌肉的兴奋性	神经系统症状，头痛，乏力及感觉迟钝等	食盐

续表

元素	主要生理功能	缺乏症	食物来源
氯	维持细胞外液渗透压和酸碱平衡，合成胃酸的原料，唾液淀粉酶的激活剂	食欲不振	食盐
镁	多种酶的激活剂，参与体内蛋白合成，维持神经、肌肉正常兴奋性。	肌肉震颤，心跳过速，情绪不安	食源广泛
铁	血红蛋白成分，参与 O_2 和 CO_2 的运输，参与生物氧化	缺铁性贫血	动物肝、肾、蛋黄、豆类、深色蔬菜
锌	参与许多金属酶的组成，参与蛋白和核酸的合成，促进正常发育，加速创伤愈合	厌食，生长停滞，少年性发育不全	海产品，肉类，蛋类，菇类，坚果类
铜	参与生物氧化和能量代谢，促进组织中铁的转移和利用，是某些酶活性中心	生长迟缓，贫血，情绪易激动	动物肝肾、甲壳类、豆类、坚果、绿色蔬菜
氟	构成牙齿、骨骼成分	骨质疏松、龋齿	茶叶、饮水
碘	合成甲状腺素的必需原料，促进生长发育	甲状腺肿、生长迟缓、智力低下	海带、紫菜、海产品
硒	抗氧化作用，保护细胞膜	克山病、大骨节病	动物食品、海产品、南瓜，大蒜

小贴士

1g 食盐 = 0.4g 钠

1g 钠 = 2.5g 食盐

任务聚焦

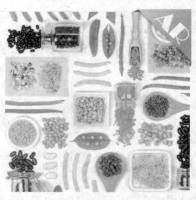

缺铁性贫血的判断与膳食建议

病例：李某，男，24 岁。一年前无明显诱因头晕、乏力，家人发现其面色不如以前红润，但能正常上班，最近症状加重并伴有活动后心慌，到医院就诊。医生通过一些相关信息和体格检查，建议患者进行必要的实验室检查，检查为血清铁蛋白 $<12\mu g/L$，确诊为缺铁性贫血。

请根据上述案例给出合适的膳食建议，填入表 1-21。

表 1-21 缺铁性贫血的判断要点及膳食建议

姓名：李某	性别：男	年龄：24	籍贯：山西
营养评价	判断要点		
个人史	吸收不良、其他代谢疾病、服用影响食欲或抑制铁吸收的药物		
体检结果	心慌、气促、头昏 畏寒、抵抗力下降 口唇、甲床、黏膜苍白 易疲劳 儿童发育迟缓、注意力不集中、认知能力障碍等		
食物/营养史	报告或观察 长期食物，特别是动物性食品摄入不足 喂养不当、节食或限制食物类别 食物选择不当或不良的膳食行为		
临床检验	国内诊断贫血的标准一般为： 成年男性 Hb $<120g/L$、成年女性 Hb $<110g/L$；血清铁蛋白 $<12\mu g/L$		
膳食建议			

 知识链接 ....

食盐与健康

1. 高盐摄入增加高血压的发病风险　高盐摄入引起高血压的机制主要有：钠离子过多，引起水钠潴留，导致血容量增加，血压上升；引起细胞（包括平滑肌细胞）水肿，使血管腔变窄；增加血管对儿茶酚胺类缩血管因子的敏感性；细胞内钠离子增加后会抑制钠－钙交换，使细胞钙排出减少，导致血管平滑肌内钙离子浓度上升而引起血管平滑肌收缩。高盐饮食还可以改变血压昼高夜低的变化规律，变成昼高夜也高，发生心脑血管意外的危险性就大大增加。

2. 高盐摄入增加脑卒中的发病风险　经过研究显示，每增加摄入 1.15g/d 的钠可增加脑卒中发病率 6%。

3. 高盐可增加胃癌的发病风险　长期高盐摄入会造成胃黏膜细胞与外界较高的渗透压，可导致胃黏膜直接损伤，发生广泛性的弥漫性充血、水肿、糜烂、溃疡等病理改变，使胃黏膜细胞有发生癌变的风险。摄入过量盐分还会使胃酸分泌减少，从而抑制前列腺素的合成，降低胃黏膜的防卫能力，增加胃部疾病及发生胃癌的风险。

思考与测验

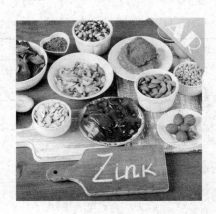

一、单选题

1. 锌缺乏地区可引起儿童、青少年发生 （　　）

    A. 营养不良性贫血 　　　　　　　　B. 克山病

    C. 软骨病 　　　　　　　　　　　　D. 异食癖

2. 预防佝偻病的首选食品是 （　　）

    A. 牛奶 　　　　B. 瘦肉 　　　　　C. 鱼肝油 　　　　D. 虾皮

3. 膳食中钙供给不足时，孕妇和乳母易出现 （　　）

    A. 佝偻病 　　　　　　　　　　　　B. 蛋白质营养不良

    C. 骨质疏松症 　　　　　　　　　　D. 骨软化症

4. "一代甲（指甲状腺肿），二代傻，三代四代断根芽"，这句民谣指的是缺乏哪种矿物质引发的严重后果 （　　）

    A. 铁 　　　　　B. 锌 　　　　　　C. 碘 　　　　　　D. 镁

二、简答题

1. 影响铁吸收的因素有哪些？其主要食物来源有哪些？

2. 简述钙的生理功能。常见钙的缺乏症有哪些表现？

✕ 技能训练

沙丁鱼罐头沙拉

原料：

黄豆 50g、甜椒 50g、西红柿 100g、沙丁鱼罐头 50g、大蒜少许、橄榄油 2.5ml。

操作步骤：

1. 黄豆提前一天泡好。然后煮到粉，约 45 分钟，沥干，备用；

2. 番茄切小块；甜椒切小块，比黄豆大一点。蒜切碎；

3. 柠檬挤出汁，加少许清水，调成浓柠檬汁；

4. 橄榄油、沙丁鱼罐头里的油 1 勺，加入盐，新鲜磨的黑胡椒和 3 勺新鲜柠檬汁，搅拌均匀；

5. 将黄豆、番茄、甜椒、蒜与步骤 4 中做好的沙拉酱搅拌均匀；

6. 最后摆上沙丁鱼，即可。

热量统计表见表 1-22。

表 1-22 热量统计表

原材料	热量（kcal）
黄豆 50g	195
甜椒 50g	9
西红柿 100g	15
沙丁鱼罐头 50g	110
橄榄油 2.5ml	23
合计	352

模块 6 认识水平衡

你知道吗

饮水的适宜时间

表 1-23 饮水的适宜时间

饮水时间	功效	饮水时间	功效
早上 6:30 点	有助于排毒	下午 15 点	有助于消除疲劳感
早上 9 点~10 点	促进血液循环，提高精神	下午 17 点~18 点	增加饱腹感，防止晚饭过量
上午 11 点	补充水分，放松神经	晚上 19 点	有助于消化
下午 13 点	有助于消化	晚上 21 点	补充夜晚需求

任务引领

16 岁的彤彤，在中职生入校的体检中，被查出脂肪肝、体重超标身高却不达标。彤彤的父母介绍，女儿从 1 岁就喜欢喝碳酸饮料，尤其是可乐，平时口渴不喝清水，只想喝饮料。

请思考常喝饮料的危害。

水是维持人体生命活动最重要的物质，是构成人体组织和体液的重要成分，而且还具有调节人体生理功能的作用。成人体液总量占体重的60%左右，当机体丢失水分达到20%的时候，生命就会出现危险。例如，人如果断食而只饮水时，尚可生存数周；但如断水5～10天即可危及生命。可见对人的生命而言，断水比断食的威胁更为严重。

一、生理功能

1. 构成人体组织 水分占人体组成的50%～80%，水分在人体内的含量与年龄和性别关系密切。随着年龄的增长，人体内含水量逐渐减少，新生儿含水量为体重的80%，婴儿体内含水量占体重的70%，成年男子约为60%，成年女子为50%～55%，女性体内脂肪较多，故含水量不如男性高。体内的水分布于细胞内和细胞外，细胞内液约占总体水的2/3，细胞外液约占1/3，细胞外的水主要存在于血液之中。

2. 参与人体内新陈代谢 水的溶解力很强，并有较大的电解力，可使水溶物质以溶解状态和电解质离子状态存在；水具有较大的流动性，在消化、吸收、循环、排泄过程中，可协助加速营养物质的运送和废物的排泄，使人体内新陈代谢和生理化学反应得以顺利进行。

3. 调节人体体温 水的比热值大，1g水升高或降低1℃需要约4.2J的能量，水可吸收代谢过程中产生的能量，使体温不至于显著升高。水的蒸发热大，在37℃体温的条件下，蒸发1g水可带走2.4kJ的能量。因此在高温下，体热可随水分经皮肤蒸发散热，以维持人体体温的恒定。

4. 润滑机体 在关节、胸腔、腹腔和胃肠道等部位，都存在一定量的水分，对器官、关节、肌肉、组织能起到缓冲、润滑、保护的作用。

二、人体水平衡

🛏 **小贴士**

喝水达标1：不口渴、眼睑饱满有光泽。

喝水达标2：尿液清澈。

正常人每日水的来源和排出必须处于动态平衡。水的来源和排出量每日维持在2500ml左右。体内水的来源包括饮水和食物中的水及内生水三大部分。通常每人每日饮水约1200ml，食物中含水约1000ml，内生水约300ml。内生水主要来源于蛋白质、脂肪和碳水化合物代谢时产生的水。体内水的排出以经肾脏为主，约占60%，其次是经肺、皮肤和粪便。皮肤以出汗的形式排出体内的水，经肺和粪便排出水的比例相对较小，但在特殊情况下，如高温、高原环境以及胃肠道炎症引起的呕吐、腹泻时，可造成大量失水。一般成人每日摄入的水量和排出的水量见表1－24。

表 1-24 成人每日水的平衡量

来源	摄入量（ml）	排出途径	排出量（ml）
饮水	1200	肾脏（尿）	1500
食物	1000	皮肤（蒸发）	500
代谢水	300	肺（呼吸）	350
		肠道（粪便）	150
合计	2500	合计	2500

三、水的种类

WHO 指出，人类 80% 的疾病是由于水污染和缺少起码的卫生条件造成的，可见饮水的质量对人体的健康有重要影响。

1. 普通饮用水　即自来水，是河流、湖泊、泉水或地下水经过过滤净化消毒后通过管道输送到住户。

2. 蒸馏水　普通饮用水转变成蒸汽后再冷却而得，它比普通饮用水含更少的细菌，也含较少的矿物质，不可长期饮用。

3. 矿泉水　饮用的天然矿泉水，是地下深处自然涌出或经过人工开采未被污染的地下矿泉水，含有一定量的对人体有益的矿物质。地壳岩石或土层中含有人体需要的元素，也含有对人体有害的元素。国家关于饮用天然矿泉水标准中规定了各种有害元素的含量，并要求符合饮用水的卫生标准。使天然地下水流经人为的矿石层或人工添加矿物质，使其达到天然矿泉水的饮用标准，称为人工矿泉水。

4. 纯净水　纯净水，是在普通饮用水的基础上，经过反复过滤而成，水质清纯基本不含任何有害物质和细菌，但同时也去掉了人体需要的有益矿物元素，因此只能做饮料，不能长期饮用。

5. 去离子水　利用沸石或离子交换树脂将水中的各种离子（阳离子和阴离子）全部去除，去掉了所有的矿物质，就是去离子水。一般用于科学研究，防止精密分析时各种干扰物质的介入。

🛏 **小贴士**

用以下饮品：白开水、茶水（成人）、纯牛奶、包装饮用水及其他安全直饮水替代含糖饮料。

📖 **任务聚焦**

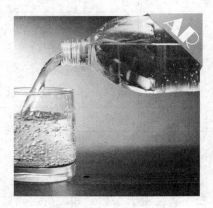

在彤彤的案例中，我们根据食物营养成分表计算，一瓶 330ml 的可乐，含有 32.4g 的糖，喝过多的可乐会使添加糖摄入增多从而导致肥胖。100ml 可乐里，还有 12mg 磷，过多的磷会影响钙的吸收，导致钙质流失，容易发生软骨病和骨质疏松。请思考大量饮用碳酸饮料的危害，将结果填入表 1-25 中。

表 1-25　大量饮用碳酸饮料的危害

饮料种类	成分	生理功能或过量危害

📱 **知识链接**

学生饮用水及其他饮品摄入量的评估

中小学生普遍饮用含糖饮料，应引起重点关注。含糖饮料虽然含糖量在一定范围内，但由于饮用量大，因此很容易在不知不觉中超过 50g 糖的限量，多饮不但容易使口味变"重"，还造成不良的膳食习惯和超重肥胖，因此开展学生饮用水及其他饮品摄入量的评估是十分必要的。

1. 询问饮水情况　应用以下调查表，首先询问了解饮品的每周摄入频率和摄入量。

在过去的半年内，你常喝的饮料有哪些？喝得最多的饮料是什么？在喝得最多的饮料中，平均每周喝几次？每次平均大概喝多少？

2. 估测水摄入量水平　根据每天摄入的饮品的种类和频率，结合"中国居民平衡膳食宝塔"推荐的饮水量，判断每天水的摄入量水平。

3. 评价与建议

（1）按照"中国居民平衡膳食宝塔"推荐的食物量，每天摄入 1200ml，才有可能满足水的需要量；如果摄入的水低于推荐量，则可判断水摄入量不足。

（2）根据上述询问得出的几种摄入量相对最多、摄入频率最高的饮品，计算平均每天糖的摄入量，如果高于50g，则可判断糖摄入过量。

（3）根据被调查同学的饮水习惯，推荐方便、切实可行的增加摄入水的方案和措施。

将结果填入下表中。

表 1 - 26　水及其他饮品摄入量的评估表

饮品	常喝种类	最常喝	平均次/周	摄入量（ml）/周	估计糖摄入量（g）
白开水					
矿泉水					
茶水					
可乐					
冰红茶					
橙汁					
奶茶					
其他					
总计					
评价与建议					

思考与测验

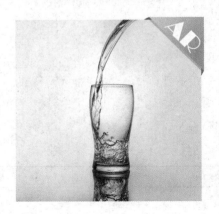

一、单选题

1. 体内水的排出以何种形式为主（　　）

　　A. 皮肤　　　　　B. 粪便　　　　　C. 呼吸　　　　　D. 肾脏

2. 正常成年人每日内生水为（　　）

　　A. 200ml　　　　B. 300ml　　　　C. 400ml　　　　D. 500ml

3. 水是人体含量最多的成分，可占人体体重的（　）
   A. 20%～50%　　B. 30%～60%　　C. 40%～70%　　D. 50%～80%

4. 正常成年人每日从呼吸排出的水约为：（　）
   A. 200ml　　　　B. 250ml　　　　C. 300ml　　　　D. 350ml

二、简答题

1. 人体水分主要来源于哪几方面？量分别是多少？

2. 水的生理功能是什么？一般成年人每日对水的需求量是多少？

3. 大量运动后需要补水吗？补什么水比较好？

三、综合题

请将六大类营养素及各自所包含的元素填入表1－27中。

表1－27　六大类营养素及所包含的元素

营养素	碳	氢	氧	氮	矿物质

✖ 技能训练

香蕉奶昔

原料：

香蕉1根、牛奶250ml。

操作步骤：

1. 香蕉去皮，切成小段；

2. 放进搅拌机里，加1杯牛奶；

3. 高速搅打半分钟即可。

热量统计表见表1－28。

表1－28　热量统计表

原材料	热量（kcal）
香蕉1根	60
牛奶250ml	135
合计	195

模块7　认识能量

你知道吗

怎样做到食不过量

　　食不过量主要指每天摄入的各种食物所提供的能量，不超过也不低于人体所需要的能量。不同的食物提供的能量不同，如蔬菜是低能量食物，油、畜肉和高脂肪的食物能量较高。所以要食不过量，需要合理搭配食物，既要保持能量平衡，也要保持营养素的平衡。

　　以下窍门，我们可以帮助您做到食不过量，建立良好的习惯。

　　1. 定时定量进餐　可避免过度饥饿而引起的饱食反应迟钝，从而导致进食过量。吃饭宜细嚼慢咽，避免进食过快，无意中过量进食。

　　2. 分餐制　不论在家或在外就餐，都提倡分餐制，根据个人的生理条件和身体活动量，进行标准化配餐和定量分配。

　　3. 每顿少吃一两口　每天仅仅增加摄入米饭40g或水饺25g（2~3个饺子），或烹调油5g，累积起来，一年大约可以增加体重1kg，10年、20年下来，一个体重在正常范围内的健康人就可以变成肥胖患者，因此，预防不健康的体重增加，要从控制日常的饮食量做起，从少吃一两口做起，这样每天减少一点能量摄入长期坚持才有可能控制住这种体重上升的趋势。

　　4. 减少高能量食品的摄入　学会看食品标签上的"营养成分表"，了解食品的能量值，少选择高脂肪高糖的高能量食品。

　　5. 减少在外就餐次数　在外就餐或聚餐时，一般时间较长会不自觉增加食物的摄入量，导致进食过量。

任务引领

　　学会计算不同身高、体重及体力活动状态下的个体每日所需要的能量，并学会分析蛋白质、脂肪、碳水化合物三种营养素提供的能量占总能量的比例是否合理并给出指导建议。

　　人体为维持生命活动和从事脑力、体力劳动，每天必须从食物中获得能量以满足机体需要。机体需要的能量产生于糖类、脂肪和蛋白质三大类产能营养素。

一、能量单位和能量系数

　　1. 能量单位　国际能量的单位是焦耳（J）、千焦（kJ）或兆焦（MJ）。因为营养学过去的习惯，常用能量单位卡（cal），或千卡（kcal），其换算关系如下：

$$1cal = 4.18J$$

$$1kcal = 4.18kJ$$
$$1000kcal = 4.18MJ$$
$$1J = 0.239cal$$
$$1kJ = 0.239kcal$$
$$1MJ = 1000kJ = 10^6J = 239kcal$$

2. 能量系数　每克营养素在体内氧化产生的热能值称为能量系数（或热能系数）。每克碳水化合物、脂肪和蛋白质在弹式量热器中完全氧化所产生的热能值分别为：

碳水化合物	17.15kJ/g（4.1kcal/g）
脂肪	39.54kJ/g（9.45kcal/g）
蛋白质	23.64kJ/g（5.65kcal/g）

碳水化合物和脂肪在体内可以完全被氧化成 CO_2 和 H_2O，所产生的热量与量热器所测热量相同。蛋白质在体内不能完全氧化，其最终产物除 CO_2 和 H_2O 以外，还有不能再进行分解的尿素、肌酐、尿酸等含氮物，它们最终被排出体外。每克蛋白质产生的含氮物在量热器中还可产生 5.44kJ（1.3kcal）热能，计算能量系数时应予扣除。此外三种营养素在消化吸收过程中所造成的损失也应该减去。碳水化合物、脂肪和蛋白质的消化吸收率估计分别为98%、95%和92%。故三大营养素在体内的实际能量系数应为：

碳水化合街	17.15kJ/g×98% = 16.8kJ/g（4kcal/g）
脂肪	39.54kJ/g×95% = 37.6kJ/g（9kcal/g）
蛋白质	（23.64 − 5.44）kJ/g×92% = 16.7kJ/g（4kcal/g）

由此可见，碳水化合物和蛋白质的能量系数相近，而脂肪的能量系数是它们的一倍多，说明同量的产能营养素，脂肪产能高。需要指出的是，以植物性食物为主的膳食结构，其消化吸收率低于上述估计值，则能量系数有所下降，尤其是蛋白质。另外乙醇的能量系数也较高，为 29.3kJ/g（7kcal/g），所以寒冷或水中作业时饮酒可以御寒。

二、能量消耗

能量从一种形式转化为另一种形式的过程中，既不增加也不减少，这是所有形式的能量互相转化的一般规律，即能量守恒定律。人体的能量代谢也遵循这一普遍规律，在整个能量代谢过程中，人体的能量需要与消耗是一致的。在理想的平衡状态下，个体的能量需要量等于其消耗量。成年人的能量消耗主要用于维持基础代谢、体力活动和食物热效应；孕妇还包括子宫、乳房、胎盘、胎儿的生长及体脂储备；乳母则需要合成乳汁；青少年则应包括生长发育的能量需要；创伤等病人康复期间也需要补充能量。

（一）基础代谢

1. 概念　基础代谢是指人体在维持呼吸、心跳等最基本生命活动情况下的能量代谢。即在清晨而又极端安静的状态下，不受精神紧张、肌肉活动、食物（距离前一天晚餐 12~14 小时）和环境温度（室温应保持在 20~25℃）等因素影响时的能量代谢。单位时间内的基础代谢，称为基础代谢率（BMR），一般是以每小时、每平方米体表面

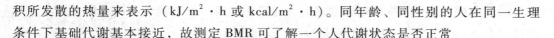

积所发散的热量来表示（kJ/m² · h 或 kcal/m² · h）。同年龄、同性别的人在同一生理条件下基础代谢基本接近，故测定 BMR 可了解一个人代谢状态是否正常

2. 影响因素 影响基础代谢的因素很多，主要有以下几点：

（1）体表面积 基础代谢率的高低与体重并不成比例关系，而与体表面积基本上成正比。因此，用每平方米体表面积为标准来衡量能量代谢率是比较合适的。

（2）年龄 在人的一生中，婴幼儿阶段是代谢最活跃的阶段，以后到青春期又出现一个较高代谢的阶段。成年以后，随着年龄的增加，代谢缓慢地降低，其中也有一定的个体差异。

（3）性别 实际测定表明，在同一年龄、同一体表面积的情况下，女性基础代谢率低于男性。

（4）激素 激素对细胞的代谢及调节都有较大影响。如甲状腺功能亢进可使基础代谢率明显升高；相反，患黏液水肿时，基础代谢率低于正常。

（5）季节与劳动强度 基础代谢率在不同季节和不同劳动强度人群中存在一定差别，说明气候和劳动强度对基础代谢率有一定影响。例如，寒季基础代谢率高于暑季，劳动强度高者高于劳动强度低者。

3. 基础代谢能量消耗（BEE）的计算

（1）用体表面积计算，公式如下：

体表面积（m²）＝0.006×身高（cm）＋0.0126×体重（kg）－0.1603

根据计算的体表面积及年龄、性别，即可计算出 24 小时基础代谢消耗的能量（表 1－29）。

全天基础代谢消耗能量（kJ）＝体表面积（m²）×基础代谢率（kJ/m² · h）×24h

表 1－29 中国人正常基础代谢率的平均值

年龄（岁）	男 (kJ (cal) /m² · h)	女 (kJ (cal) /m² · h)	年龄（岁）	男 (kJ (cal) /m² · h)	女 (kJ (cal) /m² · h)
1	221.8 (53.0)	221.8 (53.0)	25	156.9 (37.5)	147.3 (35.2)
3	214.6 (51.3)	214.2 (51.2)	30	154.0 (36.8)	146.9 (35.1)
5	206.3 (49.3)	202.5 (48.4)	35	152.7 (36.5)	146.4 (35.0)
7	197.9 (47.3)	200.0 (45.4)	40	151.9 (369.3)	146.0 (34.9)
9	189.1 (45.2)	179.1 (42.8)	45	151.5 (36.2)	144.3 (34.5)
11	179.9 (43.0)	175.7 (42.0)	50	149.8 (35.8)	139.7 (33.9)
13	177.0 (42.3)	168.6 (40.3)	55	148.1 (35.4)	139.3 (33.3)
15	174.9 (41.8)	158.8 (37.9)	60	146.0 (34.8)	136.8 (32.7)
17	170.7 (40.8)	151.9 (36.3)	65	143.9 (34.4)	134.7 (32.2)
19	164.0 (39.2)	148.5 (35.5)	70	141.4 (33.8)	132.6 (31.7)
20	161.5 (38.6)	147.7 (35.5)	75	138.9 (33.2)	131.0 (31.3)
			80	138.1 (33.0)	129.3 (30.9)

（2）直接计算法　在临床或现场实际工作中，可根据被测者身高、体重和年龄直接用以下公式计算 24 小时基础能量消耗。

男 BEE（kcal/24h）＝66＋13.7×体重（kg）＋5.0×身高（cm）－6.8×年龄

女 BEE（kcal/24h）＝65.5＋9.5×体重（kg）＋1.8×身高（cm）－4.7×年龄

（3）根据体重计算　按体重推算 BMR 已被世界卫生组织（WHO，1985 年）采纳，现已成为估算人群能量需要量的重要依据（表 1-30）。

表 1-30　按体重计算 BMR 的公式

年（岁）	男		女	
	kcal/天	MJ/天	kcal/天	MJ/天
0 ~	$60.9\omega - 54$	$0.2550\omega - 0.226$	$61.0\omega - 51$	$0.2550\omega - 0.214$
3 ~	$22.7\omega + 495$	$0.0949\omega + 2.07$	$22.5\omega + 499$	$0.9410\omega + 2.09$
10 ~	$17.5\omega + 651$	$0.0732\omega + 2.72$	$12.2\omega + 746$	$0.0510\omega + 3.12$
18 ~	$15.3\omega + 679$	$0.0640\omega + 2.84$	$14.7\omega + 496$	$0.0615\omega + 2.08$
30 ~	$11.6\omega + 879$	$0.0485\omega + 3.67$	$8.7\omega + 829$	$0.0364\omega + 3.47$
>60	$13.5\omega + 487$	$0.0565\omega + 2.04$	$13.5\omega + 487$	$0.0565\omega + 2.04$

注：ω＝体重（kg）。（本表摘自 Technical Report Series724，Geneva，WHO，1985）。

按体重计算亚洲人的 BMR 可能偏高，亚洲人的 BMR 可能比欧洲人低 10%，据我国以往实测成年人的 BMR 也呈现这种偏低的趋势，因此我国在应用 WHO 推荐的 BMR 计算公式时，采取减 5% 的办法计算一般成年人的 BMR。

（二）体力活动

除基础代谢外，体力活动是影响人体能量消耗的主要因素。一切活动都需要能量。人们每天的工作和生活包括多种活动，这些活动都需要肌肉做功来完成。影响体力活动能量消耗的因素：肌肉越发达者、体重越重者、劳动强度越大、持续时间越长，能量消耗越多。成人体力活动水平（PAL）分级见表 1-31。

表 1-31　成人体力活动水平（PAL）分级

活动水平及方式	职业活动举例	PAL
静态－轻体力活动方式	办公室工作、修理电器钟表，售货员、酒店服务员、教师等	1.55
活泼－中体力活动方式	学生日常活动、机动车驾驶，电工安装、车床操作等	1.75
剧烈－重体力活动方式	非机械化农业劳动、舞蹈、体育运动、装卸、采矿等	2.0

（三）食物热效应

食物热效应（TEF）是指由于进食而引起能量消耗额外增加的现象，过去称为食物特殊动力作用。例如，进食碳水化合物可使能量消耗增加 5% ~6%，进食脂肪增加 4% ~5%，进食蛋白质增加 30% ~40%，一般混合膳食约增加基础代谢的 10%。

食物热效应只能增加体热的外散，而不能增加可利用的能量。换言之，食物热效应对于人体是一种损耗而不是一种效益。当只够维持基础代谢的食物摄入后，消耗的能量多于摄入的能量，外散的热多于食物摄入的热，而此项额外的能量却不是无中生有的，而是来源于体内的营养储备。因此，为了保存体内的营养储备，进食时必须考虑食物热效应额外消耗的能量，使摄入的能量与消耗的能量保持平衡。

（四）生长发育及孕妇、乳母对能量的需求

处在生长发育过程中的儿童，其一天的能量消耗还应包括生长发育所需要的能量。孕妇的能量消耗则应包括胎儿由于迅速发育所需的能量，加上自身器官及生殖系统的孕期发育特殊需要的能量，尤其在怀孕后半期。

除上述影响基础代谢的几种因素对机体能量消耗有影响之外，还受情绪和精神状态影响。脑的重量只占体重的2%，但脑组织的代谢水平是很高的。例如，精神紧张地工作，可使大脑的活动加剧，能量代谢约增加3%～4%，当然，与体力劳动比较，脑力劳动的消耗仍然相对较少。

三、能量需要量及参考摄入量

1. 能量需要量的确定　由于实际测定人体能量消耗的方法受技术设备、试剂及受试人员的时间、状态等因素的制约，多年以来，世界各国的生物科学家在不断研究人体能量的测算方法，试图通过简便易行的手段和计算方法得到符合人类能量消耗的数据，进而指导人们科学地摄取能量。但是由于技术条件、地域、种族、性别、年龄、身高、体重、个体差异等诸多因素的不确定，到目前为止，测算人体能量广泛应用且精度可靠的通用方法仍不完美，有待进一步提高。

WHO（1985）认为能量需要量（EER）指能长期保持良好的健康状态、维持良好的体型、机体构成以及理想活动水平的个体或群体，达到能量平衡时所需的膳食能量摄入量。中国营养学会编著的《中国居民膳食营养素参考摄入量》中，根据中国居民的营养调查数据也提出了能量需要量 EER 的概念并给出了不同人群的 EER，对成人 EER 的定义为：一定年龄、性别、体重、身高和身体活动水平的健康群体中，维持能量平衡所需要摄入的膳食能量。

由于基础代谢约占总能量消耗的60%～70%，故近年多以基础代谢率（BMR）乘以体力活动水平（PAL）计算能量需要量，即：

$$能量需要量（EER）＝BMR×PAL$$

我国在应用 WHO 推荐的 BMR 计算公式时，采取减5%的办法作为计算18岁以上人群的 BMR，即总能量消耗量 ＝0.95BMR×PAL。

例：男性，办公室工作，65岁，体重60kg，试计算总能量消耗量。

（1）按表1-30计算 BMR：BMR ＝1297kcal/d。

（2）从表1-31查得：办公室工作为轻活动水平，男性 PAL 为1.55。

（3）总能量消耗量 ＝0.95×1297kcal/d×1.55＝1910kcal/d。

实际生活中，为了方便计算，可根据其体力活动情况、体型特点从而确定成人日

能量供给量，见表1-32。

表1-32　成年人每日能量供给量　　　　　　　　　单位：kcal/kg

体型	体力活动量			
	极轻体力活动	轻体力活动	中体力活动	重体力活动
消瘦	30	35	40	40~45
正常	20~25	30	35	40
肥胖	15~20	20~25	30	35

全日能量供给量（kcal）＝标准体重（kg）×单位标准体重能量需要量

我国成人标准体重可参考下列公式大概计算：

标准体重（kg）＝身高（cm）－105

2. 膳食能量推荐摄入量　人体能量代谢的最佳状态是达到能量消耗与能量摄入的平衡。能量代谢失衡，即能量缺乏或过剩都对身体健康不利。

根据我国人民以植物性食物为主、动物性食物为辅的饮食习惯，中国营养学会推荐三大产热营养素占总热能百分比分别为蛋白质10%~15%、脂肪20%~30%、糖类55%~65%，同时按劳动强度、性别和年龄划分制定了具体的推荐摄入量，详见附录一。

目前，我国居民的生活水平有了很大的提高，饮食结构也随之发生变化，膳食中粮谷类食物摄入量逐年下降，动物性食品和油脂摄入过多导致的营养过剩现象正在或将取代以往的营养缺乏症而严重威胁人们的健康，应引起人们的重视。

📖 **任务聚焦**

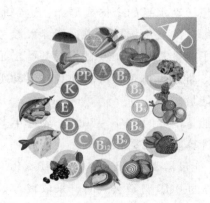

刘老师，女61岁，体重50kg。经调查与计算其一天营养素摄入为：蛋白质42.6g、脂肪63.0g、碳水化合物218.3g。请计算刘老师每天总能量消耗量，分析蛋白质、脂肪、碳水化合物三种营养素提供的能量占总能量的比例是否合理并给出指导建议，填入表1-33中。

表 1-33　膳食能量计算与评价表

姓名：	年龄：	职业：	能量消耗量：
营养素	能量摄入量（kcal）	供能百分比（%）	结果分析与评价
蛋白质			
脂肪			
碳水化合物			
总和			

 知识链接

能量消耗的测定

人体总能量消耗的测定是预测能量需要量的关键，WHO 建议各国应尽可能以实际测定的能量消耗量为基础，来制定人体的能量需要量。能量消耗的测定方法很多，各有其优缺点，可根据具体条件和需要选择测定方法，以下简单介绍儿种。

1. 直接测热和间接测热　直接测热和间接测热都是用仪器测定人体散发热能的方法，或通过耗氧量推算热能消耗。随着科学技术的发展，可直接用精密仪器通过心率直接推算耗氧量。

2. 匀双标水法　双标水法，是不影响受试者活动和健康的间接测量人体能量消耗的技术。原理是受试者饮用一定量以稳定同位素标记的 H_2O 作为示踪物［通过稳定性核素氘（^2H）标记水中的 H，用重氧（^{18}O）标记水中的 O］，通过由人体的代谢过程，收集受试者尿液和唾液样本，通过分析同位素随时间变化的衰减率和这两种同位素消除速率的差别计算代谢产生的 CO_2 体积，通过一定的数学方法计算出人体总能量消耗。由于此方法精确度较高，被誉为能量消耗测定的金标准。

3. 体重平衡法　此法只适用于健康成年人。健康成年人发育成熟，机体有健全的能量平衡调节机制，使能量的摄入与消耗相适应。因此，精确地计算出一定时期（连续 15 天以上）所摄入的食物热量，并测定此时期始末的体重，根据每克体重相当于 33.48kJ/g 热量计算，即可得出此时期的能量消耗。

比如，某人在 15 天测试期始末，体重分别为 60kg 与 61.5kg，平均每天增加 100g 体重，说明摄入的热量比消耗的热量每天多 33.48kJ/g×100g=3348kJ，若此人每天摄入的热量为 12758kJ，而每天的消耗实际上应为 12758kJ-3348kJ=9410kJ。

经常测量体重是监测能量是否平衡的最简单的方法。如果体重恒定或相当于标准体重，说明这段时间能量摄入平衡，即摄入量和消耗量大致相等，若体重有所增加，说明摄入大于消耗，过剩的能量以脂肪的形式在体内堆积。如果在没有疾病的情况下体重减少，说明能量的摄入低于消耗，只能消耗体内脂肪来满足所需能量。如成年健康女性身高 165cm，她的标准体重应为 60kg，若体重在 54～66kg 之间属正常体重，超出或低于这个范围都不能算能量摄入平衡，要设法在饮食中适当调节。

4. 估计法　测定能量消耗最简单的方法是估计法，此法根据受试者的活动级别查出或计算出每日能量的需要量。如某轻体力活动成年男性，每日热能需要量约为2250kcal等（附录一），这样我们就可以根据自身的实际情况设计能量需要。

思考与测验

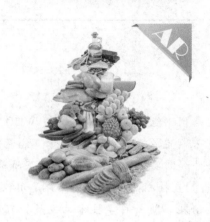

一、单选题

1. 能产热的营养素是（　　）

    A. 蛋白质、脂肪、矿物质　　　　　　B. 蛋白质、脂肪、维生素

    C. 脂肪、矿物质、维生素　　　　　　D. 蛋白质、脂肪、碳水化合物

2. 维持人体基本生命活动的能量消耗是（　　）

    A. 体力活动消耗　　　　　　　　　　B. 基础代谢

    C. 食物的特殊动力作用　　　　　　　D. 新组织增长

3. 能量系数最高的营养素是（　　）

    A. 蛋白质　　　　B. 维生素　　　　C. 脂肪　　　　D. 碳水化合物

4. 学生日常活动强度水平属于下列哪一类（　　）

    A. 轻度　　　　　B. 中度　　　　　C. 中度　　　　　D. 无法判定

二、简答题

1. 影响基础代谢率的因素有哪些？

2. 人体能量消耗有几个方面？

3. 结合机体能量消耗途径，分析能量的食物来源及摄入水平与自己体重及健康的关系。

技能训练

抹茶慕斯

原料：

抹茶粉 1/2 茶匙、淡奶油 120g、白砂糖 30g、鱼胶粉 10g、水 200ml。

操作步骤：

1. 抹茶粉用 100ml 水化开；

2. 鱼胶粉用 100ml 水浸泡，微波炉高火加热 30 秒至完全溶解；

3. 搅拌机里放进所有原料，高速搅打 40 秒；

4. 倒入玻璃杯中，放入冰箱冷藏 20 分钟即可。

热量统计表见表 1 – 34。

表 1 – 34　热量统计表

原材料	热量（kcal）
淡奶油 120g	388
白砂糖 30g	120
合计	508

项目二　各类食物营养价值的认知

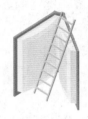

【学习目标】

1. 能说出常见食物的种类。
2. 能陈述各类常见食物的主要营养成分。
3. 能在日常饮食中提供合理的食物选择建议。
4. 能正确解读、应用食品的营养标签。
5. 会计算食品的营养成分数据。

谷类、豆类、蔬菜和水果、薯类、硬果类等食物及其制品，主要提供能量、糖类、蛋白质、脂肪、大部分维生素和矿物；畜禽肉类、鱼、奶类和蛋类，主要提供优质蛋白、脂肪、脂溶性维生素、矿物质等。每类食物的营养素含量和质量特点各不相同，了解它们各自的营养价值，就可以从中合理选择，合理利用，组成平衡膳食。

模块1　认识谷类的营养价值

你知道吗

大米面粉是否越白越好

为了追求口感和风味，精白米、精白面往往更受消费者欢迎。其实虽然谷物加工的精度提高了，但却降低了谷物的营养价值。由于加工过度，谷物籽粒的谷皮、糊粉层和胚芽被分离出去，仅留下淀粉含量高的胚乳部分，从而导致营养下降，膳食纤维损失严重，B族维生素和矿物质的损失约占 $60\% \sim 80\%$。因此长期食用精白米和精白面对健康不利，可造成维生素和矿物质摄入不足，甚至导致维生素缺乏病，如维生素 B_1 缺乏引起的脚气病，所以大米和面粉，不是越白越好，从营养学角度，提倡多吃全谷物。

任务引领

谷类作为中国人的传统饮食，几千年来一直是老百姓餐桌上不可缺少的食物之一，在我国的膳食中占有重要的地位，掌握谷类的营养特点十分必要。

谷类包括小麦、大米、玉米、燕麦、荞麦、小米、高粱等，是人体最主要、经济的热能来源。在不同国家和地区居民膳食中，谷类的摄入量不同，我国居民膳食以大米和小麦为主，它们成为主食，其他的粮食则称为杂粮。在我国居民膳食中，谷类提供人们 55%～65% 能量，40%～60% 的蛋白质，同时谷类还是 B 族维生素和一些矿物质的主要来源。

一、谷类的营养

一般来说，按人们的习惯，除大米和面粉为细粮外，其余的统称为粗粮、杂粮。由于加工程度的不同，大米和面粉也可分为"粗"和"细"，糙米和全麦粉为"粗"，精白米、面为"细"。五谷杂粮因种类的不同，在结构和成分上也有不同，因此营养价值也不同。

1. 谷类的结构　谷类虽然有多种但其结构基本相似，都是由谷皮、糊粉层、胚乳、胚芽等四个部分组成，如图 2-1 所示。

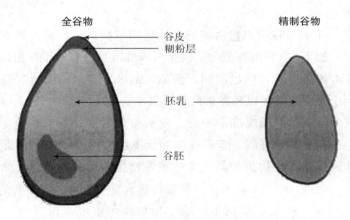

图 2-1　谷粒的结构示意图

（1）谷皮　谷皮为谷粒的最外层，占谷粒总重量的 13%～15%，主要由纤维素、半纤维素等组成，含有一定量的蛋白质、脂肪和维生素，含较高的矿物质，不含淀粉。因难以被人体消化、吸收、利用，故在加工中作为麸糠已去除，这些营养素随麸糠流失，对人体已无多大价值。

（2）糊粉层　糊粉层在谷皮与胚乳之间，占谷粒总重量的 6%～7%，含有较多的蛋白质、脂肪、丰富的 B 族维生素及矿物质，营养价值相对较高。如果谷类加工碾磨过细，糊粉层易与谷皮同时脱落混入麸糠之中，使大部分营养素损失掉。

（3）胚乳　胚乳是谷类的主要部分，占谷粒总重量的 83%～87%，含有大量的淀粉和较多的蛋白质，少量的脂肪和矿物质。蛋白质含量越靠近胚乳周边越高，越向中心越低。

（4）胚芽　胚芽（谷胚）在谷粒的一端，含有蛋白质、脂肪、多不饱和脂肪酸、矿物质、B 族维生素和维生素 E。其质地较软而有韧性，不易粉碎，在加工时易与胚乳分离而损失在麸糠中。

2. 全谷物 全谷物与精制谷物相比，全谷物是指未经精细化加工或虽经碾磨、粉碎、压片等加工处理后仍保留了完整谷粒所具备的谷皮、糊粉层，胚乳、胚芽及天然营养成分的谷物。我国传统饮食习惯中作为主食的稻米、小麦、玉米、大麦、燕麦、黑麦、黑米、高粱、青稞、黄米、小米、荞麦、薏米等，如果加工得当均是全谷物的良好来源。

3. 主要营养特点

（1）碳水化合物 粮谷类碳水化合物主要为淀粉，含量为 70% ~ 80%，精米可达90% 左右，主要集中在胚乳的淀粉细胞内。糊粉层深入胚乳的部分也有少量淀粉。稻米中的淀粉含量最高，其次为小麦粉、玉米中含量较低。稻米中籼米的淀粉含量较高，粳米较低。

粮谷类淀粉因结构中葡萄糖分子间的聚合方式不同分为直链淀粉和支链淀粉。直链淀粉易溶于水，较黏稠，易被消化吸收，是人体最理想而经济的热能来源。支链淀粉黏性大，难消化。

（2）蛋白质 不同粮谷类中蛋白质所占的比例不同，多数粮谷类食品中蛋白质的含量为 7% ~ 15% 之间，主要由谷蛋白、白蛋白、醇溶蛋白和球蛋白组成。不同粮谷类食物中所含的各种蛋白质的比例也不同。例如，稻米中谷蛋白含量较高，玉米中醇溶蛋白含量最多，小麦中醇溶蛋白和谷蛋白几乎相等。

粮谷类蛋白的必需氨基酸组成不平衡，赖氨酸含量少，是粮谷类食品的第一限制氨基酸。此外，苏氨酸、色氨酸、苯丙氨酸和蛋氨酸含量也偏低。因此，谷物蛋白质营养价值不如动物蛋白，生物价较低。常见粮谷物蛋白质生物价：大米 77、小麦 67、大麦 64、小米 57、玉米 60、高粱 56。谷类蛋白质含量虽不高，但在我们的食物总量中谷类所占的比例较高，因此谷类也是膳食中蛋白质的重要来源。如果每人每天食用300 ~ 500g 粮谷类，就可以得到约 35 ~ 50g 蛋白质，这个数字相当于一个正常成人一天需要量的一半或以上。

（3）脂肪 谷类脂肪含量低，如大米、小麦约为 1% ~ 2%，玉米和小米可达4%。主要集中在糊粉层和胚芽，因此，在谷类加工时易损失或转入副产品中。从小麦胚芽和玉米胚芽中提取胚芽油，这些油脂含不饱和脂肪酸达 80%，其中亚油酸约占60%。在保健食品的开发中常以这类油脂作为功能油脂以替代膳食中富含饱和脂肪酸的动物油脂，可明显降低血清胆固醇，有防止动脉粥样硬化的作用。

（4）维生素 谷类中的维生素主要以 B 族维生素为主，如维生素 B_1、维生素 B_2、尼克酸（维生素 PP）、泛酸（B_3）、吡哆醇（B_6）等，主要分布在糊粉层和胚芽部，可随加工而损失，加工越精细损失越大。精白米、面中的 B 族维生素可能只有原来的10% ~ 30%。

粮谷类食物以维生素 B_1 和烟酸含量较多，是我国居民膳食维生素 B_1 和烟酸的主要来源，维生素 B_2 含量普遍较低。在黄色玉米和小米中含有胡萝卜素，在玉米和小麦胚芽中含有丰富的维生素 E，是提取维生素 E 的良好来源。王米中虽然烟酸含量较高，但以结合型存在，不易被人体吸收，所以长期以玉米为主食的居民容易发生烟酸缺乏病，即癞皮病。粮谷类食物几乎不含维生素 A、维生素 D 和维生素 C。

（5）矿物质　谷类约含矿物质 1.5% ~3%，主要是钙和磷，并多以植酸盐的形式集中在谷皮和糊粉层中，消化吸收率较低。此外，谷物还含有钾、钠、镁及其他一些微量元素，如硫、氯、锰、锌、镍、钴等。粮谷类食品含铁较少，仅 1.5 ~3.0mg/100g，大麦中锌和硒的含量相对较高。

二、合理利用

1. 合理加工　谷类在加工时，麸皮和胚芽基本上都除掉了，同时把膳食纤维、维生素、矿物质和其他有用的营养素也一起除掉了。所以粮谷碾磨过分精细，会使营养素严重损失，营养价值大大降低。

脚气病的发生，就是因为长期食用加工过精的白米面，而其他膳食中维生素 B_1 又不能满足机体的需要所致。反之加工过分粗糙，不但感官性状不好，也会因纤维素和植酸含量过高，对蛋白质和矿物质的消化吸收产生不利影响，因此，谷类加工的原则是：既要改观谷类的感官性状，提高其消化吸收率，又要最大限度的保留其营养成分。全麦面粉与精白面粉比较见表 2 – 1。

表 2 – 1　全麦面粉与精白面粉比较

面粉 \ 区别	全麦面粉	精白面粉
加工程度	低	高
颜色	暗黄	白
口感	粗糙	细软
营养价值	高（B 族维生素、矿物质、膳食纤维等含量丰富）	低（主要是淀粉和少量蛋白质，维生素、矿物质、膳食纤维含量少）

2. 合理烹调　烹调使谷类淀粉糊化，蛋白质变性，便于消化吸收。但营养素在烹调过程中会受到一定的损失。烹调方法不当时，如加碱蒸煮、炸油条等，则损失更为严重，因此稻米以少洗为好，面粉蒸煮加碱要适量，且要少炸少烤。

米类食物在烹调前一般要经过淘洗，淘洗过程中会造成水溶性维生素和矿物质的损失。例如，淘米时维生素 B_1 可损失 30% ~60%，维生素 B_2 和烟酸的损失率达 20% ~25%，矿物质的损失率高达 70%，蛋白质损失 15%，脂肪损失 43%。搓洗时间越长，淘洗次数越多，水温越高，营养素的损失越严重。

不同的烹饪方法造成粮谷类营养素的损失程度也不同。例如，制作米饭时多采用蒸的方法，B 族维生素的保存率比捞蒸方法更高；制作面食，一般采用蒸、烙、烤等方法，B 族维生素损失较少，但高温油炸时 B 族维生素损失较大，会使维生素 B_1 全部损失，维生素 B_2 损失 50%，如油条、方便面经油炸后维生素含量大大下降。

加工面包所用的酵母发酵时消耗面粉中的可溶性糖和游离氨基酸，但增加了 B 族维生素，发酵产生乳酸，与钙、铁形成乳酸钙，提高了钙、铁的吸收率。烘烤中由于美拉德反应，生成褐色物质使赖氨酸损失 10%～15%，维生素 B_1 损失 10%～20%，维生素 B_2 损失 3%～10%，烟酸损失 10%。

3. 合理搭配 谷类食物蛋白质中的赖氨酸含量普遍较低，蛋白质的营养价值较低，要提高谷类食品蛋白质的营养价值，可采用蛋白质互补的方法提高其营养价值，即将两种或两种以上的食物共食，使各种食物的必需氨基酸得到相互补充，如粮豆共食、多种谷类共食或粮肉共食等，可明显提高其蛋白质生物价值。

任务聚焦

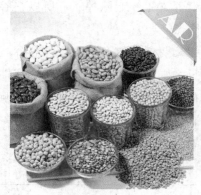

查找资料，熟悉谷类食物，总结谷类食物的营养特点并填入表 2 - 2 中。

表 2 - 2　谷类营养特点

原料名称	特殊营养成分	营养功效
稻米		
小麦		
玉米		
小米		
燕麦		
荞麦		

知识链接

食物营养价值的评价方法

一、评价食物营养价值的意义

1. 全面了解各种食物的天然组成成分，包括营养素种类、非营养素类物质、抗营养因素等，了解食物的营养缺陷，以便通过合理加工或通过选育新品种，消除抗营养因素，提高食物的营养价值。

2. 了解食物在加工烹调过程中营养素的变化和损失，以便采取合理的加工方法，最大限度地保存食品中的营养素，提高食品的营养价值。

3. 指导人们科学地选取食品和合理搭配食品，配制营养平衡膳食，以达到促进健康、增强体质、延年益寿及预防疾病的目的。

4. 指导食品加工者科学地设计加工食品和营养强化食品的配方，合理地选择新技术和新工艺，以提高加工食品的营养价值。

二、食物营养价值的评价

评价食物营养价值主要从以下两个方面考虑。

1. 营养素的种类及含量 评价某种食物的营养价值，首先应分析它所含营养素的种类，并测定其含量。所含营养素的种类与数量与人体需要越接近，营养价值越高。

2. 营养素的质量

（1）营养质量指数 营养质量指数（index of nutrition quality，INQ）是指食物或膳食中含有各种营养素占推荐摄入量的百分比，与其能量占推荐摄入量的百分比之间的比值。为了更好地评价食物的营养价值，常采用营养质量指数作为评价食物营养价值的指标。

$$INQ = \frac{某营养素密度}{能量密度} = \frac{某营养素含量/该营养素参考摄入量}{所产生能量/能量参考摄入量}$$

INQ = 1，表示被评价食物在能量达到摄入量标准时，该营养素正好达到摄入量要求；INQ > 1，表示被评价食物在能量达到摄入量标准时，该营养素含量超过了摄入量要求。所以 INQ ≥ 1 的食品，其被评价的营养素的营养价值高。INQ < 1，表示被评价食物在能量达到摄入量标准时，该营养素的含量未能达到摄入量要求，营养价值较低，长期单纯食用 INQ < 1 的食物，可能发生该营养素的不足或能量过剩。

（2）营养密度 营养密度（nutrient density）是评价食物营养价值的另外一个重要指标。营养密度是指食品中以单位能量为基础所含重要营养素的浓度，重要营养素指维生素、矿物质和蛋白质三大类营养素。营养密度越大，说明该种食物的营养价值越高。

思考与测验

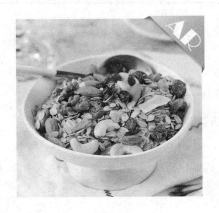

一、单选题

1. 谷类食品的营养价值特点是（ ）

　　A. 含有丰富的蛋白质　　　　　　　B. 含有丰富的碳水化合物

　　C. 含有丰富的矿物质　　　　　　　D. 含有丰富的脂溶性维生素

2. 谷类加工过程中损失较多的营养素是（ ）

　　A. 淀粉　　　　　B. 蛋白质　　　　　C. 矿物质　　　　　D. B 族维生素

3. 谷类维生素 B 族最丰富的部位是（ ）

　　A. 谷皮　　　　　B. 胚乳　　　　　C. 胚芽　　　　　D. 胚芽和糊粉层

4. 谷类食品蛋白质的第一限制氨基酸是（ ）

　　A. 蛋氨酸　　　　B. 苏氨酸　　　　C. 色氨酸　　　　D. 赖氨酸

二、简答题

1. 谷类食物的营养特点有哪些？

2. 在日常选择主食品种及烹调时应注意哪些问题？

技能训练

杂粮粥

原料：

粳米、赤豆、燕麦、荞麦、薏米等各适量。

操作步骤：

1. 各种杂粮淘洗干净；

2. 加水（按 1 : 6 的比例）煮成粥。

热量统计表见表 2 - 3。

表 2 - 3　热量统计表

原材料	热量（kcal）
杂粮粥 1 碗（200g）	94
合计	94

模块 2　认识豆类及其制品、坚果的营养价值

你知道吗

大豆和豆制品应该怎么吃

　　一般家庭和餐馆都将豆腐作为常见菜肴，可凉拌也可热炒，三口之家正好一块豆腐（300g 左右）为一盘菜肴。

每周可用豆腐、豆腐干、豆腐丝等制品轮换使用，如早餐安排豆浆和豆腐花，或者午餐、晚餐可以食用豆腐，豆腐丝等做菜，既可变换口味，又能满足营养需求，自制豆芽和豆浆也是不错的方法，家庭泡发大豆和豆芽，既可做菜，也可以与米饭一起烹饪，提高蛋白质的利用率。豆类食物互换图（按蛋白质含量）见图2-2。

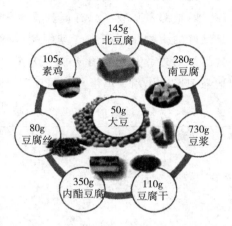

图2-2　豆类食物互换图（按蛋白质含量）

任务引领

民间有"每天吃豆三钱，何需服药连年"的谚语，意思是说如果人们每天都吃点豆类食品，不仅能够远离疾病的困扰，还可辅助治疗一些疾病。瘦猪肉、鸡蛋、牛肉等动物食品一向被认为是高蛋白食品，但同等数量的豆类食品中的蛋白质含量、与质量与较高蛋白质的动物食品相比也毫不逊色。因此，有人给大豆冠以"植物肉"的美称，此外，大豆还含有大豆异黄酮、大豆磷脂等物质，有降血脂、降血压、抗氧化、延缓衰老等作用，对人体的健康十分有益。请对豆类及坚果类食物的营养特点进行总结。

豆类食物具有较高的营养价值，含有丰富的必需脂肪酸，并且饱和脂肪酸含量低，不含胆固醇。此外，豆类食物含有丰富的B族维生素、维生素E和膳食纤维，还含有磷脂、低聚糖、异黄酮、植物固醇等多种植物化学物质，对各类人群都有十分重要的健康意义。

一、豆类及其制品的营养

豆类可分为大豆类和除此之外的其他豆类。大豆类按种皮的颜色可分为黄、青、黑、褐及双色大豆五种。其他豆类包括蚕豆、豌豆、绿豆、小豆等。豆制品是由大豆（或绿豆）等原料制作的半成品食物，包括豆浆、豆腐、豆腐干等。豆类及其制品富含蛋白质、脂肪、淀粉、矿物质等各类营养素，是我国居民重要的优质蛋白质的来源。

（一）大豆营养特点

1. 蛋白质 大豆是蛋白质含量较高的食品，蛋白质含量为 35% ~ 40%，是一般粮谷类的 4~6 倍，其中黑豆的含量可达 50% 以上。

大豆蛋白质含有人体需要的全部氨基酸（只有蛋氨酸含量略低），其组成与动物蛋白相似，属完全蛋白质，是最好的植物优质蛋白。其中赖氨酸含量较多，是赖氨酸含量较少的谷类的理想互补食品。另外，其中富含天门冬氨酸、谷氨酸和微量胆碱，对脑神经系统有促进发育和增强记忆的作用。鸡蛋与不同豆类氨基酸组成比较见表 2-4。

表 2-4　鸡蛋、大豆、绿豆的氨基酸组成（g/100g）

必需氨基酸	WHO 建议氨基酸构成比	鸡蛋	大豆	绿豆
异亮氨酸	4.0	4.8	5.2	4.5
亮氨酸	7.0	8.1	8.1	8.1
赖氨酸	5.5	6.5	6.4	7.5
蛋氨酸 + 胱氨酸	3.5	4.7	2.5	2.3
苯丙氨酸 + 酪氨酸	6.0	8.6	8.6	9.7
苏氨酸	4.0	4.5	4.0	3.6
色氨酸	1.0	1.7	1.3	1.1
缬氨酸	5.0	5.4	4.9	5.5

2. 脂类 大豆脂肪含量在 15% ~ 20%，以黄豆和黑豆最高。脂肪组成以不饱和脂肪酸居多，其中油酸占 32% ~ 36%，亚油酸占 51.7% ~ 57.0%，亚麻酸占 2% ~ 10%，此外尚有 1.64% 左右的磷脂。由于大豆富含不饱和脂肪酸，所以常作为食用油的原料，是高血压、动脉粥样硬化等疾病患者的理想食物。

3. 碳水化合物 大豆中碳水化合物含量较谷类低，占 20% ~ 30%。碳水化合物组成比较复杂，其中一半是人体可利用的阿拉伯糖、半乳聚糖和蔗糖；另一半为人体不能消化、吸收和利用的低聚糖，如棉籽糖、水苏糖，低聚糖在大肠内成为细菌的营养素来源，细菌在肠道内生长繁殖过程中，能产生过多的气体，而引起肠胀气。

4. 维生素 与谷类相比，豆类维生素中，胡萝卜素和维生素 E 含量较高，但维生素 B_1 的含量较低，烟酸含量差别不大。种皮颜色越深，胡萝卜素的含量越高。干豆类几乎不含维生素 C，但经发芽成豆芽后，其含量明显提高，如黄豆芽每 100g 含有 8mg 维生素 C。

5. 矿物质 大豆中含有丰富的钙、铁，其中钙含量比牛肉、猪肉高数十倍。但由于抗营养因子的存在，钙、铁的消化吸收率并不高。经过制成豆制品后，可破坏抗营养因子，为正在生长发育中的儿童和易患骨质疏松老人膳食钙的良好来源。

（二）其他豆类营养特点

其他豆类（如绿豆、赤小豆、扁豆、豌豆等）的蛋白质含量在 20% ~ 25%；脂肪含量甚微，在1%左右；碳水化合物含量较高为55%～65%，因此，在中国居民平衡膳食宝塔中，将杂豆类和谷类、薯类一起放在最底层，主要为人们提供碳水化合物。杂豆类其他营养素与大豆相近。

1. 绿豆 绿豆含有丰富的营养成分，为低能量食品（1322kJ/100g）。绿豆的蛋白质含量为21.6%，比谷类高1～3倍，蛋白质功效比值是各种食用豆类中最高的（1.87），氨基酸种类齐全，赖氨酸含量比一般动物性食物还高；脂肪含量为0.8%；富含钾、镁、磷、钙、硒等矿物质，其中含钾787mg/100g、镁125mg/100g、磷337mg/100g、钙81mg/100g、硒4.28mg/100g；此外，还是维生素E、β-胡萝卜素、硫胺素和烟酸等的良好来源。绿豆是我国居民喜爱的药食兼用品。绿豆具有清热解毒、抗炎症、利尿、消肿、明目，可促进机体吞噬细胞数量增加或吞噬功能增强等作用，长期食用可减肥、养颜、增强人体细胞活性，促进人体新陈代谢，亦可预防心血管等疾病的发生。在我国民间，历来就有用绿豆防治疾病的习惯。

2. 赤小豆 赤小豆含有丰富的营养成分，为低能量食品（1293kJ/100g）。赤小豆的蛋白质含量为20.2%、脂肪为0.6%、富含钾、镁、磷、钙等矿物质，其中含钾860mg/100g、镁138mg/100g、磷305mg/100g、钙74mg/100g、硒3.8mg/100g；此外，还是维生素E、β-胡萝卜素、硫胺素和烟酸等的良好来源。赤小豆具有利水消肿、解毒排脓等功效，可用于治疗水肿胀满、脚气浮肿、黄疸尿赤、风湿热痹、痈肿疮毒、肠痈腹痛等。

3. 蚕豆 蚕豆含有丰富的营养成分，能量居豆类中等（1402kJ/100g），蛋白质含量为21.6%，蚕豆中钾的含量特别高为1117mg/100g，其他营养素含量与其他豆类相比偏低。少数人吃了蚕豆以后可引起急性溶血性贫血，称为蚕豆病。蚕豆病与遗传有关，90%为男性，多见于儿童，特别是5岁以下的儿童。患者常在吃蚕豆后几小时至几天内突然发病，表现为头昏、心慌、乏力、食欲不振、腹泻、发热、黄疸及贫血等症状。严重者可有昏迷、抽搐、血红蛋白尿，甚至休克，严重者可以致死。

（三）豆制品营养特点

豆制品包括非发酵性豆制品如豆浆、豆腐、豆腐干、腐竹等，以及发酵豆制品如腐乳、豆豉、臭豆腐等。非发酵性豆制品在加工过程中所含的抗胰蛋白酶被破坏，大部分纤维素、植酸被去除，大豆蛋白质的结构变成疏松状态，蛋白酶易于消化，因此消化吸收率明显提高，如大豆蛋白质的消化率只有65%，豆浆蛋白质消化率为86%，豆腐蛋白质消化率为92%～96%。发酵豆制品可产生大量维生素B_{12}、维生素B_6，维生素B_2含量也最高。

1. 豆腐 豆腐，保留了大豆的大部分优点。比整粒大豆易消化，且除去了对人不利的抗营养因子。豆腐含蛋白质8%，脂肪0.8%～1.3%，碳水化合物2.8%～3.4%。豆腐在加工过程中，大豆要经过经浸泡、磨浆、过滤、煮浆等工序，去除了大量的膳食纤维、胰蛋白酶抑制剂和植物红细胞凝血素、植酸等抗营养因子，营养价值有了很大的提高。豆腐在制作过程中加入了石膏（硫酸钙）和卤水（主要成分氯化镁、硫酸钙），钙和镁的含量也大大增加。

2. 豆腐干 相比豆腐，豆腐干去除了大量水分，使营养成分得以浓缩，各类营养素的含量均有所增加。豆腐丝、豆腐皮、百叶的水分含量更低，蛋白质含量可达20% ~ 45% 。

3. 豆浆 豆浆是将大豆用水泡后磨碎、过滤、煮沸而成的，营养丰富，并且易于消化吸收。豆浆中的蛋白质的消化率约可达85% ，铁含量是牛奶的4倍。各类豆制品的营养成分见表2 – 5。

表2 – 5 豆制品的营养成分（/100g）

名称	蛋白质（g）	脂肪（g）	碳水化合物（g）	维生素A（mg）	维生素B_2（mg）	维生素C（mg）
豆浆	1.8	0.7	1.1	1.5	0.02	0
豆腐	8.1	3.7	4.2	—	0.04	0
豆豉	24.1	—	42.7		0.02	0
黄豆芽	4.5	1.6	4.5	5	0.04	8
绿豆芽	2.1	0.1	2.9	3	0.05	6

（四）豆类及其制品的合理利用

1. 合理加工 妨碍大豆消化率的两大因素是：抗胰蛋白酶和纤维素过多，豆制品在加工过程中一般要经过浸泡、细磨、加热等处理，使其中的抗胰蛋白酶被破坏，大部分纤维素被去除，消化率得以明显提高。

2. 合理烹调 大豆及其制品必须经充分加热煮熟后方可食用。

3. 合理搭配 豆类食物宜与谷类食物搭配食用，可较好地发挥蛋白质的互补作用，提高谷类食物蛋白质的利用率。

二、坚果的营养

坚果是以种仁为食用部分，因外覆木质或革质硬壳，故称坚果。油脂类坚果富含脂肪，如花生、葵花籽、西瓜子、核桃、南瓜子、杏仁、松子、腰果、芝麻、榛子等；淀粉类坚果淀粉含量高而脂肪却很少，如板栗，银杏，莲子、芡实、菱角等。

1. 坚果的营养价值 坚果是营养价值较高的食品，其共同特点是水分含量低和能量高，富含各种矿物质和B族维生素。从营养素含量而言，油脂类坚果优于淀粉类坚果。但是坚果含能量较高，富含油脂的坚果能量可达2092 ~ 2924kJ/100g，不可多食，以免能量摄入过剩导致肥胖。WHO将坚果归为最健脑食品，美国食品药品监督管理局将坚果誉为缓解精神压力的佳品。

（1）蛋白质 富含油脂的坚果蛋白质含量为12% ~ 22% ，其中西瓜子和南瓜子蛋白质含量更高（30%以上）；淀粉类坚果中板栗的蛋白质含量最低为4% ~ 5% ，芡实约为8% ，而莲子在12%以上。坚果类蛋白质氨基酸组成各有特点，但因缺乏一种或多种必需氨基酸，生物价较低。例如，澳洲坚果不含色氨酸，花生、榛子和杏仁缺乏含硫氨基酸，核桃缺乏蛋氨酸和赖氨酸。巴西坚果则富含蛋氨酸，葵花子含硫氨基酸丰富，但赖氨酸缺乏。所以坚果与其他食物一起食用可发挥蛋白质的互补作用，提高蛋白质的营养价值。

（2）脂肪　脂肪是油脂类坚果的重要成分。富含油脂的坚果脂肪含量通常在40%以上，澳洲坚果更高达70%以上，淀粉类坚果中脂肪含量常在2%以下。坚果含有的脂肪多为不饱和脂肪酸，必需脂肪酸、亚油酸和α-亚麻酸含量丰富，是优质的植物性脂肪。葵花籽、核桃和西瓜子脂肪富含亚油酸，核桃和松子含亚麻酸较多，花生、松子和南瓜子脂肪酸中约有40%为单不饱和脂肪酸，腰果中约含25%单不饱和脂肪酸；坚果中还富含卵磷脂，具有补脑、健脑的作用。

（3）碳水化合物　淀粉类坚果是碳水化合物的良好来源，淀粉含量都在60%以上；油脂类坚果中碳水化合物含量通常在15%以下。坚果类还含有低聚糖和多糖类物质。淀粉类坚果膳食纤维含量为1.2%~3.0%，虽然富含淀粉，但血糖指数较精制米面低。油脂类坚果可消化的碳水化合物含量较少，但是膳食纤维含量较高。

（4）维生素　坚果富含维生素E，也是B族维生素如维生素B_2、烟酸，叶酸等的良好来源。例如，美国杏仁中维生素E含量为24mg/100g；葵花籽仁中高达50.3mg/100g，花生、葵花籽和松子等富含烟酸，葵花籽、南瓜子和西瓜子中富含叶酸，生松子中维生素B_1，含量为0.41mg/100g，大杏仁中维生素B_2含量为1.82mg/100g，榛子中维生素B_1含量为0.62mg/100g，某些坚果如榛子、核桃、花生、葵花籽中含少量的胡萝卜素，而一些坚果如鲜板栗和杏仁含有一定量的维生素C。

（5）矿物质　坚果富含钾、镁、磷、钙、铁、锌、铜等矿物质，其矿物质含量高于大豆，远高于谷类。铁的含量以黑芝麻为最丰富，腰果含硒最丰富，白芝麻中钙含量为620mg/100g，坚果中锌的含量普遍较多，如南瓜子含锌7.12mg/100g。一般来讲，油脂类坚果矿物质含量高于淀粉类坚果。

2. 坚果的保健作用及其合理利用　现代营养学的研究发现，经常吃少量的坚果有助于心血管的健康。这种作用可能与坚果中的不饱和脂肪酸、维生素E、B族维生素和膳食纤维含量较高有关。银杏含有的黄酮类化合物也具有较好的保护心血管的作用。美国的一项研究表明，每周吃50g以上的坚果的人因心脏病猝死的风险比不常吃坚果的人低47%。澳洲坚果因含有抗氧化物质，可降低心脏病、癌症的发生，被美国食品协会列为健康食品。除了心血管保护作用外，某些坚果如核桃、榛子等因含有丰富的磷脂、必需脂肪酸及钙、铁等矿物元素，而成为健脑益智、乌发润肤、延缓衰老的佳品，特别适宜于妇女、生长发育的儿童及老年人食用。

坚果可以不经烹调直接食用，也可炒熟后食用。坚果仁可制成煎炸、焙烤食品，因含有多种脂肪酸，具有独特的风味，是极好的休闲食品，也是制造糖果和糕点的原料。

坚果虽然水分含量低而较耐保藏，但油脂类坚果的不饱和程度高，淀粉类坚果碳水化合物含量高，易被氧化或霉变。因此，坚果应密封保存于阴凉干燥处。

小贴士

坚果每周可摄入量 50~70g，相当于每天带壳葵花子 20~25g（约一把半），或者花生 15~20g，或者核桃 2~3 个，或者板栗 4~5 个，食用原味坚果为首选。

任务聚焦

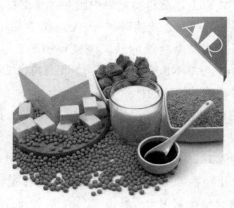

查找资料，熟悉豆类及其制品及坚果类食物，将豆类及制品、坚果食物的营养特点总结并填入表 2-6。

表 2-6 豆类及制品、坚果营养特点

原料名称	特殊营养成分	营养功效
大豆		
豆腐		
绿豆		
豌豆		
西瓜子		
板栗		

知识链接

大豆中的抗营养因子

大豆中含有一些抗营养因子，影响了人体对某些营养素的消化吸收。为充分发挥大豆的营养作用，在应用大豆时，要注意合理处理这些抗营养因子。

1. 蛋白酶抑制剂 蛋白酶抑制剂是存在于大豆、花生、油菜籽、棉籽等植物中，能抑制胰蛋白酶、胃蛋白酶、糜蛋白酶等多种蛋白酶的物质的统称。其中存在最普遍的是抗胰蛋白酶因子，对人体胰蛋白酶的活性有部分抑制作用，妨碍蛋白质的消化吸收，对动物生长有抑制作用。蛋白酶抑制剂对热不稳定，采用常压蒸汽加热 30 分钟，或 1kg 压力蒸汽加热 10~25 分钟即可被破坏。

2. 豆腥味　大豆的豆腥味及其他异味主要是大豆中的不饱和脂肪酸经脂肪氧化酶氧化降解产生的。所以在生食大豆时，会有豆腥味和苦涩味，要减少和去除豆腥味，需将大豆中的脂肪氧化酶除去，或降低其活性。采用95℃以上加热10～15分钟，或用乙醇处理后蒸发，以及采用纯化大豆脂肪氧化酶、生物发酵、微波照射等方法均可去除部分豆腥味。

3. 胀气因子　由于人体内缺乏水苏糖和棉籽糖的水解酶，占大豆糖类一半的水苏糖和棉籽糖在人体内不能被消化，但能被肠道微生物发酵产生气体，故将两者称为胀气因子。胀气因子主要存留在烘炒过的大豆中，大豆通过加工制成豆制品时胀气因子可被去除。由于棉籽糖和水苏糖可被大肠双歧杆菌所利用，具有活化双歧杆菌并促进其繁殖的作用，目前已被用于开发功能性食品。

4. 植酸　大豆中的植酸可与锌、钙、镁、铁等元素螯合，而影响它们被机体吸收利用。在pH4.5～5.5的条件下加工大豆，大豆中的植酸可溶解35%～75%，提高矿物质的利用率，而对蛋白质影响不大。此外，大豆发芽时，植酸酶活性增强，植酸被分解，也可提高钙、铁、锌等矿物质元素的利用率。

5. 植物红细胞凝血素　植物红细胞凝血素是能凝集人和动物红细胞的一种蛋白质，大量食用数小时后引起头晕、头痛、恶心、呕吐、腹痛、腹泻等症状，可影响动物的生长发育。植物红细胞凝血素集中在子叶和胚乳的蛋白质中，加热即被破坏。

思考与测验

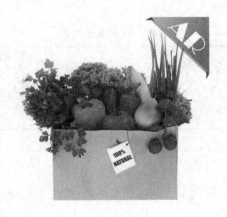

一、单选题

1. 豆芽中富含的维生素是（　　）

　　A. 维生素E　　　　B. 叶酸　　　　　　C. 维生素B_{12}　　　　D. 维生素C

2. 大豆蛋白质不足的氨基酸是（　　）

　　A. 蛋氨酸　　　　B. 含硫氨基酸　　　　C. 赖氨酸　　　　　D. 亮氨酸

3. 食品的营养价值取决于（　　）

A. 食品的色香味

B. 食品的性质

C. 食品的烹调

D. 食品营养素的种类、数量及相互的比例

4. 下列哪种豆类不属于大豆（　　）

A. 黄豆　　　　　　B. 青豆　　　　　　C. 绿豆　　　　　　D. 黑豆

二、简答题

1. 在食用豆类或豆制品时，应注意哪些问题？

2. 简述豆类食品在我国膳食中的地位和作用。

技能训练

健脑豆浆

原料：

黄豆 30g、核桃仁 10g、水 300ml。

操作步骤：

1. 黄豆浸泡 6 小时；

2. 将黄豆与核桃仁放入豆浆机中，加水至最低水位线；

3. 选择醇香豆浆功能，机器自动工作；

4. 倒出饮用。

热量统计表见表 2 – 7。

表 2 – 7　热量统计表

原材料	热量（kcal）
黄豆 30g	117
核桃仁 10g	65
合计	182

模块 3　认识蔬菜、水果的营养价值

你知道吗

关于吃蔬菜、水果的那些事

大家每天至少要吃五个种类的蔬菜和水果，它们可以是新鲜的，也可以是冷藏的。当然，最典型且最有效的方法就是，每天吃一份水果蔬菜沙拉，外加一个橙子或一杯果汁，它们的妙处是：

1. 能使你摄取足够的矿物质（如钙、钾、钠、镁、磷、铁、铜、锌等），有利于维持体液的酸碱平衡。

2. 使你摄取足够的维生素。各种维生素均与皮肤健美关系密切。缺乏维生素 A、维生素 D，易致皮肤干燥粗糙；缺乏维生素 A、维生素 B_1、维生素 B_2 会加速皮肤衰老；缺乏维生素 C 易使皮肤色素沉着，易受紫外线的伤害。

3. 使你能够摄取足够的膳食纤维，以防止因便秘而带来的皮肤和脏器病变。

📖 任务引领

我国居民蔬菜摄入量低，水果摄入长期不足，成为制约平衡膳食和某些微量营养素不足的重要原因。试分析总结蔬菜、水果中的营养特点。

蔬菜、水果富含维生素、矿物质、膳食纤维，且能量低，对于满足人体微量营养素的需要，保持人体肠道正常功能以及降低慢性病的发生风险等具有重要作用。蔬果中还含有各种植物化合物，有机酸和芳香物质等成分，能够增进食欲、帮助消化、促进人体健康。

一、蔬菜的营养特点

蔬菜按其结构及可食部分不同，可分为叶菜类、根茎类、瓜茄类、鲜豆类和菌藻类，所含的营养成分因其种类不同，差异较大。

1. 叶菜类　叶菜类食物主要包括白菜、菠菜、油菜、韭菜、苋菜等。

叶菜主要提供维生素 C、维生素 B_2 胡萝卜素、矿物质（钾、钙、磷、铁）及膳食纤维，并有较多的叶酸和胆碱。其中含维生素 C 最丰富的有小白菜和菠菜等叶菜，一般维生素 C 与色素含量平行存在，即色素越鲜艳含维生素 C 越高；钙含量最为丰富的是芹菜、油菜和雪里蕻等，菠菜、苋菜等虽然含钙丰富，但其中草酸易与钙结合成不溶性草酸钙，影响钙的吸收，儿童膳食中应尽量避免食用草酸含量过高的蔬菜。

蛋白质含量较低，一般为 1%～2%，脂肪含量不足 1%，碳水化合物含量为 2%～4%，膳食纤维含量约为 1.5%。

2. 根茎类　根茎类食物主要包括萝卜、胡萝卜、藕、山药、芋头、马铃薯、甘薯、葱、蒜、竹笋等。

根茎类蛋白质含量为 1%～2%，脂肪含量不足 0.5%，碳水化合物含量相差较大，低者为 3% 左右，高者可达 20% 以上。例如马铃薯、甘薯、芋头、藕等富含淀粉，故被称为"植物面包"。膳食纤维的含量较叶菜类的低，约为 1%。胡萝卜中含胡萝卜素最高，每 100g 中可达 4130μg。硒的含量以大蒜、芋头、洋葱、马铃薯等为最高。

3. 瓜茄类　瓜茄类食物包括冬瓜、南瓜、丝瓜、黄瓜、茄子、番茄、辣椒等。

瓜茄类因水分含量高，营养素含量相对较低。蛋白质含量为 0.4%～1.3%，脂肪微量，碳水化合物含量为 0.5%～9%，膳食纤维含量在 1% 左右。胡萝卜素含量以南瓜、番茄和辣椒为最高，维生素 C 含量以辣椒、苦瓜较高。番茄中的维生素 C 含量虽然不很高，但受有机酸保护，损失很少，且食入量较多，是人体维生素 C 的良好来源。辣椒中还含有丰富的硒、铁和锌，是一种营养价值较高的食物。

4. 鲜豆类　鲜豆类食物包括毛豆、豇豆、四季豆、扁豆、豌豆等。与其他蔬菜相比，营养素含量相对较高。蛋白质含量为 2% ~ 14%，平均 4% 左右，其蛋白质不仅含量相对较高，且质量也比谷类好，能与谷类蛋白质起到互补作用。脂肪含量不高，除毛豆外，均在 0.5% 以下；碳水化合物的含量为 4% 左右，膳食纤维的含量为 1% ~ 3%。胡萝卜素、维生素 B_1、钾、钙、铁、锌、硒、磷的含量均比其他蔬菜高，其中铁易被人体吸收利用，铁的含量以发芽豆、刀豆、蚕豆、毛豆最高；硒的含量以毛豆、豆角和蚕豆较高。维生素 B_2 的含量与绿叶蔬菜相似。所以，鲜豆类是营养丰富的蔬菜，应提倡大量种植。

5. 菌藻类　菌藻类食物包括食用菌和藻类食物。食用菌是指供人类食用的真菌，500 多个品种，可分为人工栽培菌和野生菌两类。人工栽培的食用菌主要有香菇、平菇、草菇、银耳、黑木耳等；野生菌指野外采摘的菌类等。藻类是无胚、自养、以孢子进行繁殖的低等植物，供人类食用的有海带、紫菜、发菜等。

菌藻类食物富含蛋白质、膳食纤维、碳水化合物、维生素和微量元素。蛋白质含量以发菜、香菇和蘑菇最为丰富，在 20% 以上。蛋白质氨基酸组成比较均衡，必需氨基酸含量占蛋白质总量的 60% 以上，还含有多种酶类，可以帮助改善人体酶缺乏症；脂肪含量低，约为 1.0%；碳水化合物含量为 20% ~ 35%，其中的水溶性多糖和酸性多糖具有较强的抗肿瘤作用，银耳和发菜的碳水化合物含量较高，达 35% 左右；胡萝卜素含量差别较大，在紫菜和蘑菇中含量丰富，其他菌、藻中较低。维生素 B_1 和维生素 B_2 含量也比较高。微量元素含量丰富，尤其是铁、锌和硒，其含量约是其他食物的数倍甚至 10 余倍。在海产植物中，如海带、紫菜等中还含丰富的碘，临床上可用来治疗缺碘性甲状腺肿。

菌、藻类食物除了可提供丰富的营养素外，还具有明显的保健作用。研究发现，蘑菇、香菇和银耳中含有多糖物质，具有提高人体免疫功能和抗肿瘤的作用。

二、水果的营养特点

水果可分为鲜果、干果。水果与蔬菜一样，含有大量的水分，主要提供维生素和矿物质，尚含有多种有机酸和果胶。

1. 鲜果主要营养特点　鲜果种类很多，主要有苹果、橘子、桃、梨、杏、葡萄、香蕉和菠萝等。

新鲜水果是维生素 C 的主要来源，酸枣含维生素 C 最多，其次是柠檬、草莓、橙、柑、柿、柚等，山楂也含有丰富的维生素 C。胡萝卜素含量丰富的水果，有橘、海棠、杏、山楂、枇杷和芒果，其中芒果含量最丰富。富含铁的水果有桃、李、杏等。水果所含的矿物质和微量元素种类多、含量高，如钾、钠、钙、铁、铜、镁等，有利于维持体液的酸碱平衡。

水果中的有机酸，果胶和纤维素，可促进消化液的分泌，刺激肠胃蠕动，有利于食物的消化、吸收和排泄。

水果中蛋白质、脂肪含量均不超过1%，碳水化合物含量差异较大，低者6%，高则可达28%，主要以双糖或单糖形式存在，所以食之甘甜。

2. 干果营养 干果是新鲜水果经过加工晒干制成，如葡萄干、杏干、蜜饯和柿饼等，由于加工的影响，维生素损失较多，尤其是维生素C，但干果易于储运，并别具风味，有一定的使用价值。

三、合理利用

1. 合理加工 鲜果类水分含量高，易于腐烂，易冷藏。水果可制成干果、罐头、果汁、果粉和其他加工制品，其中的维生素和矿物质，特别是维生素C将有不同程度的损失，而在适当的加工条件下，柑橘汁等酸性果汁中的维生素C可以得到较好的保存，因此除柑橘类和山楂等酸味水果外，富含维生素C的水果应生食。

2. 合理烹调

（1）先洗后切 尽量用流水冲洗蔬菜，不要在水中长时间浸泡，切后再洗会使蔬菜中的水溶性维生素和矿物质从切口处流失过多，洗净后尽快加工处理使用，最大程度的保证营养素的摄入。

（2）急火快炒 缩短蔬菜的加热时间，减少营养素的损失。但是有些豆类蔬菜如四季豆，就需要充分加热。

（3）开汤下菜 水溶性维生素，如维生素C、维生素B族，对热敏感，沸水能破坏蔬菜中的氧化酶，从而降低对维生素C的氧化作用，而另一方面，水溶性维生素对热敏感，加热又增加其损失。因此掌握适宜的温度，水开后蔬菜再下锅更易保持营养。水煮根类蔬菜可以软化膳食纤维，改善蔬菜的口感。

（4）炒好即食 已经烹调好的蔬菜应尽快食用，现做现吃，避免反复加热，这不仅是因为营养素会随储存时间延长而丢失，还可能因细菌的硝酸盐还原作用增加亚硝酸盐含量。

3. 合理选择

（1）重"鲜" 无论是蔬菜还是水果，如果放置时间过长，不但水分丢失，口感也不好。蔬菜发生腐烂时，还会导致亚硝酸盐含量增加，对人体健康不利。放置过久的水果或者干瘪的水果，不仅是水分的丢失，营养素和糖分同样有较大变化。

（2）选"色" 深色蔬菜（图2-3），具有营养优势，尤其是富含β-胡萝卜素，是我国居民膳食维生素A的主要来源，应特别注意多摄入深绿色蔬菜。深色蔬菜应占到蔬菜总摄入量的1/2以上，选择不同颜色蔬菜也是方便易行的实现食物多样化的方法之一。

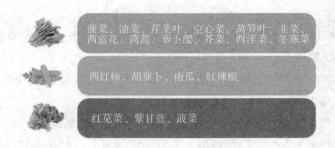

图 2-3 深色蔬菜举例

（3）多"品" 蔬菜的种类有上千种，挑选和购买蔬菜要多变换，每天至少达到五种以上。挑选当季时令且多种多样的蔬果是购买的基本原则。不同人群蔬果奶豆类食物建议摄入量见表 2-8。

表 2-8 不同人群蔬果奶豆类食物建议摄入量

食物类别	单位	幼儿（岁）		儿童少年（岁）			成人（岁）	
		2	4	7	11	14	18	65
蔬菜	（g/d）	200~250	250~300	300	400~450	450~500	300~500	300~450
	（份/日）	2~2.5	2.5~3	3	4~4.5	4.5~5	3~4.5	3~4.5
水果	（g/d）	100~150	150	150~200	200~300	300~350	200~350	200~300
	（份/日）	1~1.5	1.5	1.5~2	2~3	3~3.5	2~3.5	2~3
乳类	（g/d）	500	350~500	300	300	300	300	300
	（份/日）	2.5	2~2.5	1.5	1.5	1.5	1.5	1.5
大豆	（g/周）	35~105	105	105	105	105~175	105~175	105
	（份/周）	1.5~4	4	4	4	4~7	4~7	4
坚果	（g/周）	—	—	—	50~70（5~7 份）			

任务聚焦

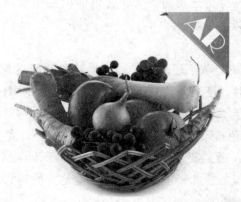

查找资料，熟悉蔬菜、水果类食物，将果蔬类食物的营养特点分析总结填入表 2-9 中。

表 2 - 9　果蔬类食物营养特点

原料名称	特殊营养成分	营养功效
菠菜		
马铃薯		
番茄		
毛豆		
香菇		
海带		

知识链接

植物化学素

食物中除了含有碳水化合物、蛋白质、脂肪等营养素以外，还含有大量的植物性化学物质，我国古代医学典籍记载，植物叶、果、茎、根等都有不同的医疗和功能用途。近年来，越来越多的研究证据表明，蔬菜、水果、坚果、全谷物等富含多种多样植物化合物，对降低慢性疾病风险有着重要作用。

迄今为止，人们已经发现并且比较关注的植物性化学物质，包括黄酮类、多酚类、萜类、有机酸类、生物碱、含氮、含硫化合物等 18 类化合物，这些物质多具有抗氧化、降低血清胆固醇、抗癌等功能。植物化学物质潜在作用及食物来源见表 2 - 10。

表 2 - 10　植物化学物质潜在作用及食物来源

化学名称	可能的作用	食物来源
类胡萝卜素（包括 β - 胡萝卜素、番茄红素、叶黄素及数百种相关化合物）	起着抗氧化剂作用，可能降低癌症及其他疾病风险	深色水果和蔬菜（杏、花椰菜、香瓜、胡萝卜、南瓜、菠菜、甘薯、番茄）
姜黄素	抑制致癌物活化酶的活性	姜黄
类黄酮（包括黄酮、黄酮醇、异黄酮、儿茶素等）	起着抗氧化剂作用，清除致癌物质；在胃中能与硝酸盐结合，避免其形成亚硝胺；抑制细胞增殖	广泛存在来自植物的许多食物中，浆果，红茶、芹菜、柑橘、绿茶、橄榄、洋葱、牛至、葡萄、紫葡萄汁、大豆及豆制品、蔬菜，葡萄酒
白藜芦醇	起着抗氧化剂作用，能够抑制癌症生长	红葡萄酒、花生
丹宁	起着抗氧化剂的作用，能够抑制致癌物激活作用	黑眼豆、葡萄、小扁豆、红葡萄酒、白葡萄酒、茶

思考与测验

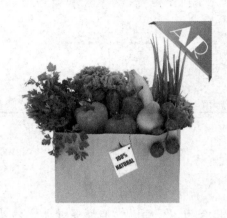

一、单选题

1. 蔬菜在烹饪过程中最容易丢失的营养素是（　　）

    A. 维生素 C　　　　B. 铁　　　　　　　C. 蛋白质　　　　　D. 淀粉

2. 下列果蔬中哪种含碘最丰富为（　　）

    A. 苹果　　　　　　B. 菠菜　　　　　　C. 海带　　　　　　D. 香菇

3. 菠菜、茭白等蔬菜中钙、铁不易吸收是由于含有一定量的（　　）

    A. 植酸　　　　　　B. 鞣酸　　　　　　C. 草酸　　　　　　D. 磷酸

4. 水果制成干果、罐头等产品，其营养价值略有下降，尤其容易损失（　　）

    A. 维生素 A　　　　B. 维生素 B　　　　C. 维生素 C　　　　D. 维生素 D

二、思考题

根据所学知识，分析日常生活中蔬菜和水果是否可以相互替换。

技能训练

蔬菜沙拉

原料：

生菜 100g、红柿子椒 50g、紫甘蓝 50g、玉米粒 30g、洋葱 20g、千岛沙拉酱 30g。

操作步骤：

1. 生菜瓣成大块、红柿子椒切成圆圈、紫甘蓝切丝，放于盘中；

2. 撒上切成粒的洋葱和甜玉米粒；

3. 放入千岛沙拉酱，拌匀即可。

热量统计表见表 2-11。

表 2－11　热量统计表

原材料（g）	热量（kcal）
生菜 100	16
红柿子椒 50	23
紫甘蓝 50	17
玉米粒 30	101
洋葱 20	8
千岛沙拉酱 30	72
合计	237

模块4　认识畜禽肉及水产类的营养价值

你知道吗

关于吃肉的那些事

对于肉，好多人谈肉色变，认为肉含高脂肪不应该吃，要多吃蔬菜水果，这样才不会得高脂血症，而另外一种说法则认为应该多吃，究竟应该吃不吃？又该吃多少呢？

1. 不吃肉容易缺乏维生素 B_{12}　维生素 B_{12} 在动物性食品中很丰富，但在植物性食品里含量很少，所以有些完全吃素的人会因维生素 B_{12} 缺乏而导致恶性贫血。

2. 预防心脑血管疾病　吃鱼的好处在于：鱼肉的蛋白质好消化；脂肪少，且含不饱和脂肪酸；可以让好胆固醇升高，坏胆固醇降低，可以预防心脑血管疾病。

3. 鸭肉：单不饱和脂肪酸含量接近橄榄油　鸭肉中单不饱和脂肪酸含量比较高，这种单不饱和脂肪酸与橄榄油比较接近，所以，食用得当，对我们的身体大有好处。

4. 肉类：铁含量高　肉类含铁较多，且肉类中的铁主要以血红素形式存在，生物利用率高，是膳食铁的良好来源，可以有效预防缺铁性贫血。

5. 每天吃二两肉　肉虽好，但是也不能无限制地吃，肉吃多了就会使体内脂肪偏高、血脂偏高、胆固醇偏高，那么每人每天吃多少肉合适呢？正常的人一天可以吃二两瘦的猪、牛、羊肉（生肉做成熟肉约70g），如果是体重偏重的人，则还需减半。

6. 交替食用，均衡营养　肉类可以简单分成4条腿的畜肉，2条腿的禽肉和没有腿的鱼肉。建议您摄入量的顺序是：没有腿的＞两条腿的＞4条腿的，同时各种肉类交替食用，这样才能均衡营养。

任务引领

当下，越来越多的人，开始关注自己的健康问题，注重自身的营养保健，为了防止高血压、高血脂、冠心病等常见慢性疾病的发生，很多人在饮食中往往以素食为主，甚至完全和肉类说了再见，一味的追求素食，同样也会有"三高"的危险，还可能给身体造成其他的伤害。怎样才能既要保证营养，又不过多摄入，请你对肉类进行营养大调查。

畜禽肉及水产动物类含有大量的优质蛋白质、丰富的脂肪、矿物质和维生素，是人体一日膳食构成中的重要组成部分，经烹饪加工后鲜美可口，具有很高的营养价值。

一、畜禽肉营养特点

畜禽肉属于动物性食品，营养价值较高，饱腹作用强，可加工烹制成各种美味佳肴是人体一日三餐构成中的重要组成部分。畜禽肉包括畜肉和禽肉，畜肉主要有猪、牛、羊、兔等的肌肉、内脏及其制品；禽肉有鸡、鸭、鹅等的肌肉及其制品。

小贴士

畜肉的肌色呈暗红色，故有"红肉"之称，禽肉和鱼虾等肌色浅，所以称为"白肉"。

1. **蛋白质**　肉类食品含 10%～20% 蛋白质，主要存在于肌肉组织和部分内脏中。

存在于肌肉组织中的蛋白质，根据存在部位不同，分为肌浆中的蛋白质、肌原纤维中的蛋白质和间质蛋白质。其中，肌浆中的蛋白质占 20%～30%，肌原纤维中的蛋白质占 40%～60%，间质蛋白质占 10%～20%。肌肉组织中的蛋白质富含人体必需的各种氨基酸，而且必需氨基酸的构成比例接近人体需求，因此，容易被人体消化吸收和利用，营养价值高，是优质蛋白。

存在于结缔组织（如猪、牛等牲畜蹄筋）中的间质蛋白，主要由胶原蛋白和弹性蛋白构成，由于缺乏色氨酸、酪氨酸、蛋氨酸等必需氨基酸，属于不完全蛋白，因此，蛋白质利用率低，营养价值也相对较低。

畜禽肉类蛋白质的含量因种类的不同而差异较大。畜肉中，通常牛肉、羊肉的蛋白质含量高于猪肉，如猪肉蛋白质平均含量为 13.2%，而牛肉为 20%。同种类牲畜的不同部位的蛋白质差异也较大。以猪为例，猪脊背瘦肉蛋白质含量高达 21%，肋条肉蛋白质仅为 9.3%。此外，内脏的蛋白质含量一般相对较高，如肝脏蛋白质含量为 20%～22%。

禽肉一般含蛋白质较高，其中鸭肉约含蛋白质 16%，鹅肉约含 18%，鸡肉约含 20%，属于优质蛋白，氨基酸评分可达 95 以上，生物学价值在 90 左右。禽肉较畜肉含有较多的柔软结缔组织，并且均匀分布于肌肉组织内，故禽肉较畜肉更细嫩，易消化。

2. **脂类**　肉类的脂肪含量因动物的种类和部位的不同而有很大差异。一般畜类瘦肉含脂肪 10%～30%；禽肉和内脏多在 10% 以下；肥肉中脂肪可达 50%～80%，高于瘦肉。畜类脂肪以饱和脂肪酸为主，熔点较高，不易被分解消耗；禽肉脂肪熔点低，易于消化吸收。胆固醇多存在于动物内脏，含量从高到低依次为：脑约 2000mg/100g、内脏约 200mg/100g，肥肉约 109mg/100g、瘦肉约 80mg/100g。

畜肉脂肪主要以饱和脂防酸为主，主要由硬脂酸、棕榈酸和油酸构成，熔点较高，一般温度条件下为固态。羊肉中含有辛酸、壬酸等中链饱和脂肪酸，因此，羊肉具有特殊的膻味。禽肉脂肪含有丰富的亚油酸，其含量约占脂肪总量的 20%，因此，脂肪的营养价值高于畜肉。

3. 碳水化合物　肉类的碳水化合物含量都很低，为 1%～3%，禽类的比畜类的低一些，主要以糖原的形式存在于肌肉和肝脏中。

4. 矿物质　肉类矿物质含量为 0.8%～1.2%，以铁、磷较多，还含一定量的硫、钾、钠、铜，含量从高到低依次为内脏、瘦肉、肥肉。其中肝脏铁、铜、锌、硒含量丰富；猪肾和牛肾的硒含量是其他一般食品的数十倍；铁含量主要以动物肝脏和血最为丰富，且肉类中的铁主要以血红素形式存在，生物利用率高，是膳食铁的良好来源。

5. 维生素　肉类含有多种维生素，以脂溶性维生素和 B 族维生素为主，内脏高于肌肉，肝脏含量最高，尤其富含维生素 A、维生素 D。

小贴士

16g 猪肝可满足成人一日维生素 A 的需要，72g 可满足维生素 B_2 的需要，33g 可满足铁的需要。45g 猪肾可满足成人一日硒的需要。

二、水产类营养特点

水产类包括各种鱼、虾、蟹、贝类等水产品。它们都是蛋白质、矿物质和维生素的良好来源，味道鲜美。

1. 蛋白质　鱼类蛋白质含量为 15%～25%，利用率可达 85%～90%，必需氨基酸含量和组成比例好于畜禽肉，其中蛋氨酸、苏氨酸和赖氨酸较丰富，是优质蛋白质的良好来源。

鱼肌纤维细、短，间质较少，水分含量高，故组织柔软细嫩，比畜肉、禽肉更易消化。

2. 脂类　鱼类脂肪的含量一般为 1%～10%，多由不饱和脂肪酸组成，约占 60% 以上，熔点低，消化吸收率高，可达 95% 左右。

鱼类，特别是海鱼中含丰富的长链多不饱和脂肪酸，如二十碳五烯酸（EPA）和二十二碳六烯酸（DHA），对防治动脉硬化和冠心病有较明显的效果。

胆固醇含量一般为 100mg/100g 左右，鱼籽、虾籽和蟹黄中含量高达 354～940mg/100g。

3. 碳水化合物　鱼类的碳水化合物含量低，约 1.5%，主要以糖原形式存在。

4. 矿物质　鱼类矿物质含量为 1%～2%，其中钙的含量较畜禽肉高，是钙的良好来源。磷、钠、氯、钾、镁含量丰富。海产鱼类富含碘、锌等微量元素。除此之外，鱼类还含有丰富的铁、硒等多种矿物元素。

5. 维生素　鱼类是 B 族维生素，特别是维生素 B_2 的良好来源。海鱼的肝脏含有丰富的维生素 A、维生素 D，是生产药用鱼肝油的主要原料。除此之外，鱼类中的维生素 E、维生素 B_1 和烟酸的含量也较高，但是几乎不含维生素 C。

三、合理利用

1. 合理加工　畜禽肉、水产类动物性食物可加工制成罐头食品、熏制食品、干制品及熟制品等，与新鲜食品相比，更易保存且具有独特的风味。在加工过程中，由于高温易造成维生素 B_1、维生素 B_2 和烟酸等水溶性维生素的损失，但对蛋白质、脂肪、矿物质影响不大。

2. 合理烹调　可采用炒、烧、爆、炖、蒸等方法。

肉类在烤或油炸时，由于温度较高，可使营养素遭受破坏，如果方法掌握不当，容易使食物烧焦而产生具有致癌作用的氨甲基衍生物，影响人体健康。

小贴士

挑选新鲜鱼类的要点见表 2 – 12。

表 2 – 12　新鲜鱼类挑选要点

方法	挑选要点
看	看鱼的眼睛是否饱满透亮；鳃色变暗呈灰红或灰紫色，也是不新鲜的表现
闻	新鲜海水鱼有咸腥味，淡水鱼有土腥味儿，无异味儿、臭味儿
触	新鲜的鱼肌肉坚实有弹性，指压后凹陷立即恢复；不新鲜的鱼摸起来会有黏腻的手感

3. 合理搭配　畜禽肉蛋白质营养价值较高，含有较多的赖氨酸，易与谷类食物搭配食用，以发挥蛋白质的互补作用。为了充分发挥畜禽肉营养作用，还应注意将畜禽肉分散到每餐膳食中，不应集中食用。

任务聚焦

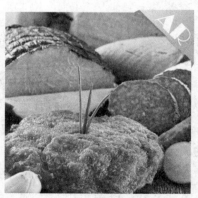

查表比较常用肉类的营养价值，将各类食物提供的能量、蛋白质、脂肪、胆固醇

等数据填入表 2 – 13 中。

表 2 – 13　肉类的营养素含量及热量比较

肉类	猪肉	牛肉	羊肉	鸡肉	鸭肉	带鱼
蛋白质（含量/%）						
脂肪（含量/%）						
热量（kcal/100g）						
胆固醇（mg/100g）						

知识链接

动物性食物摄入现状

一、动物性食物摄入现状

营养调查资料显示，我国居民肉类食品摄入量逐年增高。2010 ~ 2012 年中国居民营养与健康状况调查结果表明，全国平均每标准人日动物性食物的摄入总量为 137.7g，其中鱼虾类 23.7g、畜肉 75.0g（猪肉 64.3g，其他畜肉 8.2g，动物内脏 2.5g），禽肉 14.7g，蛋类 24.3g，其中畜肉占动物性食物总量的比例最高，为 54.5%，禽肉最低仅 10.7%，畜禽肉两者共占 65.2%，在畜肉中，猪肉摄入的比例最大，高达 85.7%。与 2002 年调查结果比较，虽然动物性食物摄入总量仅增加了 4.4%，但畜禽类增加了 14.1%。其中猪肉增加了 26.6%，鱼虾类减少了 19.9%。另一项来自中国健康与营养调查显示，从 1989 年至 2011 年，动物性食品摄入量逐年升高。

二、关键事实

1. 目前我国居民鱼、畜禽肉和蛋类摄入比例不适当，畜肉摄入过高，鱼、禽肉摄入过低。

2. 鱼、畜禽肉和蛋类对人体所需的蛋白质、脂肪、维生素 A、维生素 B_2、维生素 B_6、烟酸、铁、锌、硒的贡献率高。

3. 增加鱼类摄入可降低心血管疾病和脑卒中疾病的发病风险。

4. 适宜摄入禽肉和鸡蛋与心血管疾病的发病风险无明显关联。

5. 过量摄入畜肉能增加男性全因死亡、2 型糖尿病和结直肠癌发生的风险。

6. 烟熏肉可增加胃癌和食管癌的发病风险。

思考与测验

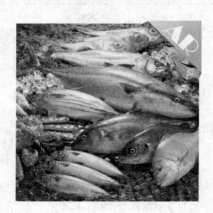

一、单选题

1. 海鱼中具有预防心血管疾病作用的主要成分是（ ）

    A. 多不饱和脂肪酸   B. 优质蛋白质

    C. 维生素 A   D. 碘

2. 以下食品中，最优质的蛋白质是（ ）

    A. 牛肉   B. 猪肉   C. 鱼肉

    D. 谷类   E. 大豆

3. 以下食品中，不饱和脂肪酸含量最高的是（ ）

    A. 牛肉   B. 猪肉   C. 河鱼   D. 海鱼

4. 以下食品中，含碘较丰富的是（ ）

    A. 海产品   B. 猪肉   C. 大豆   D. 谷类

二、思考题

1. 同学们平时都爱吃烧烤，请问烧烤食品健康吗？为什么？

2. 畜禽肉的营养特点有哪些？

3. 水产品的营养特点有哪些？

技能训练

荠菜肉馄饨

原料：

新鲜荠菜 200g、猪瘦肉馅 100g、干虾米 5g、馄饨皮适量、姜 1 小块、盐 1 茶匙、生抽 1/2 汤匙、料酒 1 茶匙、胡椒粉少许、油 5ml、葱花少许。

操作步骤：

1. 荠菜洗净，用开水焯烫，捞出，切成细末，适度挤出水分；

2. 姜切成末，加 1 汤匙清水泡出姜汁；干虾米用清水冲去灰尘，加料酒 1 汤匙浸泡；

3. 猪瘦肉馅里加入姜汁、干虾米和料酒、胡椒粉、盐、1汤匙生抽拌匀。朝一个方向搅拌使肉馅上劲；

4. 放入荠菜末，拌匀；

5. 取1张馄饨皮，放上10g左右馅，上下对折后，再左右对折，两角相叠，抹少许清水粘合，包成馄饨；

6. 煮一锅水，水开后放入馄饨，改中火煮至馄饨浮起，再煮1分钟；

7. 取一只碗，放油1茶匙、生抽1/2汤匙、胡椒粉、少许盐，加开水250g冲成馄饨汤；

8. 煮熟的馄饨捞起，放入碗中，撒上葱花即可。

热量统计表见表2－14。

表2－14　热量统计表

原材料	热量（kcal）
荠菜猪肉馄饨100g	148
合计	148

模块5　认识蛋类、乳类及其制品的营养价值

你知道吗

怎样吃蛋最科学

鸡蛋冷水下锅，水烧开后小火继续煮5～6分钟即可，时间过长会使蛋白质过分凝固，影响消化吸收。

煎蛋时火不宜过大，时间不易过长，否则可使鸡蛋变硬变韧，既影响口感又影响消化。

《中国居民膳食指南》建议一般成年人每人每天吃蛋类40～50g。

任务引领

总结蛋类、乳类及其制品的营养特点。

蛋类包括鸡蛋、鸭蛋、鹅蛋、鹌鹑蛋及其加工制成的咸蛋、松花蛋等，尤以鸡蛋产量最大，食用最普遍。蛋类的营养较全面、均衡，且容易消化吸收、食用方便是理想的天然食品。

奶类食品是一种营养丰富，使用价值很高的食品，富含优质蛋白、钙、磷及维生素A、维生素D，是人类营养素的理想来源，增加奶类及其制品的摄入，对于改善我国

居民膳食结构有非常重要的意义。

一、蛋类及蛋制品营养特点

1. 蛋白质 提供最优质的蛋白质。全蛋蛋白质含量为 13% ~ 15%。鸡蛋蛋白质不但含有人体所需各种氨基酸，富含蛋氨酸，其组成与人体所需必需氨基酸模式很接近，生物学价值达 95% 以上，为天然食物中最理想的优质蛋白质，在进行各种食物蛋白质的营养价值评定时，常以全蛋白质作为参考蛋白。鸡蛋清和鸡蛋黄营养素含量比较见表 2 – 15。

2. 脂类 蛋清中含脂肪极少，98% 的脂肪存于蛋黄中，蛋黄中的脂肪几乎全部以与蛋白质结合的良好乳化形式存在，消化吸收率高。

蛋黄中还含有丰富的卵磷脂和胆固醇，蛋类是含胆固醇较多的常用食物之一，适合婴儿的补充。

蛋黄中的卵磷脂是一种强氧化剂，能使血浆中胆固醇和脂肪颗粒变小并保持悬浮状态，利于透过血管壁为组织利用，从而使血浆胆固醇大为减少。

3. 碳水化合物 蛋中碳水化合物含量较低，为 1% ~ 3%，蛋黄略高于蛋清。

4. 矿物质 蛋类矿物质主要为钙、铁和磷，此外还含有锌、硒等。铁的含量虽较高，但因与蛋黄中的卵黄磷蛋白结合对其吸收有干扰作用，使蛋黄的生物利用率较低。咸蛋中的矿物质含量明显提高，其中钠的含量比未加工的鲜蛋高出 20 余倍。

表 2 – 15　鸡蛋清和鸡蛋黄营养素含量比较（每 100g 可食部）

蛋黄		蛋清	
蛋白质	15.2g	蛋白质	11.6g
脂肪	28.2g	脂肪	0.1g
胆固醇	1510mg	胆固醇	0mg
维生素 A	438μgRAE	维生素 A	0μgRAE
维生素 B_1	0.33mg	维生素 B_1	0.04mg
维生素 B_2	0.29mg	维生素 B_2	0.31mg
钙	112mg	钙	9mg
锌	3.79mg	锌	0.02mg

5. 维生素 蛋中维生素含量十分丰富，且品种较为完全，包括所有的 B 族维生素、维生素 A、维生素 D、维生素 E、维生素 K 和微量的维生素 C。

二、乳类及其制品

乳类包括牛奶、羊奶、马奶及其制品，人们使用最多的是牛奶，奶经浓缩发酵等工艺可制成奶制品，如奶粉、酸奶、炼乳等。

（一）乳类主要营养

🛏 **小贴士**

　　奶应避光保存，以保护其中的维生素。研究表明，鲜牛奶经日光照射一分钟后，B族维生素很快消失，维生素 C 也所剩无几，即使在微弱的阳光下照射六小时，B 族维生素也仅剩一半，而在避光器皿中保存的牛奶，不仅维生素没有损失，还能保持牛奶特有的鲜味。

　　1. 蛋白质　奶中蛋白质平均含量约为 3% ~ 3.5%，消化吸收率高达 87% ~ 89%，必需氨基酸组成含量与鸡蛋类似，属优质蛋白。牛奶中酪蛋白与钙、磷等结合，形成酪蛋白胶粒，蛋白质生物学价值为 85%，略低于人乳。牛奶中酪蛋白与乳清蛋白含量的构成比与人乳不同，牛奶中的酪蛋白高于乳清蛋白，而人奶中乳清蛋白高于酪蛋白，容易被婴幼儿吸收，作为婴幼儿食品，可以用乳清蛋白改变其构成比，调制成近似于母乳的婴儿制品

　　2. 脂类　奶中脂肪含量为 3% ~ 7%，呈较小的微粒高度分散于乳浆中，易于消化，吸收率高达 97%。脂肪提供的能量占牛乳供能的一半。乳脂中熔点低的油酸含量占 30%，亚油酸和亚麻酸分别占 5.3% 和 20.21%，还有少量的胆固醇和卵磷脂。人乳中含有较高的脂解酶，可帮助婴儿消化脂肪，使其转变为热能。

　　3. 碳水化合物　奶中所含碳水化合物主要是乳糖。人乳中乳糖的含量为 7% ~ 7.86%，高于牛奶中含量 4.6% ~ 4.7%。乳糖有调节胃酸、消化腺分泌、促进胃肠蠕动和促进钙吸收的作用，还能促进肠道中乳酸杆菌的繁殖，抑制腐败菌生长。乳糖在人体内经乳糖酶的作用，分解成葡萄糖和半乳糖后被人体吸收，半乳糖对幼儿的发育很重要，尤其是对幼儿脑细胞的发育有利，若体内乳糖酶活性低，乳糖不能被分解吸收，进入肠道后被肠道发酵产酸、产气导致乳糖不耐受的发生。

　　4. 维生素　牛奶中含有人体所需的各种维生素，维生素 B_2 和维生素 A 含量较多，但维生素 C 和维生素 D 很少。

　　5. 矿物质　牛奶中矿物质含量为 0.7% ~ 0.75%，主要是钙、磷、钾。其中钙、磷含量最高，100g 牛奶中含钙 110mg，并有维生素 D、乳糖等促进吸收因子，钙的吸收利用率高，所以牛奶是膳食中钙的最佳来源。但铁的含量很低，为 0.2mg/100g，属贫铁食品，因此，如以牛奶喂养的婴儿，应注意补铁。此外，奶中还含有多种微量元素，如铜、锌、碘、锰等。

（二）常见乳制品的营养特点

　　因加工工艺不同，奶制品中营养成分有很大差异。

　　1. 奶粉　奶粉由鲜奶经脱水干燥而成，有全脂奶粉、脱脂奶粉、调制奶粉（母乳化奶粉）等。

　　全脂奶粉为鲜奶经浓缩，再脱水干燥而成。脱水干燥方法，现在多采用喷雾干燥

法，其所制奶粉营养成分变化较小，市售奶粉有加糖和不加糖两种。

脱脂奶粉工艺与全脂奶粉基本相同，只是先将鲜奶脱去脂肪，此种奶粉含脂肪量仅为1.5%，除脂溶性营养素有部分随奶油一起被脱去，其他营养素变化不大。

调制奶粉又称母乳化奶粉，是参照母乳成分，将奶粉成分进行调制与改进，以适合婴幼儿生长发育的需要。

2. 酸奶　酸奶是消毒鲜奶中接种乳酸杆菌，在30℃左右环境中，经4~6小时发酵而成。酸奶中除部分乳糖转变成乳酸外，其余营养成分与鲜奶相近。因发酵游离氨基酸和肽增加，更易消化吸收。乳糖减少，使乳糖不耐受的人易于接受。酸度增加，有利于维生素C和B族维生素的保护及钙的吸收，叶酸含量增加一倍，胆碱也明显增加，另外乳酸杆菌进入肠道可抑制一些腐败菌的繁殖，调整肠道菌群，防止腐败胺类对人体的不良作用。因此，酸奶适于消化不良的婴幼儿、老年人及乳糖不耐受的人食用。

3. 炼乳　炼乳为浓缩奶的一种，分为淡炼乳和甜炼乳，新鲜奶经巴氏消毒并匀质后，低温真空条件下浓缩至原有的1/3，再经灭菌而成，称为淡炼乳。因受加工的影响，赖氨酸和维生素B_1遭受一定的破坏，因此常用维生素加以强化，按适当的比例冲稀后，营养价值基本与鲜奶相同。淡炼乳在胃酸作用下，可形成凝块，便于消化吸收，适合婴儿和鲜奶过敏者食用。

甜炼乳是在鲜奶中加约15%的蔗糖后按上述工艺制成，其中糖含量可达45%，因糖分过高，需经大量水冲淡，蛋白质和矿物质仅为鲜奶的一半，营养素比例不适合婴儿的营养要求。

4. 干酪　也称奶酪，为一种营养价值很高的发酵乳制品。是在原料乳中加入适当量的乳酸菌发酵剂或凝乳酶，使蛋白质发生凝固，并加盐、压榨排除乳清之后的产品。奶酪制作过程中，维生素D和维生素C会被破坏流失，但是其他营养素大部分保留，奶酪富含蛋白质、脂肪、维生素A、核黄素、维生素E、钙、磷、铁等，含量也较鲜奶丰富。

5. 奶油　奶油是从牛奶中分离的脂肪制成的产品，脂肪含量为80%~83%，而水含量低于16%，主要用于佐餐、面包和糕点制作。

三、合理利用

1. 合理加工　皮蛋又称松花蛋，是一种中国特有的食品，具有特殊风味。值得注意的是，皮蛋在制作加工过程中由于受碱的作用，B族维生素的损失较大，几乎全部被破坏，蛋类维生素的营养价值有所降低。

咸蛋又称腌鸭蛋、咸鸭蛋，是一种中国传统食品。咸蛋是由新鲜鸭蛋腌制而成的，由于食盐的作用，蛋内营养素发生了变化，蛋白质含量减少，脂肪、碳水化合物含量增加，矿物质保存较好，钙的含量有所提高。

由此看来，咸蛋的营养价值与鲜蛋差别不大，但是由于咸蛋受食盐腌制影响，造成钠盐进入蛋内，老年人群、高血压和肾脏疾病患者不宜过多食用。咸蛋的盐含量少吃，高血压或肾病患者更应注意。

2. 合理烹调　生鸡蛋清中含有抗生物素蛋白和抗胰蛋白酶。前者妨碍生物素的吸收，后者抑制胰蛋白酶的活力而影响消化。烹调加热可破坏这两种物质，消除他们的不良影响。

3. 合理搭配　蛋类蛋白质中赖氨酸和蛋氨酸含量较高，宜与谷类和豆类食物混合食用，可弥补其赖氨酸或蛋氨酸的不足。

📖 任务聚焦

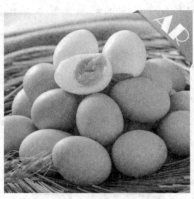

查找资料，将蛋类、乳类及其制品的营养特点总结填入表 2 - 16。

表 2 - 16　蛋类、乳类及其制品的营养特点

原料名称	特殊营养成分	营养功效
鸡蛋		
咸蛋		
皮蛋		
牛奶		
酸奶		
奶油		

 小贴士

表 2 - 17　乳类互换表

食物名称	重量（g）
鲜牛奶	100
酸奶	100
奶粉	12.5
奶酪	10

注：乳制品按照与鲜牛奶的蛋白质比折算

📱 **知识链接**

加工对乳类及其制品营养价值的影响

乳类及乳制品的加工储存条件影响其营养价值。对新鲜奶源进行直接加热消毒，煮的时间太久，会造成营养素被大量破坏。以牛乳为例，当牛乳直接加热温度达到60℃，牛乳中胶粒状的蛋白微粒将由溶胶变成凝胶状态，磷酸钙由酸性变为中性并发生沉淀；当加热温度达到100℃，牛乳中的乳糖会发生焦化，分解为乳酸，降低牛乳的食用感官性状。

在食品工业加工中，乳品常用的消毒杀菌方法为巴氏灭菌法和超高温瞬时灭菌。巴氏灭菌法是在85℃以下对乳品进行15秒灭菌。此种灭菌方法温度低，对营养素破坏不大，保持了乳品原本的口感。超高温瞬时灭菌是乳品经130～150℃高温，3～4秒瞬间灭菌，采用无菌包装，常使牛奶的保质期可达6～9个月。超高温瞬时灭菌由于温度过高，会破坏牛乳中的一部分营养素。

思考与测验

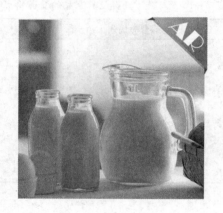

一、单选题

1. 下列不宜用于喂养婴儿的奶制品是（　　）

    A. 全脂奶粉　　　B. 消毒牛奶　　　　C. 淡炼乳　　　　　D. 甜炼乳

2. 钙的较好食物来源是（　　）

    A. 谷类　　　　　B. 奶类　　　　　　C. 蔬菜、水果　　　D. 豆类

3. 鸡蛋中铁含量较多，但吸收率低是因为含有干扰物质（　　）

    A. 抗胰蛋白酶　　B. 抗生物素　　　　C. 胆固醇　　　　　D. 卵黄高磷蛋白

4. 牛奶中含有的维生素是（　　）

    A. 维生素A　　　B. 维生素B_2　　　C. 维生素B_1　　　D. 以上都是

二、简答题

1. 乳糖不耐受的同学日常生活中如何食用乳制品，为什么？

2. 酸奶、鲜牛奶、奶粉的营养价值有何异同？

技能训练

酸奶水果冰沙

原料：

香蕉 1 根、酸奶 1 盒、蔓越莓干 20g、碎冰适量。

操作步骤：

1. 香蕉去皮，切小段，加入酸奶，放入搅拌机中高速搅打 30 秒；

2. 倒入玻璃杯中，加入蔓越莓干和碎冰即可。

热量统计表见表 2 – 18。

表 2 – 18　热量统计表

原材料	热量（kcal）
香蕉 1 根	112
酸奶 1 盒	72
蔓越莓干 20g	75
合计	259

模块6　解读食品营养标签

你知道吗

法律条文中有哪些有关食品标签的规定

《中华人民共和国食品安全法》明确规定：食品安全标准应当包括对与卫生、营养等食品安全要求有关的标签、标志、说明书的要求。

《中华人民共和国消费者权益保护法》明确规定：消费者享有知悉其购买、使用的商品或者接受的服务的真实情况的权利；消费者享有自主选择商品或者服务的权利；消费者享有公平交易的权利。

任务引领

运用所学知识，根据营养成分表对多组食物营养成分进行比较分析，进而学会如何选择适合自己的食物。

营养标签是指食品标签上向消费者提供食品营养信息和特性的说明，是消费者了解食品营养组分和特征的主要途径，包括营养成分表、营养声称和营养成分功能声称。

一、食品营养标签制定的目的

食品营养标签是向消费者提供食品营养信息和特性的说明，也是消费者直观了解食品营养组分、特征的有效方式。根据《中华人民共和国食品安全法》有关规定，为指导和规范我国食品营养标签标示，引导消费者合理选择预包装食品，促进公众膳食营养平衡和身体健康，保护消费者知情权、选择权和监督权，参考国际食品法典委员会和国内外管理经验，在原卫生部《食品营养标签管理规范》的工作基础上，组织制定了 GB 28050 – 2011《食品安全国家标准　预包装食品营养标签通则》。

小贴士

预包装食品：预先定量包装或者制作在包装材料和容器中的食品，包括预先定量包装以及预先定量制作在包装材料和容器中并且在一定限量范围内具有统一的质量或体积标识的食品。

二、食品营养标签制定的意义

根据国家营养调查结果，我国居民既有营养不足，也有营养过剩的问题，特别是脂肪和钠（食盐）的摄入较高，是引发慢性病的主要因素。通过实施营养标签标准，要求预包装食品必须标示营养标签内容，一是有利于宣传普及食品营养知识，指导公众科学选择膳食；二是有利于促进消费者合理平衡膳食和身体健康；三是有利于规范企业正确标示营养标签，科学宣传有关营养知识，促进食品产业健康发展。

三、营养标签标准实施的原则

营养标签标准实施应当遵循以下三项原则。

1. 食品生产企业应当严格依据法律法规和标准组织生产，符合营养标签标准要求。

2. 提倡以技术指导和规范执法并重的监督执法方式，对预包装食品营养标签不规范的，应积极指导生产企业，帮助查找原因，采取"加贴"等改进措施改正（国家另行规定的除外）。

3. 推动食品产业健康发展，食品生产企业应当采取措施，将营养标签标准的各项要求与生产技术、经营、管理工作相结合，逐步减少盐、脂肪和糖的用量，提高食品的营养价值，促进产业健康发展。

四、营养标签的基本信息

营养标签是预包装食品标签的一部分。包括营养成分表、营养声称和营养成分功能声称。

1. 营养成分表

（1）三要素　营养成分表是标有食品营养成分名称、含量和占营养素参考值（NRV）百分比的规范性表格（表2－18）。

表2－18　营养成分表

①营养成分名称	②营养成分含量			③占营养素参考值的百分比
	项目	每100g	NRV%	
	能量	1823kJ	22%	
	蛋白质	9.0g	15%	
	脂肪	12.7g	21%	
	碳水化合物	70.6g	24%	
	钠	204mg	10%	

（2）营养标签"4+1"　营养成分表的左边一列是能量和各种营养成分的名称。所有食品的营养成分名称都至少包括5项，即蛋白质、脂肪、碳水化合物、钠4种核心营养素和能量，这就是强制标示的"4+1"。核心营养素是在充分考虑我国居民营养健康状况和慢性病发病状况的基础上确定的，与人体健康密切相关，具有重要的公共卫生意义，摄入不足可引起营养不良，影响儿童和青少年生长发育和健康，摄入过量则可导致肥胖和慢性病的发生，所以需要强制标示。

"4+1"之外的营养成分，如维生素、矿物质等，可以按照相关标准要求自愿标示在营养成分表中，但4种核心营养素和能量的标示应更加醒目，以示区分。所以说，尽管营养标签中仅列出了几种主要的营养成分，但并不代表食品中仅含有这些营养成分（表2－19）。

表2－19　包含多种营养成分的营养成分表

每100g		NRV%	
"4+1"强制标示	能量	1823kJ	22%
	蛋白质	9.0g	15%
	脂肪	12.7g	21%
	碳水化合物	70.6g	24%
	钠	204mg	10%
自愿标示	维生素 B_2	0.14mg	10%
	维生素 B_{12}	0.1μg	4%
	维生素 C	15mg	15%

2. 营养声称　是对食品营养特性的描述和声明，如能量水平、蛋白质含量水平。营养声称包括含量声称和比较声称。

（1）含量声称　含量声称是描述食品中能量或营养成分含量水平的声称。声称用语包括"含有""高""低"或"无"等。

（2）比较声称　比较声称是与消费者熟知的同类食品的营养成分含量或能量值进行比较以后的声称。声称用语包括"增加"或"减少"等。

3. 营养成分功能声称　是某营养成分可以维持人体正常生长、发育和正常生理功能等作用的声称。

4. NRV 计算　NRV 是用于比较食品营养成分含量高低的参考值，专用于食品营养标签。营养成分含量与 NRV 进行比较，能使消费者更好地理解营养成分含量的高低。营养成分含量占 NRV 的百分数计算公式如下：

$$NRV\% = \frac{X}{NRV} \times 100\%$$

式中，X——食品中某营养素的含量；

　　　　NRV——该营养素的营养素参考值。

食品营养标签是向消费者提供食品营养信息和特性的说明，也是消费者直观了解食品营养成分、特征的有效方式。

📖 **任务聚焦**

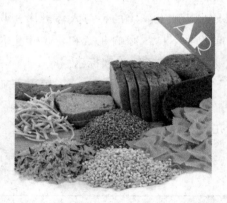

每 4 名同学一组，每组分发食品如：馒头、面包、饼干等，按要求完成如下任务，填入表 2 - 20 至表 2 - 26 中。

1. 看食品名称，了解食品的类型、属性；

2. 看配料表，了解食品的品质或成分组成；

3. 看营养成分表，计算能量和营养素的含量，填入下列相应表格；

4. 根据数据，分析每组食品能量差异，学会如何选择适合自己的食物。

表 2 - 20　馒头、饼干、面包营养成分对比表

项目	馒头（g/100g）	饼干（100g）	面包（100g）
能量（kJ）			
蛋白质			
脂肪			
碳水化合物			
钠			

表 2 – 21　土豆、薯片、方便面营养成分对比表

项目	土豆（100g）	薯片（100g）	方便面（100g）
能量（kJ）			
蛋白质			
脂肪			
碳水化合物			
钠			

表 2 – 22　麦片、披萨饼、爆米花营养成分对比表

项目	麦片（100g）	披萨饼（100g）	爆米花（100g）
能量（kJ）			
蛋白质			
脂肪			
碳水化合物			
钠			

表 2 – 23　车达肠、风味肠、肉丸营养成分对比表

项目	车达肠（100g）	风味肠（100g）	肉丸（100g）
能量（kJ）			
蛋白质			
脂肪			
碳水化合物			
钠			

表 2 – 24　矿泉水、可乐、芬达养成分对比表

项目	矿泉水（100ml）	可乐（100ml）	芬达（100ml）
能量（kJ）			
蛋白质			
脂肪			
碳水化合物			
钠			

表 2 – 25　雪糕、每日坚果、山楂条营养成分对比表

项目	雪糕（100g）	每日坚果（100g）	山楂条（100g）
能量（kJ）			
蛋白质			
脂肪			
碳水化合物			
钠			

表 2 – 26　牛奶、酸奶、奶酪营养成分对比表

项目	牛奶（100ml）	酸奶（100g）	奶酪（100g）
能量（千焦）			
蛋白质			
脂肪			
碳水化合物			
钠			

知识链接

100% 果汁、果汁饮料、果味饮料的区别

市面上"果类"饮料五花八门，常见的有"100% 果汁""果汁饮料""果味饮料"等，虽然它们的名称类似，但是实际差别很大。

GB/T 31121 – 2014《果蔬汁类及其饮料》定义：

果蔬汁（浆）是以水果或蔬菜为原料，采用物理方法（机械方法、水浸提等）制成的可发酵但未发酵的汁液、浆液制品；或在浓缩果蔬汁（浆）中加入其加工过程中除去的等量水分复原制成的汁液、浆液制品。只回添通过物理方法从同一种水果或蔬菜获得的香气物质和挥发性风味成分，和（或）通过物理方法从同一种水果和（或）蔬菜中获得的纤维、囊胞（来源于柑橘属水果）、果粒、蔬菜粒，不添加其他物质的产品可声称 100%。

"100% 果汁"包括原榨果汁和复原果汁。原榨果汁是以水果为原料直接榨取的果汁。复原果汁虽然不是原榨果汁，但却是最接近原榨果汁的。这种果汁一般是用浓缩果汁添加适量水分使其还原成与原果汁成分比例相同的果汁，通常这种果汁的配料表中只有水果浓缩汁和纯净水。

"果汁饮料"，顾名思义，是一种含有果汁的饮料。这种饮料是在果汁或者浓缩果汁的基础上添加水、白砂糖、食品添加剂和食用香精等配料制成的。但并不是所有含果汁的饮料都可以称为果汁饮料，国家标准规定果汁饮料中果汁含量至少要达到 10% 以上。需要注意的是，不同的果汁饮料产品，果汁含量并不相同，甚至差别很大，购买时可以关注标签上关于果汁含量的标注。

"果味饮料"与果汁的"关系"最小，是模仿水果风味的一种饮料。果味饮料主要由糖、甜味剂、酸味剂和食用香精为原料调制而成，水果味道主要来源于香精调配，其果汁含量低于 5%，有些甚至可能完全不含果汁成分。

思考与测验

一、单选题

1. 新修订通过的《中华人民共和国食品安全法》自何日起施行（ ）

　A. 2015 年 10 月 1 日　　　　　　　　B. 2015 年 8 月 1 日

　C. 2015 年 7 月 1 日　　　　　　　　　D. 2015 年 9 月 1 日

2.《食品安全法》规定，制定、修订食品安全标准和对食品安全实施监督管理的科学依据是（ ）

　A. 食品安全调研报告　　　　　　　　B. 食品安全风险评估结果

　C. 食品安全风险监测结果　　　　　　D. 食品安全国际标准

3. 国家对食品生产经营实行许可制度，从事食品生产应当依法取得（ ）

　A. 食品流通许可　　　　　　　　　　B. 餐饮服务许可

　C. 食品生产许可　　　　　　　　　　D. 食品卫生许可

4. 营养成分表是标有食品营养成分名称、含量和下列哪种内容的规范性表格（ ）

　A. EAR%　　　　　B. RNI%　　　　　C. NRV%　　　　　D. UL%

二、简答题

1. 什么是营养标签？营养标签制定的意义是什么？

2. 对比不同种类面包的能量，分析造成差异的原因是什么？

技能训练

皮蛋苋菜汤

原料：

苋菜 100g、皮蛋 1 个、豆油 1 茶勺、盐 2g、葱花、大蒜适量。

操作步骤：

1. 苋菜洗净、皮蛋切片，准备好大蒜瓣、葱花；

2. 锅内放入少量油，烧热后，放大蒜瓣和葱花，爆出香味；

3. 加水烧开；

4. 放入皮蛋、苋菜，再次烧开后，撒少量的盐和胡椒粉即可出锅。

热量统计表见表 2-27。

表 2-27　热量统计表

原材料	热量（kcal）
苋菜 100g	35
皮蛋 70g	119
豆油 5ml	45
合计	199

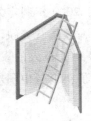

【学习目标】

1. 能说明不同膳食结构的优缺点，陈述平衡膳食要求。

2. 学会运用中国居民膳食营养素参考摄入量表。

3. 能依据中国居民膳食指南及膳食宝塔用来指导日常饮食。

4. 能陈述食谱编制的流程。

5. 能合理选择食物的烹调方法和实际操作。

人体只有在合理摄取食物的前提下，才能保证营养素的均衡，才能维持正常的生长发育、组织更新和良好的健康状态。

吃是生命活动的表现，是健康长寿的保证。饮食不仅维系着个体的生命，而且关系到种族的延续、国家的昌盛、社会的繁荣和人类的文明。人不能为吃而活着，但活着必须吃，而且要吃得科学，吃得合理，吃出健康，科学合理的营养要通过平衡膳食来实现。

模块1　膳食营养素参考摄入量的认知

你知道吗

蔬菜生吃和熟吃，各有各的好处

蔬菜有一些品种是可以直接生吃的，比如番茄、黄瓜、生菜、紫甘蓝等，都是凉拌菜、蔬菜沙拉中经常用到的。对于这部分蔬菜，到底怎样吃才能获得更多的营养呢，蔬菜生吃和熟吃优缺点比较见表3-1。

表3-1　蔬菜生吃和熟优缺点比较

方法	优点	缺点	怎么吃
生吃	①生吃可以更好地吸收水溶性维生素，尤其是维生素C、叶酸等 ②低油低热量	①每天要求的蔬菜量仅靠生吃因量大而难以实现 ②安全性较低，敏感的人容易肠胃不适	搭配凉拌蔬菜
熟吃	①保证进食足够的蔬菜量 ②促进脂溶性维生素更好地吸收	①损失不耐热的维生素 ②摄入更多的油与盐	以熟吃为主

任务引领

能描述《中国居民膳食营养素参考摄入量表》的主要内容，结合营养素参考摄入量，制定自己的营养素摄入计划。

膳食营养素参考摄入量（DRIs）是衡量人们日常摄取食物的营养素是否适宜的尺度，是帮助个体和人群制定膳食计划的工具。

DRIs 的制定基于生理学、营养学和毒理学等多方面的科学研究结果。中国营养学会在长期研究制定和修订中国居民"膳食营养素供给量"的基础上，2000 年制定发布了《中国居民膳食营养素参考摄入量》，为指导国人合理摄入营养素，预防营养缺乏和过量提供了一个重要的参考文件。近十几年来，国内外营养科学得到了很大的发展，许多国家和有关国际组织先后对 DRIs 进行了多次修订，2016 年完成了新版《中国居民膳食营养素参考摄入量》的修订、编写任务。

一、膳食营养素参考摄入量（DRIs）

如果长期某种营养素摄入不足，人体就有发生该营养素缺乏症的危险；而当通过膳食、补充剂或药物等长期大量摄入某种营养素时，就可能产生一定的毒副作用。所以，有必要掌握与应用居民营养素需要量与膳食参考摄入量等知识。

（一）营养素需要量

营养素需要量是指机体为了维持适宜的营养状况，在一段时间内平均每天获得的某种营养素的最低量。"适宜的营养状况"是指机体处于良好的健康状况并且能够维持正常生活与工作。"获得的营养素的量"是指被机体摄入的营养素量或者机体吸收的营养素量。

群体的各种营养素需要量是通过个体的需要量研究得到的，在任何一个人群内个体需要量都是处于一种大致的对称分布状态。

人群的能量推荐摄入量等于该人群的能量平均需要量（EER），而不是像其他营养素那样等于平均需要量加 2 倍标准差。蛋白质及其他营养素的推荐摄入量是要求能满足 97%～98% 的个体需要的水平。

（二）膳食营养素参考摄入量

膳食营养素参考摄入量（DRIs）是每日平均膳食营养素摄入量的一组参考值。膳食营养素参考摄入量的主要指标如下：

1. 平均需要量（EAR）   平均需要量是指某一特定性别、年龄及生理状况群体中个体对某营养素需要量的平均值。可以满足这一群体中 50% 个体需要量的水平，但不能满足另外 50% 个体对该营养素的需要。

2. 推荐摄入量（RNI）   推荐摄入量是指可以满足某一特定性别、年龄及生理状况群体中绝大多数个体（97%～98%）需要量的某种营养素摄入水平。长期摄入 RNI 水平，可以满足机体对该营养素的需要，维持组织中有适当的营养素储备和机体健康。

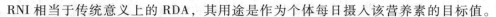

RNI 相当于传统意义上的 RDA，其用途是作为个体每日摄入该营养素的目标值。

3. 能量需要量（EER） 能量需要量是指能长期保持良好的健康状态、维持良好的体型、机体构成以及理想活动水平的个体或群体，达到能量平衡时所需要的膳食能量摄入量。

4. 适宜摄入量（AI） 适宜摄入量是通过观察或者实验获得的健康群体某种营养素的摄入量。例如纯母乳喂养的足月产健康婴儿，从出生到六个月，营养素全部来自母乳，故摄入的母乳中营养素数量就是婴儿所需各种营养素的 AI。

5. 可耐受最高摄入量（UL） 可耐受最高摄入量是营养素或食物成分的每日摄入量的安全上限，是一个健康人群中几乎所有个体都不会产生毒副作用的最高摄入水平。对一般群体来说，摄入量达到 UL 水平，对几乎所有个体均不致损害健康，但不表示达到此摄入水平对健康是有益的。对大多数营养素而言，健康个体的摄入量超过 RNI 或 AI 水平并不会产生益处，因此 UL 并不是一个建议的摄入水平。

6. 宏量营养素可接受范围（AMDR） 宏量营养素可接受范围是指脂肪、蛋白质和碳水化合物理想的摄入量范围。该范围可以提供人体对这些必需营养素的需要，并且有利于降低慢性病的发生危险，常用占能量摄入量的百分比表示。蛋白质、脂肪和碳水化合物作为产能营养素是人体的必需营养素，三者摄入比例还影响着微量营养素的摄入状况，摄入过量时还可能导致机体能量储存过多，增加非传染性慢性病（NCD）的发生危险。因此有必要提出 AMDR，以预防营养素缺乏，同时减少摄入过量而导致慢性病的风险。其显著的特点之一是具有上限和下限，如一个个体的摄入量高于或低于推荐的范围，则可能引起罹患慢性病的风险，或导致必需营养素缺乏的可能性增加。

7. 预防非传染性慢性病的建议摄入量（PI） 预防非传染性慢性病的建议摄入量是以非传染性慢性病的一级预防为目标，提出的必需营养素的每日摄入量。当 NCD 易感人群某些营养素的摄入量接近或达到 PI 时，可以降低发生 NCD 的风险。

8. 特定建议值（SPL） 特定建议值近十年的研究证明了营养素以外的某些膳食成分，其中多数属于植物化合物，具有改善人体生理功能、预防慢性疾病的生物学作用。专用于营养素以外的其他食物成分，一个人每日膳食中这些食物成分的摄入量达到这个建议水平时，有利于维护人体健康。

二、膳食营养素参考摄入量的应用

膳食营养素参考摄入量的主要用途是供营养专业人员对不同人群或个体进行膳食评价和膳食计划，也可以应用于营养政策和标准的制定以及营养食品研发等领域。

（一）在膳食评价和计划中的应用

膳食营养素参考摄入量在个体和群体膳食评价和计划中的应用见表 3-2。

表 3 - 2　DRIs 在健康个体及群体中的应用

用途	针对人体	针对群体
评价[a]	EAR：用以估计日常输入量不足的概率 RNI：日常摄入量达到或超过此水平则摄入不足的概率很低 AI：日常摄入量达到或超过此水平则摄入不足的概率很低 AMDR：宏量营养素的日常摄入量保持在上线和下线范围之内，则摄入不足的可能性很小，而且因过量引起 NCD 的风险减小 UL：日常摄入量超过此水平可能面临健康风险	EAR：用以估计一个群体中摄入不足个体所占的比例 AI：平均摄入量达到或超过此水平表明该人群摄入不足的概率很低 AMDR：宏量营养素的日常摄入量保持在上限和下限范围之内，则摄入不足的人数比例很小，而且易感人群发生 NCD 的概率很低 UL：用以估计人群中由于摄入过量而存在健康风险的个体所占的比例
计划	RNI：达到这一水平，如果日常摄入量达到或超过此水平则摄入不足的概率很低 AI：达到这一水平，如果日常摄入量达到或超过此水平则摄入不足的概率很低 PI：NCD 易感个体的摄入量接近或达到这一水平，NCD 的发生风险降低 AMDR：进入上限和下限范围之内，预防宏量营养素的缺乏，或减少因其过量引起 NCD 的风险 UL：日常摄入量低于此水平以避免摄入过量可能造成的危害	EAR：作为摄入不足的切点，计划群体膳食，使摄入不足者占的比例数很低 AI：用以计划平均摄入量水平，平均摄入量达到或超过此水平则摄入不足者的比例很低 PI：用以计划摄入量，使 NCD 易感人群接近或达到 PI 水平 AMDR：用以计划摄入量，增加进入 AMDR 范围的人群比例 UL：用作计划指标，使人群中有摄入过量风险的比例很小

注：a：需要统计学上可靠的日常摄入量估算值。

资料来源：中国营养学会. 中国居民膳食营养素参考摄入：（2013 版）［M］. 北京：科学出版社，2014.

（二）在其他领域的应用

DRIs 不仅对于专业人员评价和计划个体及群体的膳食营养起着重要作用，而且在社会生产生活的许多领域可以得到应用。

1. 在制定营养政策中的应用　制定营养政策的目的是为了保证居民的营养需求，使各类人群尽可能达到营养素参考摄入量保持人体健康状态。因此，制定营养政策时都会直接或间接地应用《中国居民膳食营养素参考摄入量》。我国国务院先后于 1990 年、2000 年和 2014 年制定发布了《中国食物与营养发展纲要》，对中国农业生产、食品加工和消费起到了重要的引领作用。这些纲要的起草都是根据《中国居民膳食营养素参考摄入量》中有关数据，结合我国居民目前食物消费的模式，推算出粮食、肉类、乳品、蔬菜等各种食物的需求量，以便指导食品生产和加工的合理发展。

2. 在制定《中国居民膳食指南》中的应用　《中国居民膳食指南》是以食物为基础制定的文件，其中包括了具有中国特色的"平衡膳食宝塔"。该宝塔将五类食物分别置于其中的五层内，而且为每类食物列出了推荐的摄入量。这些食物的摄入量是根据 DRIs 推荐的营养素摄入量推算而来的。因此，可以说《中国居民膳食指南》和"平衡膳食宝塔"就是《中国居民膳食营养素参考摄入量》在食物消费领域的体现。

3. 在制定食品营养标准中的应用　许多国家的食品标准涉及人体每日需要摄入的营养素，这些标准要求各种营养素的含量既要满足人体的营养需求，又不能超过可耐

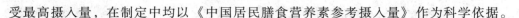

受最高摄入量，在制定中均以《中国居民膳食营养素参考摄入量》作为科学依据。

4. 在临床营养中的应用　DRIs 的适用对象主要是健康的个体及以健康个体为主构成的人群。另外，DRIs 也适用于那些患有轻度高血压、脂质异常、糖尿病等疾病，但还能正常生活，没有必要实施特定的膳食限制或膳食治疗的病人。其中，AMDR、PI和 SPL 对于某些疾病危险人群的膳食指导尤为重要。

5. 在研发和评审营养食品中的应用　近年我国食品企业对其产品的营养性能越来越关注，满足不同人群的营养素需要已经成为食品企业在研发、生产、销售过程中的重要目标，因此《中国居民膳食营养素参考摄入量》也成为食品企业的研发依据，以及国家有关部门对营养食品研发成果进行审批的依据。

任务聚焦

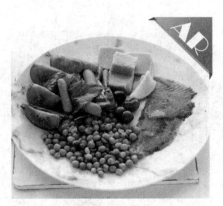

请结合 DIRs，确定自己每日营养素需求量并填入表 3 - 3 中。

表 3 - 3　每日营养素需求量表

姓名				性别						
年龄	EER (kcal/d)	AMDR		RNI						
		总碳水化合物 (g/d)	总脂肪 (g/d)	蛋白质 (mg/d)	钙 (mg/d)	铁 (mg/d)	锌 (mg/d)	维生素 C (mg/d)	维生素 (μg/d)	维生素 A (μgRAE/d)

知识链接

既是药品又是食品的品种

国家卫生部门公布的既是药品又是食品的品种名单如下：

第一批：乌梢蛇、蝮蛇、酸枣仁、牡蛎、栀子、甘草、代代花、罗汉果、肉桂、决明子、莱菔子、陈皮、砂仁、乌梅、肉豆蔻、白芷、菊花、藿香、沙棘、郁李仁、青果、薤白、薄荷、丁香、高良姜、白果、香橼、红花、紫苏、火麻仁、橘红、茯苓、香薷、八角茴香、刀豆、姜（干姜、生姜）、枣（大枣、酸枣和黑枣）、山药、山楂、小茴香、木瓜、龙眼（桂圆）、白扁豆、百合、花椒、芡实、赤小豆、佛手、杏仁（甜、苦）、昆布、桃仁、莲子、桑葚、莴苣、淡豆豉、黑芝麻、黑胡椒、蜂蜜、榧子、薏苡仁和枸杞子。

第二批：麦芽、黄荆子、鲜白茅根、荷叶、桑叶、鸡内金、马齿苋和鲜芦根。

第三批：蒲公英、益智、淡竹叶、胖大海、金银花、余甘子、葛根和鱼腥草。

思考与测验

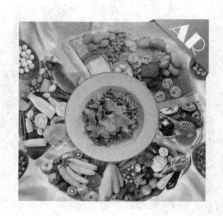

一、单选题

1. 平均摄入量是指能满足多少成员的营养需要（ ）

    A. 50%   B. 60%   C. 80%   D. 95%

2. 下列各项中除哪项之外均为所应用的营养标准（ ）

    A. 适宜摄入量（AI）

    B. 日需最小量（DMR）

    C. 推荐摄入量（RNI）

    D. 适宜摄入量（AI）＋推荐摄入量（RNI）

3. 膳食营养素参考摄入量是为以下哪一目的设计的（ ）

    A. 为个人设定营养目标

    B. 设定摄入量的上限，超过这一限度就有可能有毒性

    C. 为科学研究制定的平均营养素需要量

    D. 以上各项均是

4. 以下对可耐受最高摄入量（UL）的解释哪项是错误的（　）

　　A. 是平均每日可以摄入该营养素的最高量

　　B. 这一摄入水平对一般人群中几乎所有个体都不至于损害健康

　　C. 是健康个体的营养素摄入目标

　　D. 当摄入量超过 UL 而进一步增加时，损害健康的危险性随之增大

二、简答题

《中国居民膳食营养素参考摄入量》包含哪些指标？各有什么含义与应用？

技能训练

香芒鸡蛋布丁

原料：

全蛋 1 个、蛋黄 1 个、牛奶 120g、芒果 1 个（约 50g）、鲜奶油 3 汤勺、白砂糖 15g。

操作步骤：

1. 芒果去皮、去核，一半切成丁一半打成泥；

2. 鸡蛋加蛋黄，糖打匀；

3. 依次加入芒果泥、牛奶、鲜奶油打匀；

4. 最后放入芒果丁轻微搅拌，倒入容器中；

5. 烤箱预热至 150℃，容器放入烤箱焗烤 50 分钟，致凝结取出。

热量统计表见表 3 - 4。

表 3 - 4　热量统计表

原材料	热量（kcal）
鸡蛋 1 个半	110
牛奶 120g	65
芒果 50g	58
鲜奶油 45ml	145
糖 15g	60
合计	433

模块2　膳食结构的认知

你知道吗

慢性病社区干预案例——北卡项目

20世纪60年代末，芬兰是心脏病的高发国家，而地处东部的北卡则是全世界心脏病死亡率最高的地区。1971年1月，北卡省政府向芬兰政府请愿，要求国家帮助北卡省缓解心脏病问题。北卡项目的主要目标是降低当地人口主要慢性病（尤其是心脏病和中风）的死亡率和发病率，促进当地人口健康。重点是通过各种社区项目（如胆固醇项目、高血压项目、无烟运动、学校健康项目、工作场所项目以及浆果和蔬菜项目）改变不健康的生活方式。1977年的评估结果表明，北卡出现了积极的变化。北卡项目的成效主要体现在三个方面：一是慢性病死亡率下降；二是风险因素减少；三是健康行为增加。北卡居民饮食习惯的变化主要表现在两大方面：一是黄油和高脂牛奶的消耗量急剧下降；二是植物油和新鲜蔬菜的消费量有所上升。如，1972年，北卡省仅有2%的人群使用植物油烹饪食物；1973～1978年，该比例约为6%；21世纪初，大约有40%的北卡人群使用植物油烹调食物。

任务引领

请说明我国膳食结构的优缺点，并找出适合自己的可行性完善方案。

一、膳食结构

由于受生产、经济、文化科学发展水平、膳食习惯不同社会和人群的影响，人们摄入主要食物种类和数量的相对构成即膳食结构差别很大。膳食结构与人体健康密切相关，要注意发现本地居民的膳食结构存在的问题并提出改进建议，使之更符合平衡膳食的要求。

（一）当今世界上存在的膳食结构模式

根据膳食中动物性和植物性食物所占的比例以及能量、蛋白质、脂肪和糖类的供给量不同，当今世界的膳食结构分为以动物性食物为主、以植物性食物为主、动植物食物平衡、地中海膳食结构四大类。

1. 以动物性食物为主的膳食结构模式　是经济发达国家的膳食模式。该模式以动物性食物为主，年人均粮食的直接消耗量仅60～75kg，肉类多达100kg，奶类100～150kg，此外还有大量的禽、蛋、蔬菜、水果等。其营养组成特点为"三高一低"，即高能量（14.63MJ/d，即3500kcal/d）、高蛋白（100g/d）、高脂肪（150g/d）、低膳食纤维（12g/d）。由于营养严重过剩，极易诱发肥胖症、高血压、高脂血症、冠心病、糖

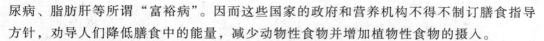

尿病、脂肪肝等所谓"富裕病"。因而这些国家的政府和营养机构不得不制订膳食指导方针，劝导人们降低膳食中的能量，减少动物性食物并增加植物性食物的摄入。

2. 以植物性食物为主的膳食结构模式　发展中国家以植物性食物为主，年人均消耗粮食多达 140~200kg，而肉、蛋、奶及鱼虾总量仅为 20~30kg 或更少。其膳食的能量为 8.36~9.61MJ/d（2000~2300kcal/d），蛋白质仅为 50g/d，脂肪 30~40g/d。由于膳食质量差，容易出现蛋白质、能量营养不良，某些矿物质和维生素常显不足，以致体质和劳动能力下降，健康状况不良，易患营养缺乏症。

3. 动植物食物平衡的膳食结构模式　日本是该模式的主要国家。日本居民饮食中动、植物食物较为平衡，年人均消耗粮食达 110kg，动物性食物也约有 135kg（主要为海产品、奶类和蛋类）。其膳食的能量为 8.36MJ/d（2000kcal/d）左右，蛋白质为 70~80g/d，动物蛋白约占总蛋白的一半，脂肪 50~60g/d。由于膳食所供的能量和营养素接近人体需要，营养缺乏症较少见，不过动物性食物仍稍偏高，"富裕病"虽然明显少于西方发达国家，但也有增加的趋势。

4. 地中海膳食结构模式　地中海膳食模式是生活在地中海沿岸的意大利、希腊等国居民的膳食模式。主要特点是饮食富含植物性食物包括谷类（350g/d）、水果、蔬菜、豆类和坚果等；食物的加工程度低，新鲜度高，以食用当季和当地产的食物为主；主要的食用油是橄榄油，脂肪提供能量占膳食总能量比值在 25%~35%，饱和脂肪只占 7%~8%；每天食用适量奶酪、酸奶及新鲜水果（餐后食品）；每周食用适量鱼、禽肉、蛋及几次甜食；每月只食用几次红肉；大部分成年人有饮用葡萄酒的习惯。地中海地区居民心脑血管疾病的发生率很低，被认为是采用该模式的结果，由此该模式被西方国家注意研究、改进及运用。几种不同膳食结构模式的比较见表 3-5。

表 3-5　几种不同膳食结构模式的比较

分类	特点	代表国家	优点	缺点
以动物性食物为主	谷物消费少，属于营养过剩型的膳食	多数欧美发达国家	膳食质量好，某些矿物质和维生素丰富	能量过剩、营养过剩、易发生慢性病
以植物性食物为主	动物食物少谷类食物多，膳食能量基本满足需要	发展中国家	膳食纤维充足，动物性脂肪低，有利于高血脂症和冠心病的预防	钙、铁、维生素A不足、易发生营养缺乏病
动植物食物平衡	动植物食物比例适当，膳食能量能满足需要，鱼贝类摄入量大	日本	有利于避免营养缺乏病和营养过剩病	动物性食品仍偏高，营养轻微失调
地中海膳食结构	居住在地中海地区居民特有，膳食中富含植物性食物，食物的加工程度低，橄榄油是主要食用油，每餐后吃新鲜水果，每天都有适量的奶制品，每周食用适量鱼禽，每月食适量红肉（畜肉）；习惯饮用葡萄酒；低饱和脂肪、高碳水化合物、蔬菜和水果充足	地中海沿岸国家	与地中海地区居民心脑血管疾病发生率很低有关	虽然是一种值得推崇的膳食结构，但普通家庭一般不容易做到

（二）我国居民的膳食结构

目前我国居民的膳食仍然以植物性食物为主，动性食物为辅，但由于发展的不平衡，贫富地区居民、城乡居民的膳食结构差异较大。

1. 我国的膳食结构现状　近年来，随着我国的经济发展，人们的生活水平不断提高，膳食结构也在发生变化。就全国范围来讲，热能已达推荐量标准，但膳食结构中仍以谷类为主，城市的变化更为明显。主要特点是粮食消费下降，动物性食物成倍增加。随着膳食结构的变化，能量来源分配也发生了明显变化，来源于碳水化合物的能量逐年下降，来源于脂肪的能量逐年上升。中国城乡膳食供能比例见表3-6。

表3-6　中国城乡膳食供能比例变化　　　　　　　　单位：%

年份平均 膳食供能比	城市平均			农村平均			城乡平均		
	1992年	2002年	2012年	1992年	2002年	2012年	1992年	2002年	2012年
谷类食物	57.4	48.5	47.1	71.7	61.5	58.8	66.8	57.9	53.1
动物类食物	15.2	17.6	17.6	6.2	10.7	12.5	9.3	12.6	15.0
脂肪	28.4	35.0	36.1	18.6	27.5	29.7	22.0	29.6	32.9

从食物结构来看，中国居民油脂摄入量已严重超标；谷类、薯类摄入量较以前有所下降；豆类消费太少，只达到要求的30%；蔬菜和水果也太少，分别达到要求的50%和70%；盐和酱油太多，特别是北方分别达到12g和9g，远超过了相关标准。

2. 中国居民死亡病种的改变　动物性食物消费增加使蛋白和脂肪的摄入量增加，人体的免疫力提高了，于是传染病逐年减少，与营养过剩有关的非传染性慢性病逐年增加。这已成为一种特定的规律，如不加以干预，对人类健康也会产生严重危害。

上海居民自新中国成立以来膳食营养与疾病谱的变化显示，肉类、蛋类、蔗糖和饱和脂肪摄入量与心脏病、脑血管病呈正相关，据统计，20世纪50年代死因前三位的疾病是麻疹、肺结核和老衰，20世纪80年代则为恶性肿瘤、脑血管病和心脏病。

据2002年统计，中国居民的死因顺位又发生明显变化。动脉粥样硬化性疾病排名第一，死亡率在30%以上；第二是恶性肿瘤；还有一些和饮食相关的退行性疾病如糖尿病、高血压、骨质疏松、白内障、视黄斑变性等也在增加。2014年《中国心血管病报告》指出，心血管病占我国居民疾病死亡病因的40%以上，成为我国居民死亡的最主要病因，每5例死者中就有2例死于心血管病。报告还指出，农村患病比例要高于城市，原因在于农村生活水平提高了，但在健康生活方式方面认识仍然不足。

目前，因营养过剩的死亡人数超过因营养不良死亡的人数。生活条件虽然好了，但"富贵病"严重影响了人们的生活质量，必须引起高度重视。

3. 我国传统膳食结构的利弊　我国传统的膳食结构是以粮食为主，蔬菜类丰富，肉类较少，食品多且不作精细加工，精制糖的使用量较少，茶为大众的饮料，烹调油中荤油占有一定比例。

（1）传统膳食结构的优点分析

①谷类为主的膳食结构，由于谷类食品中碳水化合物含量高，故碳水化合物产生的热能占总热能的60%以上，是最经济、最主要而且无污染的热能来源，可防止脂肪和蛋白质分解产生能量时，分别产生的酮体和胺类物质对机体的毒害作用。

②蔬菜便宜、品种多，维生素、矿物质和纤维素较多。

③食品精加工少，并且有粗粮摄入，增加了膳食纤维，因此，消化系统疾病及肠癌的发病率较低。

④丰富的豆制品，如豆腐、腐乳、豆浆、豆汁等，能够补充优质蛋白和钙。

⑤饮茶、甜食少，减少了糖的过多摄入，增加了一些必需矿物质的摄入。

⑥丰富的调料，如葱、姜、蒜、辣椒、醋等，起到了杀菌、降脂、增加食欲、助消化等诸多作用。

（2）传统膳食结构的不足

①牛奶及奶制品摄入不足。膳食调查表明，全国范围内钙的摄入量只达到每日推荐量的一半略多。牛奶的营养价值很高，又是钙的最好来源，所以提倡多喝牛奶，每日应不少于300ml。

②缺乏瘦牛肉、瘦羊肉、鱼等动物性食品，导致优质蛋白质摄入量不足。

③食盐摄入量过高。我国居民每人食盐摄入量平均12g/d，这与世界卫生组织关于防治高血压、冠心病的建议中提出的每人每天食盐食入量在6g/d以下的标准相差1倍。

④白酒的消耗量过多。

我国的饮食文化历史悠久，其传统膳食结构和配膳原则信奉"杂食者，美食也；广食者，营养也"的摄食原则，提倡食品的来源多样化，提倡含不同营养成分的食物之间的互补。以谷类为主，采食多样蔬菜，适量搭配水果和动物性食物的传统饮食原则，符合人体生理全面营养的需要和膳食平衡，有助于人体健康，是中国人民数千年饮食生活的经验积淀，充分体现了中华民族在膳食领域的高度智慧。我们应该发扬传统饮食习惯的长处，克服不足，在科学膳食原则基础上改进我们的饮食，使国人的健康水平进一步提高。

二、平衡膳食

通过漫长进化与竞争，人类已稳居食物链的顶端，能自由获取食物。在无数天然食物中，除母乳基本能满足出生4~5个月内婴儿的营养需要外，世界上没有一种食物能供给人体所需的全部营养素，因此必须将不同食物进行科学合理搭配，来满足人体的需要。

（一）平衡膳食的基本原则

人体对食物营养素的需求与膳食供给之间建立的良好的平衡关系就是平衡膳食。

平衡膳食既要求膳食中各种营养素种类齐全和比例适当，即营养素之间的平衡；又要求数量充足，以满足机体的需要，即摄入量和需要量之间的动态平衡。否则就会影响身体健康，甚至导致某些疾病的发生。

（1）热量营养素构成的平衡　能量是人类赖以生存的基础。人们为了维持生命、生长、发育、繁殖后代和从事各种活动，每天必须从外界获取一定的物质和能量。人体所需要的能量主要来源于食物。食物消化吸收后，为人体提供必须的的营养和能量，其一般来源于碳水化合物、脂肪、蛋白质，分别给机体提供的热量为：碳水化合物占55%～65%、脂肪占20%～30%、蛋白质占10%～15%，各自发挥特殊作用又互相起到促进和保护的作用，这种总热量平衡、热量比例也平衡的情况称为热量营养素构成平衡。

热量营养素供给过多，会引起肥胖、高血脂和心脏病；过少会造成营养不良，诱发贫血、结核、癌症等。当总热量平衡，比例不平衡时也会影响健康。碳水化合物摄入量过多时，会增加消化系统和肾脏负担，减少其他营养素的摄入。蛋白质热能提供过多时，则影响蛋白质正常功能的发挥，造成蛋白质消耗，影响体内氮平衡。当碳水化合物和脂肪热量供给不足时，又会削弱对蛋白质的保护作用。

通常一日三餐的热量分配为早餐占30%，午餐40%，晚餐30%，以保证一天的热平衡。

（2）必需氨基酸的含量比例与人体需要的平衡　食物中蛋白质的营养价值，基本取决于食物中所含的8种必需氨基酸的数量和比例。食物越接近人体所需要的比例，越容易被人体吸收，当100%被吸收时，称为氨基酸平衡食品。除人奶和鸡蛋外，多数食品是氨基酸不平衡食品，所以提倡食物的合理搭配，纠正氨基酸构成比例的不平衡，提高蛋白质的利用率和营养价值。

（3）不饱和脂肪酸与饱和脂肪酸的平衡　人体需要的必需脂肪酸均为不饱和脂肪酸。在膳食中不仅要维持脂肪酸在全日总热量中的比例，还要注意必需脂肪酸所占的比例。通常饱和脂肪酸、单不饱和脂肪酸与多不饱和脂肪酸的比例应为1:1:1，n-6系列多不饱和脂肪酸与n-3系列多不饱和脂肪酸的比例为4:1，适量摄入EPA与DHA。

（4）动物性食物和植物性食物的平衡（荤素平衡）　动物性食物富含蛋白质、脂肪、各种维生素、无机盐，植物性食物含较多的糖类、纤维素。人体要获得全面的营养，就要荤素搭配合理。

（二）平衡膳食、合理营养与健康的逻辑关系

合理营养是指平衡而全面的营养。从营养与膳食角度思考健康，三者的逻辑关系应该是"平衡膳食→合理营养→健康"，即平衡膳食是物质基础，是合理营养在生活中的具体体现，没有平衡膳食，谈不上合理营养和健康；合理营养是保证人体良好健康状态的物质基础，但是它不是空中楼阁，只能通过平衡膳食来实现。因为平衡膳食与合理营养二者关系密不可分，最终目标一致（即健康），所以它们在概念和要求上有很多相似甚至完全相同的地方。平衡膳食与合理营养细微差别在于侧重点有所不同，平衡膳食关注宏观层面即食物及其搭配，合理营养则关注微观层面，即食物中的营养成分及其相互比例关系。

📖 **任务聚焦**

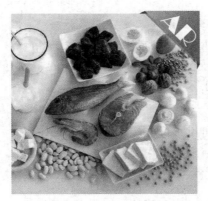

　　说出我国膳食结构的优缺点，并找出适合自己的可行性完善方案，填于表3-7中。

表3-7　我国传统饮食结构优缺点及改善方案

我国传统饮食优缺点	改善方案

●●● 思考与测验 ●●●

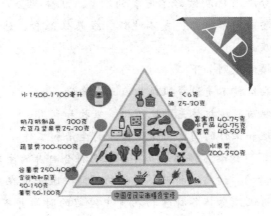

一、单选题

1. 下列哪项不符合平衡膳食的基本要求（　　）

　　A. 食物多样，肉类为主

    B. 多吃蔬菜水果

    C. 常吃奶类豆类

    D. 食用保质期内不变质食品

2. 早餐提供的能量应占全天总能量的（　　）

    A. 20%　　　　　B. 25%　　　　　C. 30%　　　　　D. 40%

3. 午餐提供的能量应占全天总能量的（　　）

    A. 25%　　　　　B. 30%　　　　　C. 35%　　　　　D. 40%

4. 含糖饮料指含糖超过多少以上的饮品（　　）

    A. 5%　　　　　B. 10%　　　　　C. 15%　　　　　D. 20%

二、简答题

1. 简述平衡膳食的基本原则。

2. 试比较不同膳食结构的优缺点。

3. 简述我国传统膳食结构的利与弊。

 知识链接

如何培养科学的饮食习惯

    饮食习惯指进餐间隔时间，食物的种类、数量、质量在各餐中的分配情况以及吃水果和吃零食的习惯等。科学的饮食习惯应该使饮食与日常作息时间和生理状况相适应，与消化规律相协调，从而提高食物消化、吸收和利用的程度，使人体感觉舒服、精力充沛、身体健康。

    1. 培养科学的饮食习惯的重要性　人的工作性质和日常作息时间，决定一天内不同时间对热能和营养素的需求。所以根据自己的情况，建立适应生理需要的膳食习惯非常重要。一旦习惯养成，就会产生相应的生物条件反射，例如到了进餐的时间，就会感觉饥饿，消化道分泌消化液做好了进餐的准备，机体就会产生良好的食欲。如果没有良好的习惯，进餐时间不规律，或不吃饭，或暴饮暴食，违背饮食规律就会造成消化功能紊乱，甚至疾病。

    建立科学饮食习惯的原则如下。

    ①进餐时间掌握在饭前不是过分饥饿但有正常食欲。

    ②所摄取的营养物质能被机体充分地消化、吸收和利用。

    ③能满足机体生理和工作的需要，保证健康的生活和工作。

    2. 科学的饮食习惯　饮食习惯因人而异，但要符合自身的生理和健康需要。

    （1）两餐间隔的时间　适当安排两餐之间的时间。既保证在用餐时有良好的食欲，又在饭前不发生强烈的饥饿感。各种食物在胃中停留的时间并不一致，通常混合食物为 4～5 小时，所以两餐间隔也应在 4～5 小时。间隔时间太短没有良好的食欲，会造成进食后消化液分泌减少，肠胃工作量和负担加重，影响消化功能。间隔时间太长会造成明显饥饿感，组织器官的营养不能及时补充，会造成精神萎靡不振，工作热情和学习效率下降，长期空腹还可导致胃炎、胃溃疡。

有人因为早晨时间紧而不吃早餐，这种做法很不科学。特别是青年学生，脑组织活动旺盛，消耗能量很大，而脑中没有糖原储备，需要不断地从血液中摄取葡萄糖来维持能量的需要。所以一定要吃早饭来保证血糖的供应，否则造成学习或工作效率低下，甚至发生低血糖，严重时会晕倒（低血糖休克）。

（2）食物的营养分配　中国民间流传"早餐吃好、午餐吃饱、晚餐吃少"的说法；西方国家也流传"早餐吃得像国王，午餐吃得像平民、晚餐吃得像乞丐"的说法，都形象地比喻了一日三餐营养物质分配的情况和比重，有一定的科学道理，是多年生活经验的总结。营养师的建议如下：

①早餐　早餐应占全天食物总摄入量的30%，以满足上午工作、学习的需要。我国农村和部分地区早餐以清淡的白粥、咸菜为主，热能分配偏低，有的仅占全天总热量的10%~15%，这与上午的工作消耗不相适应。而西式早餐以牛奶、面包为主，黄油、色拉酱或果酱佐餐，辅以煎鸡蛋、新鲜水果或果汁，含较高的热能营养素和维生素，值得我们借鉴。尽管我们可能不太适应，但我们的营养早餐也可以非常丰富。早餐主食如馒头、豆包、菜包、肉包、麻酱卷、花卷、面包等；蛋白质可由鸡蛋、牛奶、豆浆、黄豆、花生米补充；咸菜可改为绿色小菜，如拌胡萝卜芹菜花生米、拌黄瓜、拌小青菜等，再配上适量的水果，这样，各类营养素如碳水化合物、脂肪、蛋白质、维生素、矿物质和食物纤维就可以有保证了。

总之，早餐是一天中最重要的一顿饭，千万不能掉以轻心，必须吃好。人经一夜睡眠，晚上进食的营养已基本耗完，只有得到早餐的营养补充，才能满足机体的需要。经常不吃早餐会导致身体一系列疾病，如胆结石、低血糖等，所以医学专家告诫人们"吃早餐等于吃补药"。我们必须重视早餐，不但要吃，而且一定要吃好。

②午餐　糖、蛋白质、脂肪及维生素的供给量应增加，摄入量应占全天总摄入量的40%。午餐在一日三餐中有承上启下的作用，既要补偿饭前的能量消耗，又要储备饭后工作所需要的能量，因此，午餐在全天中的热量应最多，而且食物的品种和数量也要增加。除主食外，副食的品种要多，如肉类、蛋类、豆类、青菜类最好全有，还要有一碗营养丰富的汤。我国大部分地区对午餐还是比较重视的，南方比北方更注意多样性。

③晚餐　应多食谷类、蔬菜等易消化的食物，最好是稀饭或面汤。摄入量应占全天总摄入量的30%。富含蛋白、脂肪的食物应少吃。因蛋白、脂肪类食物较难消化，且含热量高，晚餐后活动量小，热能消耗大大降低，营养物质容易在体内储存造成肥胖。

现在城市的有些家庭，因成员白天各自忙工作、忙学习，所以早餐、午餐经常用快餐凑合，晚餐时间充裕，一家人又在一起，所以吃得比较充实。久而久之大人变得大腹便便，血脂血压升高，少儿也成了小胖墩。正如古人所说"饱食即卧，为生百病"。因此，必须引起高度重视。

④水果　水果富含糖、维生素、无机盐、纤维素、果胶、有机酸等物质，可调节酸碱平衡、胃肠蠕动等多种生理功能，在营养方面越来越受到人们的重视。

3. 克服不良饮食习惯

（1）挑食和偏食　科学和长期的生活实践使人们认识到，没有任何一种天然食品能包含人体所需的所有营养素。例如，谷类的糖丰富，但脂肪和蛋白少；肉类、蛋类含优质蛋白，但某些维生素和粗纤维少；蔬菜、水果富含维生素、无机盐和膳食纤维，但蛋白和脂肪少。所以，单一食物不管吃的量多大，都不能保证机体营养平衡的需要。如果长期挑食、偏食，势必造成营养不良，影响健康。

现在生活条件好了，但是偏食和挑食的情况更多了，特别是少年儿童。实际上，儿童的膳食都是由父母安排的，家长应特别注意自幼让孩子多接触一些食物种类，扩大饮食范围，这样，对各式各样的食物才容易接受。每种食物都有各自的长处和不足，只有各种各样的食物都能吃，才有利于身体健康。从小养成良好的饮食习惯，家长以身作则很重要。如果家长本身就对某些食物有偏见，很容易影响孩子。如果在孩子面前随便说我不爱吃什么食物，孩子听了这话，即使从来没吃过这种食物，也会对这种食物产生反感。因为儿童正处于心理的发育阶段，对新事物的认识和接受过程中具有受暗示性和模仿性的影响。合格的家长应了解和利用儿童的这些心理特点。

现在有些家族病，实际和遗传因素关系不大，主要是生活方式特别是饮食习惯造成的，如心脑血管病、肠癌、食管癌等。

（2）进食不规律　进食不规律主要表现为，有时暴饮暴食，有时忍饥挨饿，吃零食等。例如因为夜间活动，睡懒觉，错过了早餐时间，午餐势必吃得多；或者平时省吃俭用，逢年过节大吃大喝；或者聚餐聚会暴饮暴食；或者不停地吃零食，到进餐时没有食欲。这样"饥一顿，饱一顿"，日积月累必然使肠胃功能失调，诸如胃炎、胃穿孔、胰腺炎、心肌梗死等疾病，都与进食不规律等陋习有关。

人们一日三餐所吃的食物，需要经胃的消化，变成与胃酸相混合的食糜，再经过小肠的胆汁、胰液、肠液中酶的化学作用把食物大分子分解成小分子才能够吸收利用。人的消化能力是有一定限度的，每天消化液的分泌是一定的。如成年人每天分泌胃液 $1500 \sim 2500\mathrm{ml}$，胰液 $700 \sim 2000\mathrm{ml}$，胆汁 $600 \sim 700\mathrm{ml}$，小肠液 $1000 \sim 3000\mathrm{ml}$。如果超过消化限度，就可能破坏胃、肠、胰、胆等脏器的正常功能。如果胃胀得很大，一是胃自身蠕动困难，二是体积大抬高横膈膜影响心脏功能。由此诱发的疾病甚至是致命的。

按时进食使消化系统形成条件反射而有规律地工作，有利于保护消化器官的正常功能。除保证一日三餐外，还要注意每餐不要太饱，八分饱有利于健康长寿。美国科学家做过这样的实验，100 只猴子随它吃饱，另外 100 只定量供应七八分饱，结果 10 年以后，饱食的 100 只猴子肥胖、高血压、脂肪肝的多，死亡了 50 只，剩下的也不精神；另 100 只平时吃七八分饱的猴子只死了 12 只，而且体态苗条、健康、很少生病，精神状态好得多。有一些生活谚语如"吃饭少一口，活到九十九""若要身体好，吃饭不过饱"、"若要身体安，三分饥和寒"等都是生活经验的总结，对健康确实有好处。

（3）经常喝含糖饮料　含糖饮料指含糖超过5%以上的饮品（普通碳酸饮料如可乐、汽水的含糖量约10%，市售果汁超过10%，茶饮料5%～10%），目前可乐、汽水等碳酸饮料、橙汁、蜜桃汁、营养快线还有儿童热衷的各种甜品饮料充斥着人们的生活。甚至有的青少年认为日常饮水淡而无味，以甜品饮料代替饮水。经常喝含糖饮料会对身体造成一定伤害，一方面由于热值高容易导致肥胖；另一方面甜品饮料还有导致糖尿病、肾和尿路结石、痛风、骨质疏松和龋齿的风险。

（4）过冷过热的食物　过冷过热的食物都会对身体造成伤害。食物过热，会烫伤消化道，引起食道发炎，久而久之会诱发癌变。过冷饮食使食管与胃肠血管收缩，造成胃平滑肌痉挛，分泌液减少，长期食用冷食会引起胃肠功能紊乱，引发多种胃肠病。

（5）盲目节食减肥　爱美之心，人皆有之。希望自己有一张漂亮的面孔，有一个标准的身材也是人之常情。在生活中肥胖不仅带来诸多不便，而且容易得心脑血管疾病，最好的方法是通过科学地控制饮食和运动来达到减肥的目的。有的人不"肥"也要减，为追求魔鬼身材而不惜代价。如滥用减肥药、不吃饭、不吃主食、不吃肉等，最终导致营养不良性疾病，甚至厌食症而遗憾终生。

（6）乱用滋补药　盲目听信广告对滋补药的夸大宣传，乱用滋补品，甚至以药代食，错误地认为补品可以补救一切营养缺乏。其实滋补药的作用，只是调节某些生理功能，需不需要补，补什么，要因人而异。例如维生素合剂的目的是补充维生素，如果是健康人，在膳食中注意多吃蔬菜和水果，就没必要额外补充维生素制剂，除非有什么特异性疾病。补药不是人人皆宜的健身法宝。

（7）不注意饮食卫生　不要购买无卫生保证的街头食品，如烤羊肉串、臭豆腐等。街头流动食品很多没有卫生许可证、从业人员健康证，餐具不消毒、滥用食品添加剂和调料造成的食品污染严重，很容易引起食源性感染，危害身体健康。

技能训练

酸奶蛋糕

原料：

低筋面粉40g、鸡蛋3个、酸奶200g、玉米粉20g、红糖50g。

操作步骤：

1. 蛋清与蛋黄分离；
2. 酸奶200g、砂糖20g、蛋黄3个，搅拌均匀；
3. 在搅拌好的蛋黄液里筛入低筋面粉40g、玉米粉20g，搅拌均匀；
4. 蛋白分次加入30g砂糖，打发至出现弯勾状；
5. 分三次将打发蛋白糊加入蛋黄液中，上下翻拌均匀；
6. 倒入模具，放入烤箱，150℃烤60～70分钟。

热量统计表见表3－8。

表 3-8　热量统计表

原材料	热量（kcal）
鸡蛋 3 个	228
低筋面粉 40g	128
酸奶 200g	144
红糖 50g	195
玉米粉 20g	54
合计	749

模块3　《中国居民膳食指南》的认知

你知道吗

饮食行为的影响因素

人们选择和摄取食物的行为受多种因素的影响，主要影响因素见表 3-9。

表 3-9　饮食行为的影响因素

影响因素	具体包括
个人因素	食物喜好、心理和情绪
家庭因素	父母的饮食行为、饮食教育
社会因素	宗教民族和信仰、同伴的影响、有关食物营养的观念和知识
大众媒介	新闻报纸、杂志；电台广播；电视电影；互联网、微信等

任务引领

说明《中国居民膳食指南》对一般人群的推荐内容，运用膳食宝塔确定一家三口平衡膳食模式和食物量。

膳食指南是指导广大居民实践平衡膳食，获得合理营养的科学文件。《中国居民膳食指南》包括一般人群膳食指南和特定人群膳食指南。一般人群膳食指南适合于 2 岁以上的正常人群，特定人群膳食指南是根据各人群的生理特点及其对膳食营养需要而制定的，包括孕妇、乳母、婴幼儿、学龄前儿童、儿童青少年和老年人群。中国居民平衡膳食宝塔是根据《中国居民膳食指南》的核心内容，把平衡膳食的原则转化成各类食物的重量，便于人们在日常生活中实行。

一、中国居民膳食指南

膳食指南是营养工作者根据营养学原理提出的一组以食物为基础的，通俗易懂，简明扼要的合理膳食基本要求。中国居民膳食指南，是结合中华民族饮食习惯以及不同地区食物可及性等多方面因素，参考其他国家膳食指南制定的科学依据和研究成果，进而提出的符合我国居民营养健康状况和基本需求的膳食指导建议。《中国居民膳食指南（2016）》，对一般人群膳食提出六条核心推荐，以期达到平衡膳食，合理营养，保证健康的目的。

（一）食物多样，谷类为主

1. 关键推荐

（1）每天的膳食应包括谷薯类、蔬菜水果类、畜禽鱼蛋奶类、大豆坚果类等食物。

（2）平均每天摄入 12 种以上食物，每周 25 种以上。

（3）每天摄入谷薯类食物 250～400g，其中全谷物和杂豆类 50～150g，薯类 50～100g。

（4）食物多样、谷类为主是平衡膳食模式的重要特征。

2. 实践应用

（1）**怎样做到食物多样**

①一日三餐食物品种的搭配：摄入各类食物品种数目的建议指标为谷类、薯类、杂豆类平均每天三种以上，每周五种以上；蔬菜、菌藻和水果类平均每天四种以上，每周 10 种以上；鱼、蛋、禽肉、畜肉类平均每天三种以上，每周五种以上；奶、大豆、坚果类平均每天有两种，每周五种以上。食品种类中未包括油和调味品。食物品种数目按照一日三餐的分配，早餐至少摄入 4～5 个食物品种，午餐摄入 5～6 个食物品种，晚餐摄入 4～5 个食物品种；加上零食 1～2 个品种。

②"小份量"选择：份是实现食物多样化的关键措施，分餐时选用小份菜肴可增加食物的种类，多人一起聚餐也利于实现食物多样。

③同类食物互换：一段时间内同类食物互换是保持食物多样的好办法，通过食物品种互换，可避免每天食物品种重复，有利于丰富三餐的食物品种，从而实现食物多样。

④食物巧搭配：合理的烹调如粗细搭配、荤素搭配、色彩搭配，不仅可以增加食物品种数量，还可以提高食物的营养价值和改善食物的风味。

（2）**怎样做到以谷物为主**　谷类为主是中国居民平衡膳食模式的重要特征，即一日三餐都要摄入充足的谷类食物。在家吃饭，每餐都应该有米、面等主食，各餐主食可选不同种类的谷类食材。在外就餐特别是聚餐时，点餐宜先点主食或蔬菜类，不能只点肉菜或酒水，就餐时主食和菜肴同时上桌，以免发生主食吃得很少或不吃主食的情况。

（3）让全谷物和杂豆走上餐桌　全谷物是指未经精细化加工或虽经碾磨、粉碎、压片等处理，仍保留了完整谷粒所具备的胚乳、胚芽、麸皮及其天然营养成分的谷物。

一日三餐中至少一餐用全谷物和杂豆类，小米、玉米、燕麦、全麦粉等全谷物都可以直接作为主食，如小米粥、燕麦片早餐、全谷物面包。有些杂豆可以做菜，利用现代厨房炊具可改善全谷物的粗糙口感。

（4）增加薯类摄入的方法　马铃薯和甘薯可以直接作为主食，薯类作为菜肴是常用的方法。薯类可作为零食，但不宜多吃油炸薯条和薯片。

（二）吃动平衡，健康体重

1. 关键推荐

（1）各年龄段人群都应天天运动、保持健康体重。

（2）食不过量，控制总能量摄入，保持能量平衡。

（3）坚持日常身体活动，每周至少进行 5 天中等强度身体活动，累计 150 分钟以上；主动身体活动最好每天 6000 步。

（4）减少久坐时间，每小时起来动一动。

2. 实践应用

（1）怎样保持健康体重

①对于超重肥胖者的减肥速度以每月 2 ~ 4kg 为宜。一般的减重膳食建议每天摄入能量减少 1255 ~ 2092kJ，严格控制食用油和脂肪的摄入，适量控制精白米面和肉类，保证蔬菜、水果和牛奶的摄入充足。建议超重或肥胖者增加运动量，以帮助减少身体脂肪，每天累计达到 60 ~ 90 分钟中等强度有氧运动，每周 5 ~ 7 天；抗阻肌肉力量锻炼隔天进行，每次 10 ~ 20 分钟。

②体重变化是判断一段时间内人体能量平衡的指标，家里准备一个电子体重秤，经常称一下早餐前空腹时的体重，根据体重变化情况来调整食物的摄入量和身体活动量。

（2）怎样做到食不过量、吃动平衡　食不过量就是每天摄入各种食物所提供的能量，不超过也不低于人体所需要的能量。各类的食物能量不同，如蔬菜是低能量食物，油、高脂肪的食物、肉等能量较高，需要食物的合理搭配，既要保持能量平衡，也要保证营养素平衡。要做到定时定量进餐，每顿少吃一两口，少吃高能量食物，减少在外就餐。吃动平衡原则上是量出为入，但鼓励多动会吃，不提倡少动少吃，忌不动不吃。

（3）怎样安排身体活动　每个人都应保持足够的日常身体活动。身体活动量是决定健康效益的关键，建议成年人每天主动身体活动至少 40 分钟，即相当于快步走 6000 步的运动量。6000 步可以一次完成，也可以分 2 ~ 3 次完成。每天或每周 5 天以上都进行中等强度有氧运动，至少隔天一次，每次持续时间 10 分钟，每周累计 150 分钟以上。步行、快走、慢跑、游泳、乒乓球、羽毛球、篮球、跳舞、做家务等，均是中等强度的有氧运动。

工作时，常常伸展筋骨，少搭电梯，多走楼梯，避免久坐，每60分钟离开座位动一动。通勤时，走路前往搭乘公共交通工具，或骑自行车上下班。休闲时，在室内可选游泳、有氧舞蹈、羽毛球、排球等运动项目，在室外可选快走、慢跑、骑自行车、网球、篮球，到公园散步，参加群体娱乐活动项目等。在家里尽量少看电视、手机，可做伸展运动或有氧健身操，进行仰卧起坐、伏地挺身等居家简易肌力训练。

每个人都应该寻找适合自己的运动，培养兴趣，长期坚持。充分利用外出、工作间隙、家务劳动和闲暇时间，尽可能地增加"动"的机会，减少"静坐"的时间。

（三）多吃蔬果、奶类、大豆

1. 关键推荐

（1）蔬菜水果是平衡膳食的重要组成部分，奶类富含钙，大豆富含优质蛋白质。

（2）餐餐有蔬菜，保证每天摄入300~500g蔬菜，深色蔬菜应占1/2。

（3）天天吃水果，保证每天摄入200~350g新鲜水果，果汁不能代替鲜果。

（4）吃各种各样的奶制品，相当于每天液态奶300g。

（5）经常吃豆制品，适量吃坚果。

2. 实践应用

（1）餐餐有蔬菜，天天有水果 我国居民目前蔬菜摄入量低，水果摄入长期不足。多吃蔬果可减少能量摄入，保证在每餐的食物中有一半是蔬菜。膳食要讲究荤素搭配，做到餐餐有蔬菜。每天吃一个水果，三口之家一周应该采购4~5kg水果。自制果蔬汁不去渣。

（2）精挑细选巧搭配，合理烹调保营养 应选择新鲜和应季的蔬菜水果，以免储存时间过长造成营养素损失。深色（深绿色、红色、橘红色和紫红色）蔬菜富含胡萝卜素和植物化学物质，应占蔬菜总摄入量的1/2以上。少吃腌菜和酱菜。

蔬菜、水果品种多，各有营养特点，每天的蔬菜品种至少达到五种以上，不能相互替代或长期缺乏，只有多种蔬果合理搭配才能获得较多益处。水果不可以代替正餐，应安排在餐前或两餐之间，果汁等制品的营养价值一般不如新鲜水果。

保持蔬菜营养，就是要减少烹调加热时间和高温烹调。具体烹饪的方法有，先洗后切、凉拌生吃、急火快炒、开汤下菜、炒好即食。

（3）每天一杯奶 选择多种多样的奶制品，把牛奶当作膳食组成的必需品。例如早餐饮用牛奶一杯（200~250ml），午饭加一杯酸奶（100~125ml）就可达到每天300g液态奶摄入量。奶制品如按蛋白质与鲜奶折算，则100g鲜牛奶=酸奶100g=奶粉12.5g=奶酪10g。

乳糖不耐受人群可选酸奶等制品，超重或肥胖人群宜选择脱脂奶或低脂奶。例如，确认牛奶蛋白过敏的人群，应避免食用牛奶。刚挤出来的牛奶，需杀菌后方可食用。

（4）常吃豆制品 常吃豆制品是指每天摄入大豆15~25g，或每周105~175g。豆腐、豆干、豆浆、豆芽、发酵豆制品都是不错的选择。喝豆浆必须要煮透，以免食物中毒。

（5）坚果有益不过量　坚果好吃，有益健康，但属高能食物、不可过量，最好周为 50～70g（平均每天 10g 左右）。如果摄入量多，应减少三餐的总能量。

（四）适量吃鱼、禽、蛋、瘦肉

1. 关键推荐

（1）鱼、禽、蛋和瘦肉摄入要适量。

（2）每周吃鱼 280～525g，畜禽肉 280～525g，蛋类 280～350g，平均每天摄入总量 120～200g。

（3）优先选择鱼和禽类。

（4）吃鸡蛋不弃蛋黄。

（5）少吃肥肉、烟熏和腌制肉制品。

2. 实践应用

（1）如何做到适量摄入

①控制总量、分散食用。每人每周摄入鱼和畜禽肉的总量不超过 1kg。鸡蛋不超过 7 个。适当减少牛肉、猪肉、羊肉等红肉及制品的摄入，增加鱼肉、鸡肉、鸭肉等白肉摄入。肉类应分散到每天各餐中，最好每餐有肉，每天有蛋，避免集中食用，以发挥蛋白质互补作用。制定每周食谱，鱼和畜禽肉可以换着吃，但每天最好不少于两类。

②切小块烹饪。烹饪肉类时，宜切小块烹制。烹制成的大块畜禽肉或鱼，吃前最好分成小块再供食用。红烧蹄髈、鸡腿等大块肉，如果不了解其重量，往往会过量摄入。

③荤素搭配。在外就餐时，常会增加动物性食物的摄入量。建议尽量减少在外就餐的次数，如果需要在外就餐，点餐时要做到荤素搭配，清淡为主，尽量用鱼和豆制品代替畜禽肉。

（2）选吃瘦肉，少吃肥肉，适量食用动物内脏　肥的畜肉脂肪含量较多，能量密度高，因此应选吃瘦肉，少吃肥肉。动物内脏如肝、肾等，含有丰富的脂溶性维生素、B 族维生素、铁、硒和锌等，适量摄入可弥补日常膳食的不足，可定期摄入，建议每月可食用动物内脏食物 2～3 次，每次 25g 左右。

（3）少吃烟熏和腌制肉制品　烟熏和腌制肉在加工过程中，易遭受多环芳烃类和甲醛等多种有害物质的污染，过多摄入可增加某些肿瘤的发生风险，应当少吃或不吃。

（4）如何合理烹调动物性食物

①选择适宜的烹调方法。鱼类烹调可用煮、蒸、炒、熘等方法，提倡多采用蒸后浇汁的方法，既可减少营养素丢失，又可增加风味。煮鸡蛋一般在水烧开后小火煮 5～6 分钟即可；煎蛋时火不宜过大，时间也不要过长，以免影响消化吸收。肉类可采用炒、烧、爆、炖、蒸、熘、焖、炸、煨等方法，在清炒或爆炒前可挂糊上浆，既可增加口感，又可减少营养素丢失。

②少烤炸。肉类在烤或油炸时，由于温度较高，营养素遭受破坏，如果方法掌握不当，容易产生一些致癌化合物污染食物，影响人体健康。

③既要喝汤，更要吃肉。我国南方地区居民炖鸡时有喝汤弃肉的习惯，这种吃法不能使食物中的营养素得到充分利用，也会造成食物资源的极大浪费。实际上，肌肉部分的营养价值比鸡汤高得多。

（五）少盐少油，控糖限酒

1. 关键推荐

（1）培养清淡饮食习惯，少吃高盐和油炸食品。成人每天食盐不超过 6g。每天烹调油 25～30g。

（2）控制添加糖的摄入量，每天不超过 50g，最好控制在 25g 以下。

（3）每日反式脂肪酸摄入量不超过 2g。

（4）足量饮水，成年人每天 7～8 杯（1500～1700ml），提倡饮用白开水和茶水；不喝或少喝含糖饮料。

（5）儿童少年、孕妇、乳母不应饮酒。成人如饮酒，男性一天饮用酒的酒精量不超过 25g，女性不超过 15g。

2. 实践应用

（1）减少食盐摄入的措施

①总量控制，量化用盐。据调查显示，我国居民每人日平均食盐的摄入量为10.5g。因此，对每天食盐摄入要采取总量控制，逐渐减少用量。使用限盐勺、罐，每餐按量放入菜肴。

②替代法。烹调时多用醋、柠檬汁、香料、姜等调味，减少使用酱油、酱类、蚝油、鱼露等高盐调味料，自觉改变口味过咸而过量添加食盐和酱油的不良习惯。

③少吃高盐（钠）食品，注意隐性钠问题。减少酱菜、某些腌制类及其他过咸食物的摄入。购买营养标签中钠含量不超过30% 营养素参考值（NRV）的食品。

④烹饪方法多样。多采用蒸、烤、煮等烹调方式，享受食物天然味道，培养清淡口味。缺碘地区要选用碘盐，烹制菜肴可以等到快出锅时再加盐。

（2）减少食用油摄入的措施

①坚持定量用油，控制总量。可将全家每天应食用的烹调油倒入带刻度油壶，来控制炒菜用油。

②选择合理的烹饪方法。尽量多用蒸、煮、炖、拌、焖等减少用油的烹饪方法，少用炸、煎、烤等烹饪方法。经常更换烹调油的种类，食用多种植物油。

③少吃油炸食品，选用低脂食品。油炸食品为高脂肪、高能量食品，容易造成能量过剩。可按照食品营养标签提供的信息，选择有低脂营养声称的食品。外出就餐点菜时，点一些少油清淡类的菜品。

④减少摄入饱和脂肪和反式脂肪酸高的食物。减少动物油的用量。许多饼干、蛋糕、糕点、加工肉制品、炸薯条、土豆片等零食都可能富含饱和脂肪。食物中的反式

脂肪酸主要来自如人造黄油蛋糕、含植脂末的奶茶等加工食品，以及部分氢化植物油。

（3）控制添加糖摄入量的措施　添加糖是指人工加入食品中的白砂糖、绵白糖、冰糖和红糖等。对于儿童、青少年来说，含糖饮料是添加糖的主要来源。建议不喝或少喝含糖饮料，减少糕点、甜点、冷饮等含添加糖的预包装食品的摄入。此外，家庭烹饪时，如红烧、糖醋等，应注意尽量少加糖。喝茶、咖啡时也容易摄入过多的糖，需要引起注意。

（4）合理限酒　孕妇、乳母、儿童少年、特殊状况或特定职业人群，以及驾驶人员应禁酒。以酒精量计算，成年男性和女性每日饮酒量应该不超过25g和15g。换算成不同酒类，25g酒精相当于啤酒750ml、葡萄酒250ml、38%白酒75g、高度白酒50g；15g酒精相当于啤酒450ml、葡萄酒150ml、38%白酒50g、高度白酒30g。饮酒时注意餐桌礼仪，在庆典、聚会等场合不劝酒、不酗酒。饮酒不以酒醉为荣，做到自己饮酒适度，他人心情愉悦。

（5）正确饮水　每天饮水1500～1700ml，不包含汤、粥等食物中水的量。人体补充水分的最好方式是饮用白开水，茶水对成年人是一个较好选择，不推荐喝含糖饮料及纯净水。在温和气候条件下，推荐儿童少年7～13岁饮水5～6杯（一杯水200～250ml）、14～17岁饮水6～7杯，推荐成年人饮水7～8杯。最好的饮水方式是少量多次，分配在一天中的任何时间，每次一杯，一次饮水不超过200ml为宜。可早、晚各1杯水，在三餐前后也可以饮用1～2杯水，分多次喝完；成人饮用较淡茶水替代部分白开水。此外，在炎热夏天，饮水量也需要相应地增加。对运动量大、劳动强度高或暴露于高温、干燥等特殊环境下的人，应及时饮水和补充一定量的电解质。

（六）杜绝浪费，兴新食尚

1. 关键推荐

（1）珍惜食物，适量备餐，提倡分餐不浪费。

（2）选择新鲜卫生的食物和适宜的烹调方式。

（3）食物制备时生熟分开，熟食二次加热要热透。

（4）学会阅读食品标签，合理选择食品。

（5）多回家吃饭，享受食物和亲情。

（6）传承优良文化，兴饮食文明新风。

2. 实践应用

（1）怎样做到不浪费　珍惜食物要从每个人做起，日常生活应做到按需购买食物、适量备餐、准备小份量食物、合理利用剩饭菜。一般纯肉热菜或冷盘的质量约为150g，一盘素菜或荤素搭配的菜肴约300g。上班族午餐应分餐制或简餐，推行"光盘行动"，不浪费。

分餐即就餐者每人一份饭菜，自己享用。份餐是根据个人能量和营养需求、食物种类和数量，参照中国居民平衡膳食餐盘的推荐比例设计的简约型食物组合。

珍惜食物不浪费，还应该做到用自己的餐具吃饭，减少一次性餐具的使用；减少使用食品包装和塑料制品的白色污染；不购买和食用保护类动植物。

（2）注意饮食卫生、预防食源性疾病

①选择新鲜食物。新鲜食物是指近期生产或加工、存放时间短的食物。选择当地、当季食物，能最大限度地保障食物的新鲜度和营养。会辨别和采购新鲜、卫生的食物，是保证食品安全的关键。食物是否新鲜，可通过看、触、闻等方法了解食物的外观、色泽等感官指标加以辨别。一旦发现食物腐败变质后，应当丢弃。

②水果蔬菜要洗净。清洗水果和蔬菜，是清除其表面污物、微生物的基本方法，对去除农药残留也有一定的效果，尤其是当水果和蔬菜直接生吃时，更需要洗净。水洗是最常用的方法，一般先冲洗后浸泡，浸泡时间不少于 10 分钟，然后用清水冲洗即可。如果选择洗涤剂和消毒剂，要按照说明书要求的浓度和时间正确使用。

③食物生熟要分开。在食物清洗、切配、储藏的整个过程中，生熟都应分开。处理生食物要用专用器具，家中应备菜刀、砧板，容器均应生熟分开。在烹饪中，应常常洗手，避免蛋壳、生肉的污染。在冰箱存放生熟食品，应分格摆放。

④食物要完全煮熟。备餐应该彻底煮熟食物，对于肉类和家禽、蛋类，应确保熟透，烹调食物温度≥70℃。隔顿、隔夜的剩饭菜在食用前需彻底加热。

⑤食物储藏得当。合理储藏就是保持食物的新鲜，避免污染。不同食物储藏的要求有所差异，如低温、避光、通风和干燥、防尘、防蝇、防鼠防虫、防霉。一般低温储藏又分为冷藏（4～8℃）和冻藏（－23～－12℃）。制备好的食物应尽快食用，如果需要再存放 2h 以上，特别是夏秋季节，应在 60℃ 以上或 5℃ 以下存放。

（3）注意食品标签，合理选择包装食品，预防食物过敏　购买预包装食品，要看食品标签标注的食品生产日期和保质期、配料表、营养标签等，还要注意过敏食物及食物中的过敏原信息。

（4）回家吃饭，享受食物、享受亲情　动手制备食物，在家就餐，不但可以熟悉食物和烹饪技巧，更重要的是传承尊老爱幼风气，陪伴老人就餐，培养儿童和青少年良好饮食习惯，促进家庭成员的相互理解和情感交流，同时在家吃饭也是保持饮食卫生、平衡膳食、避免食物浪费的简单有效措施。

二、中国居民平衡膳食宝塔

中国居民平衡膳食宝塔是根据中国居民膳食指南，结合中国居民的膳食结构特点设计的，目的在于把指南的各项原则用简单的形式表现出来，更直观更方便人们去践行。

（一）平衡膳食宝塔

1. 膳食宝塔结构　平衡膳食宝塔共分五层（图 3 - 1），包含我们每天应吃的主要食物种类。宝塔各层位置和面积不同，在一定程度上反映出各类食物在膳食中的地位和应占的比重。

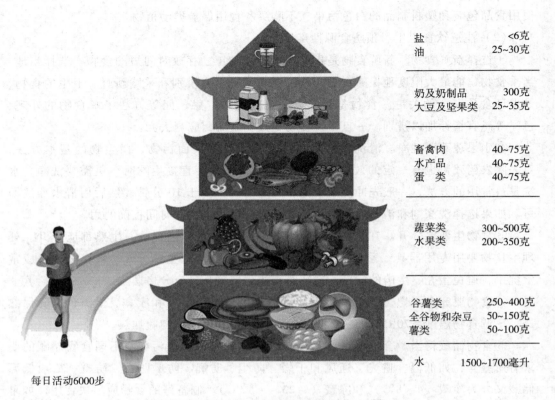

盐	<6克
油	25~30克
奶及奶制品	300克
大豆及坚果类	25~35克
畜禽肉	40~75克
水产品	40~75克
蛋 类	40~75克
蔬菜类	300~500克
水果类	200~350克
谷薯类	250~400克
全谷物和杂豆	50~150克
薯类	50~100克
水	1500~1700毫升

每日活动6000步

图 3 - 1   2016 版《中国居民平衡膳食宝塔》

底层：谷薯类、全谷物和杂豆薯类。

第二层：蔬菜类和水果类。

第三层：畜禽肉、水产品、蛋类等动物性食物。

第四层：奶及奶制品、大豆及坚果类。

塔顶：油和盐。

平衡膳食宝塔图外侧为水和身体活动的形象，强调足量饮水和增加身体活动的重要性。在温和气候条件下生活的轻体力活动的成年人，每日至少饮水：男性 1.7L、女性 1.5L。在高温或强体力劳动的条件下，饮水应适当增加。建议成年人每天进行累计相当于步行 6000 步以上的身体活动。

2. 膳食宝塔建议的食物量　膳食宝塔建议的各类食物摄入量都是指食物可食部分的生重。各类食物的质量不是指某一种具体食物的质量，而是一类食物的总量，因此在选择具体食物时，实际质量可以从食物互换表中查询。例如，建议每日 300g 蔬菜，可以选择 120g 油菜和 320g 莴笋，也可以选择 150g 芹菜和 210g 四季豆。

膳食宝塔中各类食物的建议量都有一个范围，下限为能量水平 7.53MJ（1800kcal）的建议量，上限为能量水平 10.88MJ（2600kcal）的建议量。

（1）谷类、薯类及杂豆　谷类包括小麦面粉、大米、玉米、高粱等及其制品，如米饭、馒头、烙饼、玉米面饼、面包、饼干、麦片等。薯类包括甘薯、马铃薯等可替代部分粮食。杂豆包括大豆以外的其他干豆类，如红小豆、绿豆、芸豆等。

谷类、薯类及杂豆是膳食中能量的主要来源，建议每人每天应该吃 250～400g。建议量是以原料的生重计算，如面包、切面、馒头应折合成相当的面粉量来计算，而米饭、大米粥等应折合成相当的大米量来计算。

谷类、薯类及杂豆食物的选择应重视多样化，粗细搭配，适量选择一些全谷类制品、其他谷类、杂豆及薯类。每 100g 玉米糁和全麦粉所含的膳食纤维比精面粉分别多 10g 和 6g，因此建议每周吃 5～7 次粗粮或全谷类制品，每次摄入 50～100g。

（2）蔬菜类　蔬菜包括叶菜类、根茎类、瓜茄类、鲜豆类、葱蒜类及菌藻类。建议每日吃 300～500g 新鲜蔬菜，其中深色蔬菜最好占一半以上。

（3）水果类　建议每天吃新鲜水果 200～350g。在鲜果供应不足时可选择一些含糖量低的纯果汁。

（4）畜禽肉类　畜禽肉类包括猪肉、牛肉、羊肉、禽肉及动物内脏类，建议每周摄入 280～525g。目前我国居民的肉类摄入以猪肉为主，但猪肉含脂肪量较高，应尽量选择瘦畜肉或禽肉。动物内脏因胆固醇含量较高，不宜过多食用。

（5）鱼虾类　鱼虾类包括鱼类，甲壳类和软体类食物、特点是脂肪含量低，蛋白质丰富，且易于消化。建议每周吃鱼 280～525g，有条件的可以多吃一些。

（6）蛋类　蛋类包括鸡蛋、鸭蛋、鹅蛋等及其加工制品，蛋类的营养价值较高。一个蛋的重量约为 50g，建议每周摄入量为 300～350g。

（7）奶类及奶制品　奶类有牛奶、羊奶和马奶等，最常见的是牛奶。奶制品指液态奶、奶粉、发酵乳、干酪等，不包括奶油（黄油）。建议每日摄入液态奶 300ml 或发酵乳 360g，或奶粉 45g，有条件的可以多吃一些。

婴幼儿要尽可能选用符合食品安全国家标准的婴儿配方食品、较大婴儿和幼儿配方食品。饮奶多者、中老年人、超重和肥胖者建议选择脱脂或低脂乳。乳糖不耐受的人群可以选择食用发酵乳或低乳糖乳及乳制品。

（8）大豆及坚果类　大豆包括黄豆、黑豆、青豆，常见豆制品包括豆腐、豆浆、豆腐干及千张等。推荐每日摄入 25～35g 大豆。

坚果包括花生、瓜子、核桃、杏仁、榛子等，由于坚果的蛋白质与大豆相似，坚果有益健康，但不可过量，最好一周 50～70g。

（9）烹调油　烹调油分植物油和动物油。植物油如花生油、豆油、菜籽油、芝麻油、调和油等，动物油如猪油、牛油、黄油等。建议每天烹调油的摄入量为 25～30g。烹调油应经常更换品种，尽量少食用动物油。

（10）食盐　健康成年人一天食盐（包括酱油和其他食物中的食盐）的建议摄入量为不超过 6g。一般 20ml 酱油中含 3g 食盐，10g 黄酱中含盐 1.5g。如果菜肴需要用酱油和酱类，应按比例减少食盐用量。

（二）平衡膳食宝塔的应用

1. 确定适合自己的能量水平　膳食宝塔中建议的每人每日各类食物适宜摄入量范

围适用于一般健康成人。在实际应用时要根据个人年龄、性别、身高、体重、活动强度、季节等情况适当调整。目前，由于人们膳食中脂肪摄入的增加和日常身体活动的减少，许多人的能量摄入超过了自身实际需要。体重是判定正常成人能量平衡的最好指标，每个人应根据自身的体重变化来调整食物的摄入，主要应调整含能量较多的食物。

2. 根据自己的能量水平确定食物需要　膳食宝塔建议的每人每日各类食物适宜摄入量范围适用于一般健康成年人，按照七个能量水平分别建议了10类食物的摄入量，应用时要根据自身的能量需要进行选择（表3－10）。

表3－10　不同能量需要水平的平衡膳食模式和食物量［g/（d·人）］

食物种类/g	能量水平/kcal（1kcal＝4.18kJ）										
	100	1200	1400	1600	1800	2000	2200	2400	2600	2800	3000
谷物	85	100	150	200	225	250	275	300	350	375	400
全谷物及杂豆		适量				50～150					
薯类（鲜重）		适量				50～100			125	125	125
蔬菜	200	250	300	300	400	450	450	500	500	500	500
深色蔬菜					占所有蔬菜的1/2						
水果	150	150	150	200	200	300	300	350	350	400	400
畜禽肉类	15	25	40	40	50	50	75	75	75	100	100
蛋类	20	25	40	40	50	50	75	75	75	100	100
水产类	15	20	40	40	50	50	75	75	75	100	100
奶制品	500	500	350	300	300	300	300	300	300	300	300
大豆	5	15	15	15	15	15	25	25	25	25	25
坚果	—		适量	10	10	10	10	10	10	10	10
烹调油	15～20		20～25	25	25	25	30	30	30	35
食盐	<2	<3	<4	<6	<6	<6	<6	<6	<6	<6	<6

例如，在8368kJ（2000kcal）能量需要水平下，平衡膳食模式的食物构成是谷类250g，其中全谷物和杂豆类75g，新鲜薯类75g（相当于干重15g左右）；蔬菜450g；水果300g；水产、畜禽肉、蛋各40g共140g；牛奶或酸奶300g；其他还包括大豆15g、坚果10g和食用油25g等。

3. 根据建议的食物摄入量采购各种食物　食物采购是实现平衡膳食和合理营养的基础，一个家庭必须按照平衡膳食宝塔对各个家庭成员建议的食物摄入量来采购各类食物（"中国居民平衡膳食宝塔"建议的食物量是"可食部"，可食部是指去掉食物中不可食用部分后剩余的可食用部分。有些食物要折算为"市品"量），才能满足全家人合理营养的需要。

4. 食物同类互换，调配丰富多彩的膳食　食物多样化，既是平衡膳食的要求，也是为了使饮食更加丰富多彩，促进人们的食欲。膳食宝塔包含的每一类食物中都有许多品种，且同一类食物中各种食物所含营养成分基本相近，在膳食中可以互相替换。按照食物同类互换的原则调配一日三餐，可以更好地满足人们对饮食的需求。

5. 要因地制宜充分利用当地资源　我国地域辽阔，各地的饮食习惯及物产不尽相同，只有因地制宜充分利用当地资源才能有效地应用膳食宝塔。例如，牧区奶业资源丰富，可适当提高奶类摄入量；渔区可适当提高鱼及其他水产品摄入量；农村山区则可利用山羊奶及花生、瓜子、核桃、榛子、食用菌等资源。在某些情况下，由于地域、物产或经济所限无法采用同类互换时，也可以暂用豆类代替奶类、肉类，或用蛋类代替鱼、肉类；不得已时也可用花生、瓜子、榛子、核桃等坚果代替大豆或肉、鱼、乳类等动物性食物。

6. 要养成良好的饮食习惯，长期坚持　良好的饮食习惯对健康的影响十分深远。平衡膳食不仅关系到个人当前的营养和健康，而且能惠及一生甚至下一代。孕妇的膳食营养不仅影响胎儿的发育，还会影响出生后的婴儿，甚至长大成人后的健康，孕妇营养不良将导致畸形及低出生体重。我们应当努力养成良好的饮食习惯，根据膳食宝塔建议的膳食模式安排好一日三餐，坚持不懈，贯彻一生。

任务聚焦

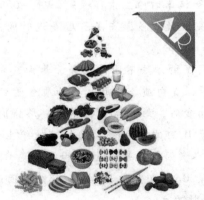

根据中国居民膳食宝塔，确定一家三口的平衡膳食模式和食物量，完成任务填入表 3–11 中。

表 3–11　一家三口的平衡膳食模式和食物量 [g/（d·人）]

食物种类/g	能量水平/kcal		
	爸爸：	妈妈：	我：
谷物			
全谷物及杂豆			
薯类（鲜重）			
蔬菜			
深色蔬菜			
水果			

续表

食物种类/g	能量水平/kcal		
	爸爸:	妈妈:	我:
畜禽肉类			
蛋类			
水产类			
奶制品			
大豆			
坚果			
烹调油			
食盐			

知识链接

烹调对食物营养素的影响

1. 米饭 米在淘洗时可发生营养素的丢失，特别是水溶性维生素 B_1、维生素 B_2、维生素 PP 和各种矿物质，如淘米时维生素可损失 29% ~60%，维生素 B_2 和维生素 PP 可损失 23% ~25%。米搓洗次数愈多，淘米前后浸泡时间愈长，淘米用水温度愈高，各种营养素损失愈多。

2. 面食 各种面食品因烹调方法不同，所含营养素可发生不同程度的损失。制作面食时，如做馒头、烙饼等，蛋白质、脂肪、矿物质含量变化不大，只有做面条时蛋白质可损失 2% ~5%。蒸面食时，维生素变化不大，烙饼时维生素 B_1 和维生素 PP 损失最多不超过 20%，维生素 B_2 可减少 20%，烧饼可使维生素 B_1 损失 30%，但维生素 B_2 和维生素 PP 变化不大。水煮面条，维生素 B_1 和维生素 B_2 损失 35%，高温油炸可使维生素 B_1 全部破坏，维生素 B_2 和维生素 PP 损失 45%。因此，从维生素的损失来看，蒸或烙面食较好，水煮、油炸次之。

3. 蔬菜 烹调蔬菜的方法很多，蔬菜切块大小、加热方式、时间长短不同，营养素含量的变化也不同。同样烹调方法用于不同蔬菜，营养素损失也不同。急火炒菜可使维生素损失较少。将菜先在水中煮一定时间，再捞出挤汤汁，然后炒熟，这样所损失的矿物质和维生素较炒菜多。将小白菜煮后挤出汁，总维生素 C 仅保存 16.7%。煮菜时应将水煮沸再放菜，这样可保存较多维生素。

4. 动物性食品 肉类蛋类等动物性食品在烹调后，除维生素外，其它营养素含量变化不大。猪肉维生素 B_1 在红烧、清炖时损失最多达 60% ~65%，蒸和炸次之，为45% 左右，炒肉时损失较少，仅 13% 左右。炒猪肝时维生素 B_1 损失为 32%，维生素 B_2 几乎全部保留。鸡蛋在炒蛋、荷包蛋和煮蛋时，维生素 B_2 损失最少，最多不超过 10%，维生素 B_1 在炒蛋、煮蛋时损失 7%，煎蛋则损失 22%。

5. 水果 水果大都以生食为主，不受烹调加热影响，但在加工成制品时，如果脯、干果、罐头食品，维生素会有不同程度损失。

炊具对于食品在烹调过程中维生素的损失也有一定的影响。用铝锅烹调时维生素C损失最少，铁锅次之，用铜锅煮菜时维生素C最多。

思考与测验

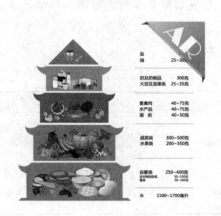

一、单选题

1. 中国居民平衡膳食宝塔建议每天食用盐（　　）

　　A. 不超过6g　　B. 6～8g　　　　　C. 8～10g　　　　　D. 大于10g

2. 中国居民平衡膳食宝塔建议每天食用油（　　）

　　A. 20～30g　　　B. 25～35g　　　　C. 10～20g　　　　D. 25～30g

3. 中国居民平衡膳食宝塔建议轻体力劳动者至少每天饮水（　　）

　　A. 1000～1200ml　　　　　　　　B. 1200～1400ml

　　C. 1500～1700ml　　　　　　　　D. 1700～2000ml

4. 中国居民平衡膳食宝塔推荐每天摄入鲜奶或奶制品（　　）

　　A. 200g　　　　　B. 300g　　　　　C. 400g　　　　　D. 500g

二、简答题

1. 简述日常饮食中如何做到食物多样化。

2. 简述《中国居民膳食指南》的内容。

3. 简述中国居民膳食宝塔的构成。

技能训练

紫薯饼干

原料：

低筋面粉100g、蛋黄1个、紫薯70g（熟重）、黄油40g、糖粉25g。

操作步骤：

1. 紫薯上屉蒸熟去皮，精准称量；

2. 黄油与糖粉混合，搅打均匀；

3. 加入蛋黄液，搅打至顺滑状态；

4. 紫薯过筛成泥状，与搅打好的混合物混合搅打均匀；

5. 筛入低筋面粉，用刮刀拌合成面团；

6. 面团擀成约 0.3cm 厚，盖上保鲜膜放入冰箱冷藏 30 分钟左右；

7. 取出面团后，将边缘裁切整齐，切成均等大小的块状，用叉子均匀的叉上小孔；

8. 整齐码放在烤盘上，烤箱预热，温度 175℃，时间 8～10 分钟即可。

热量统计表见表 3－12。

表 3－12　热量统计表

原材料	热量（kcal）
蛋黄 1 个	56
低筋面粉 100g	320
紫薯 70g	75
糖 25g	100
合计	551

模块 4　食谱编制的方法

你知道吗

贮藏因素对食物营养素的影响

1. 谷类贮藏　谷类一般在干燥、温湿度适宜的条件下，蛋白质、糖类及矿物质含量变化不大。但谷类中的脂类物质及脂肪酸，易发生分解。此外，在贮藏期间，谷类中植酸盐在植酸酶的作用下可释放出水溶性、可利用的磷酸化合物，使磷的可利用率增加。谷类在正常的贮藏条件下，维生素 B_1、维生素 B_2、维生素 B_6 及维生素 E 损失不大，但在成品粮中较易分解。高温、高湿的环境可加速维生素 B_1 的破坏。玉米及其制品中的类胡萝卜素在贮藏期间易受较大损失。因此，谷类应贮藏在避光、干燥、通风、阴凉的环境中，以减少其营养素的损失。

2. 蔬菜、水果类贮藏　蔬菜、水果在采收后是活体，会进行呼吸作用。旺盛的有氧呼吸会加速氧化的过程，使其含有的糖类、有机酸等有机物分解，从而营养价值降低。此外，一些蔬菜（如马铃薯、大蒜等）在贮藏中会发生出芽或抽苔的变化，这种变化会大量消耗蔬菜中的养分，降低其营养价值。因此，蔬菜和水果应采用冷藏等方式来合理贮藏，以达到保鲜、减少营养价值的损失的目的。

3. 动物性食物贮藏　动物性食物常采用低温贮藏的方法。在低温冷藏的过程中，蛋白质可发生变性、变色、干缩、汁液流失等，脂肪可发生氧化，从而使动物性食物的营养价值降低。不同种类的动物性食物，冷冻对其的影响程度也有所不同，一般冷冻对猪、牛、羊肉蛋白质变性影响不大，但对鱼类蛋白质变性有一定的影响。

任务引领

案例：以 20 岁大学生（男）为例，为其设计一日食谱。

一、食谱编制的目的和意义

食谱就是将每日各餐的主食、副食的品种、数量、烹饪方法、用餐时间排列成表。编制食谱是合理营养、平衡膳食的一项重要措施。食谱有一日食谱和一周食谱两种。

1. 编制食谱是将各类人群的热能和营养素推荐膳食摄入量具体落实到用餐者的一日三餐中，保证用餐者能按照生理需要摄入各类营养物质，避免摄入的营养不足或者过剩，达到合理营养，促进人体健康的目的。

2. 编制食谱能在考虑人体对各种营养素需要的前提下，更好地结合当地食物的品种、生产情况、经济条件、烹调水平和个人的饮食习惯等合理安排和选择各类食物，按日编入食谱，并合理分配到各餐次中，达到平衡膳食的要求。

3. 编制食谱能将特殊人群或营养性疾病患者对营养的特殊要求严格、周密地安排在膳食中，可作为治疗或辅助治疗的措施，有利于饮食治疗效果的发挥。

4. 编制的食谱是配餐人员配餐的工作依据，可提高工作顺利，保证工作质量。

二、食谱编制的基本原则

食谱编制的总的原则是满足平衡膳食和合理营养的要求，使膳食多样化，尽可能照顾进餐者的饮食习惯和经济能力。

1. 满足食用者的营养需要　根据用餐者的年龄、生理特点、生活、工作情况，劳动强度等，确定每日营养素和热能的需要量，进一步确定食物的种类和数量，使食用者每日热能和营养素摄入量达到膳食供给标准，满足营养需要。

2. 营养素比例适当　除了满足热能和营养素之间的需要量外，食谱编制还要考虑各营养素之间的比例是否合适，尤其是三大产能营养素之间的比例要符合要求，一日三餐的热能也要达到早餐占 30%、中餐占 40%、晚餐占 30% 的要求。

3. 膳食品种多样化　在编制食谱时，要尽量参照"中国居民平衡膳食宝塔"，做到膳食品种多样化，有主食、有副食，在主食中有米、有面、有杂粮，副食中有荤、有素、有菜、有汤，一周内的膳食尽量不重复。

4. 科学的加工与烹调　在编制食谱时要注意膳食的色、香、味和形，选择合理的加工、烹调方法，减少营养素的损失，促进食欲，提高食物的消化吸收率。

5. 食品卫生安全 食物原料要新鲜、卫生，并注意食物存放安全与卫生，防止可能的再污染，生、熟食物与餐、用具分开，烹调好的食物要尽量在短时间内吃完。

6. 符合饮食习惯 在编制食谱时尽量照顾用餐者的饮食习惯、进餐环境、用餐目的和经济条件，结合当地气候情况，食物供应情况，餐厅的设备条件和配餐人员的烹调技术水平等因素。

三、食谱编制的方法（营养成分计算法）

1. 计算用餐者一日所需的总能量值 首先需要了解膳食对象的详细情况，包括年龄、性别、体重和工作性质等，然后根据能量代谢的规律来确定能量的需要。步骤如下：

（1）求出标准体重（kg）。

（2）成人根据体重指数，判断其属于正常、肥胖还是消瘦。

（3）了解就餐对象体力活动情况，根据成人日能量供给表确定能量供给量，计算全日总能量。

全日能量供给量（kcal）＝标准体重（kg）×单位标准体重能量需要量

例如：某就餐者 40 岁，身高 170cm，体重 60kg，从事中等体力活动，求其每日所需的总能量。

计算步骤：

（1）该客户的体格情况：标准体重（kg）＝身高（cm）－105 ＝ 170 － 105 ＝ 65（kg）。

标准体重指数（%）＝（实际体重 － 标准体重）/标准体重 ×100% ＝（60 － 65）/65 × 100% ≈ － 7.7%

（2）查成人标准体重指数评价标准，属于正常体重。

（3）根据其正常体重，中等体力活动，其单位体重能量供给量为 35kcal，所以每日所需总能量 ＝ 65kg × 35kcal/kg ＝ 2275kcal

若没有体格测量的数据，可以通过查表计算。查"中国居民膳食营养素参考摄入量 DRIs（2016 版）"的相关表格（附表 1），掌握某一特定个体的日能量。

2. 设计一日食谱 具体步骤如下。

（1）根据中国营养学会公布的"中国居民膳食营养素参考摄入量 DRIs（2016 版）"（附录一）列出对象一日所需的总能量。

（2）按三大营养素的合适比例，蛋白质的摄入量占膳食总能量的 15%，脂肪占 25% ~ 30%（一般宜采用脂肪产能占总能量较低的值），其余能量由碳水化合物提供，计算三种产能营养素所需要的数量值。

（3）掌握维生素和主要矿物质等的每天推荐量（RNI）和适宜推荐量（AI）。

（4）确定主副食的品种、数量。

（5）最后，根据膳食宝塔建议的每人各类食物适宜摄入量范围，配上蔬菜、水果的数量和品种，确定烹饪油的总量。

（6）食谱的调整与评价　根据粗配食谱中各种食物及其用量，查阅食物成分表，计算该食谱所提供的各种营养素的量，并与食用者的营养推荐摄入量标准进行比较，直到符合要求。

任务聚焦

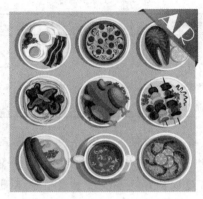

案例：以20岁大学生（男）为例，为其设计一日食谱。

计算步骤：

1. 根据"中国居民膳食营养素参考摄入量 DRIs（2016 版）"，查得其所需能量为 2250kcal/d。

2. 计算三种产能营养素的需求量。

$$蛋白质 = （2250kcal/d \times 12\%）\div 4kcal/g = 67.5g$$
$$脂肪 = （2250kcal/d \times 25\%）\div 9kcal/g = 62.5g$$
$$碳水化合物 = （2250kcal/d \times 63\%）\div 4kcal/g = 354g$$

确定每餐的能量营养素分配根据我国居民的传统习惯，一天三餐中早餐占30%、午餐占40%，晚餐占30%，因此，每餐的能量营养素分配如下：

早餐：碳水化合物 354g×30%≈106g

　　　脂肪 62.5g×30%≈19g

　　　蛋白质 67.5g×30%≈20g

午餐：碳水化合物 354g×40%≈142g

　　　脂肪 62.5g×40%≈25g

　　　蛋白质 67.5g×40%≈27g

晚餐：碳水化合物 354g×30%≈106g

　　　脂肪 62.5g×30%≈19g

　　　蛋白质 67.5g×30%≈20g

3. 确定主副食的品种、数量　依据已经确定的三种能量营养素的需求量，查看食物成分表，确定主副食品种和数量。由于粮谷类是碳水化合物的主要来源，因此主食的品种数量主要根据各类主食原料中碳水化合物的含量确定。副食品种和数量在已确定的主食用量基础上，依据副食提供的蛋白质含量确定。

一般每 100g 米、面等主食产热 350kcal 左右，故大致计算出主食的用量为：2250kcal/d × 63% ÷ 3.5 = 405g。主食初步方案见表 3 - 13。

表 3 - 13　主食初步方案

餐次	食物名称	原料	用量
早餐	馒头	小麦粉（标准粉）	100g
	粥	大米	30g
午餐	米饭	大米	150g
晚餐	米饭	大米	125g

副食用量：根据膳食宝塔建议的每人每日各类食物适宜摄入量范围，粗配其它各类动物食物摄入量。牛乳 300g，猪肉 50g，鸡肉 50g，鸡蛋 50g。

4. 最后，根据膳食宝塔建议的每人各类食物适宜摄入量范围，配上蔬菜、水果的数量和品种，确定烹饪油的总量：蔬菜 450g，水果 400g，烹饪油 30g。

依据以上分析，粗配一日食谱，见表 3 - 14。

表 3 - 14　粗配一日食谱

餐次	食物名称	原料用量	餐次	食物名称	原料用量
早餐	馒头	面粉 100g	晚餐	米饭	大米 125g
	粥	大米 30g		莴笋炒鸡丁	莴笋 150g
	牛奶	200g			鸡肉 50g
	苹果	150g			色拉油 7.5g
午餐	米饭	大米 150g		小白菜豆腐汤	小白菜 50g
	青椒炒肉	青椒 100g			豆腐 50g
		猪肉 50g			色拉油 7.5g
		色拉油 7.5g		酸乳	100g
	番茄蛋花汤	番茄 100g			
		鸡蛋 50g		苹果	100g
		色拉油 7.5g			
	梨	150g			

5. 食谱的调整与评价　根据粗配食谱中各种食物及其用量，查阅食物成分表（附录二），计算该食谱所提供的各种营养素的量，并与食用者的营养推荐摄入量标准进行比较，直到符合要求。

知识链接

食谱编制（食品交换份法）

将常用食品分为四个组，共九类（表3-15）。每类食品交换份的食品的能量相似（一般定为90kcal，即377kJ），每个交换份的同类食品中蛋白质、脂肪、碳水化合物等营养素含量相似。因此，在制定食谱时同类的各种食品可以相互交换，见表3-16至3-20。

表 3-15 各类食品交换份的营养价值

组别	类别	每份质量（g）	能量（kcal）	蛋白质（g）	脂肪（g）	碳水化合物（g）	主要营养素
谷薯组	谷薯类	25	90	2.0		20.0	碳水化合物、膳食纤维
蔬果组	蔬菜类	500	90	5.0		17.0	无机盐、维生素
	水果类	200	90	1.0		21.0	膳食纤维
肉蛋组	大豆类	25	90	9.0	4.0	4.0	蛋白质
	奶类	160	90	5.0	5.0	6.0	
	肉蛋类	50	90	9.0	6.0		
供热组	硬果类	15	90	4.0	7.0	2.0	脂肪
	油脂类	10	90		10.0		
	纯碳水化合物	20	90			20.0	碳水化合物

调整食谱时可适当更换个别食物品种，也可进行同种类食物的更换，如以粮换粮、以豆换豆、以蔬菜换蔬菜，以禽鱼畜肉换另一种相应的禽鱼畜肉等。

表 3-16 谷类、薯类食物互换表（能量相当于100g米、面的食物）

食物名称	质量（g）	食物名称	质量（g）
稻米或面粉	100	烧饼	140
面条（挂面）	100	面包	120～140
面条（切面）	120	饼干	100
馒头	160	米饭	240
花卷	160	粥	760
烙饼	150	鲜玉米（市品）	750～800

注：薯类包括红薯、马铃薯等可替代部分粮食，约500g相当于100g谷类。

表 3-17　豆类食物互换表（相当于 40g 大豆的豆类食物）

食物名称	质量（g）	食物名称	质量（g）
大豆（黄豆）	40	豆腐干、薰干、豆腐泡	80
腐竹	35	素千尖、素鸡、素火腿	80
豆粉	40	素什锦	100
青豆、黑豆	40	北豆腐	120～160
膨化豆粕（大豆蛋白）	40	南豆腐	200～240
蚕豆（炸、烤）	50	内酯豆腐（盒装）	280
五香豆豉、千张、豆腐丝（油）	60	豆奶、酸豆奶	600～640
豌豆、绿豆、芸豆	65	豆浆	640～680
豇豆、红小豆	70		

表 3-18　乳类食物互换表（相当于 100g 鲜牛奶的乳类食物）

食物名称	质量（g）	食物名称	质量（g）
鲜牛奶	100	酸奶	100
速溶全脂奶粉	13～15	奶酪	12
速溶脱脂奶粉	13～15	奶片	25
蒸发淡奶	50	乳饮料	300
炼乳（罐头、甜）	40		

表 3-19　肉类互换表

食物名称	质量（g）	食物名称	质量量（g）
瘦猪肉	100	瘦牛肉	100
猪肉松	50	酱牛肉	65
叉烧肉	80	牛肉干	45
香肠	85	瘦羊肉	100
大腊肠	160	酱羊肉	80
蛋青肠	160	鸡肉	100
大肉肠	170	鸡翅	160
小红肠	170	白条鸡	150
小泥肠	180	鸭肉	100
猪排骨	160～170	酱鸭	100
兔肉	100	盐水鸭	110

表 3 - 20　不同能量需要所需的各组食品交换份数

能量（kcal）	交换份	谷薯组	蔬果组	肉蛋组	供能组
1200	13.5	8	2	1.5	2
1400	16	10	2	2	2
1600	18	12	2	2	2
1800	20.5	14	2	2.5	2
2000	22.5	15	2	2.5	3
2200	25	17	2	3	3
2400	27	19	2	3	3
2600	29.5	20	2	4	3.5
2800	32	22	2	4.5	3.5
3000	34	24	2	4.5	3.5

例如：根据食品交换法，为李某 30 岁（女）重体力劳动者编制食谱，其每天所需能量为 2400kcal。

计算步骤

1. 查表 3 - 20 可知，2400kcal 共需 27 个交换份，其中谷薯组为 19 份，蔬果组为 2 份，肉蛋组为 3 份，供能组为 3 份。

2. 计算每组所需质量数。

谷薯组：25g/份 ×27 份 =475g

蔬果组：蔬菜 500g/份 ×2 份 =1000g；水果 200g/份 ×2 份 =400g

肉蛋组：大豆类 25g/份 ×3 份 =75g；奶类 160g/份 ×3 份 =480g；肉蛋类 50g/份 ×3 份 =150g

供热组：硬果类 15g/份 ×3 份 =45g；油脂类 10g/份 ×3 份 =30g；

纯碳水化合物 20g/份 ×3 份 =60g

3. 查食品成分表（附录二），粗配一日食谱。

4. 与食用者的营养推荐摄入量标准进行比较调整，直到符合要求。

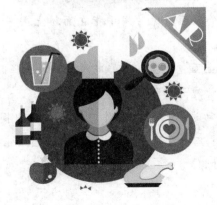

思考与测验

一、单选题

1. 膳食中 3 种宏量营养素应保持一定的比例平衡，其中碳水化合物占总能量的百分比为（ ）

    A. 10%～15%　　　　　　　　　　B. 20%～30%

    C. 45%～55%　　　　　　　　　　D. 55%～65%

2. 膳食中优质蛋白质与一般蛋白质的供给量应超过（ ）

    A. 1/6　　　　　B. 1/5　　　　　C. 1/3　　　　　D. 1/2

3. 膳食中饱和脂肪酸、单不饱和脂肪酸和多不饱和脂肪酸之间应保持平衡，三者比例应为（ ）

    A. 1：1：1　　　B. 1：2：2　　　C. 1：2：3　　　D. 1：3：2

4. 食谱编制过程中，主食的品种数量主要根据食物何种营养素的含量确定（ ）

    A. 蛋白质　　　B. 脂肪　　　C. 碳水化合物　　　D. 维生素

二、简答题

1. 简述食谱编制的原则。

2. 简述计算法编制食谱的步骤。

3. 根据营养平衡原则，膳食中的哪些内容要保持平衡？

✖ 技能训练

三明治面包（面包机版）

原料：

高筋面粉 290g、鸡蛋 1 个、黄油 15g、食盐 3g、白糖 25g、酵母 2g、水 150ml。

操作步骤：

1. 准备好各种材料，黄油可以用橄榄油、菜籽油代替；

2. 面包桶安上搅拌刀，依次加入水、砂糖、盐、黄油（融化），再慢慢放入高筋面粉，尽量让面粉覆盖整个水面。然后用手指在面粉上按一个小坑，把酵母放入小坑内，确保酵母不与水接触；

3. 面包桶锁定好，盖上面包机盖，插好电源，菜单选择欧式面包，烧色选择中色，磅数选择 500g，然后按启动键开始程序；

4. 整个过程面包机自动进行，面包制作完成后会发出提示音，按停止结束程序，拔下电源插头。戴上隔热手套将面包桶取出，将面包桶上下倒转，取出面包。

热量统计表见表 3-21。

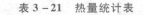

表 3 – 21　热量统计表

原材料	热量（kcal）
鸡蛋 1 个	76
高筋面粉 290g	369
黄油 15g	133
白糖 25g	100
合计	678

项目四 营养状况调查与评价

【学习目标】

1. 能复述常见的膳食调查方法及优缺点。
2. 能说明膳食调查结果的评价过程。
3. 能够正确测量人体体格指标。
4. 能描述营养缺乏病的常见体征及实验室检测指标。

营养调查是运用各种手段全面了解某一人群（或个体）各种营养指标的水平，以判定其当前营养状况。营养调查可以全面了解和评价人群的营养状况，反映当地经济和社会发展、卫生保健水平和国民健康素质。营养评价则是全面评价营养调查的内容，并对其中呈现的营养问题提出有效的解决措施。营养调查与评价的方法包括：膳食调查与评价、体格检查、实验室及临床检查。

模块1 膳食调查及评价

你知道吗

怎样购买最有营养的食品

下面是选择食物很好的两条基本原则：

1. 尽可能选择天然食品。

2. 在加工食品中，选择那些不影响营养的或者加工后提高营养的食品。比如，加工时除去饱和脂肪的脱脂牛奶是富含有益营养素的；经过商业清洗的新鲜蔬菜对营养没有影响，提高烹饪效率，为繁忙的人们节约时间。选择加工食品营养是有差异的，举例如下：

全谷物面包＞精制白面包＞加糖的炸面包圈

牛奶＞果味乳饮料

玉米棒＞焦糖爆米花

橙子＞罐装橙汁＞橙汁饮料

烘烤火腿＞午餐火腿肠

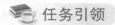

任务引领

对本班师生营养状况进行膳食调查及评价。

膳食调查是是通过各种方法对膳食摄入量进行评估，从而了解一定时间内调查对象的膳食结构和饮食习惯，并借此来评定正常营养需要能得到满足的程度。根据膳食调查结果，计算出调查对象每人每日所摄取的能量和各种营养素的数量，然后与推荐膳食摄入量和营养素摄入量进行对比，做出膳食评价。

一、膳食调查方法

1. 称重法　称重法是一种常用的膳食调查方法，它是指由调查对象或研究者运用日常的各种工具称量、记录食物的消费总量，从而了解集体伙食单位或者家庭中食物的消费情况。调查期限一般为 5~7 天。

步骤：

（1）称量调查期间每人每天每餐所用食物的生重，即烹调前各种食物原料可食部位的质量和烹调后熟食的质量，得出各种食物的生熟比值，见表 4-1、表 4-2。

（2）登记每餐的就餐人数以及就餐人员的年龄、性别、劳动强度和生理状况等，计算出平均每人每餐所摄入的熟食数量。

（3）根据生熟比值和实际摄入熟食量，计算出所摄入各种食物原料的生重。

（4）查食物成分表计算所摄入的各种营养素。

表 4-1　称重法膳食调查记录表（1）

编号：　　　调查对象：　　　日期：　　　调查人：

餐次	饭菜名称	原料名称	原料生重（g）	饭菜熟重（g）	生熟比	熟食余量（g）	实际消耗量		备注
							熟重（g）	生重（g）	
早餐									
中餐									
晚餐									
其它									

表 4-2　称重法膳食调查记录表（2）

编号：　　　调查对象：　　　日期：　　　调查人：

调味品用量	油	酱油	醋	糖	盐
原始量					
剩余量					
实际用量					

2. 记账法　记账法是膳食调查中常用的方法，由调查者或者被调查对象称量，记录一定时期内的食物消耗的种类和数量，根据同一时期进餐人数，计算每人每日各种食物的平均摄入量。一般用于集体单位，记账期间通常从数周到 1 年，通常 2~4 周。

特点：简便、快捷，但不够精确。

在建有伙食账目及进餐人数登记的集体伙食单位（如托幼单位、部队、学校），如果不需要个人的数据，只要平均值，可以不称量每人摄入的熟食量，只称量总的熟食量，然后减去剩余量，再被进餐人数平均，即可得出平均每人的摄入量。

步骤：

（1）首先记录库存食物名称和数量。

（2）然后将调查期内的食物名称和数量进行分类登记。

（3）调查结束后再称量库存食物的剩余量，将原始库存量加上购入量的总和减去剩余量即为实际消耗的食物量，见表4-3。

（4）调查每日每餐的就餐人数，计算总人日数，见表4-4。

（5）最后将食物实际消费量除以总人日数即得平均每人每日各种食物的摄入量。

表4-3　记账法食物消耗量登记表

编号：　　　　　调查对象：　　　　　日期：　　　　　调查人：

食物名称						
结存数量（g）						
日购入量	月　　日					
	月　　日					
	月　　日					
	总质量（g）					
日废弃量	月　　日					
	月　　日					
	月　　日					
	总质量（g）					
剩余总质量（g）						
实际消耗量（g）						
备注						

表4-4　记账法调查期间总人日数登记

编号：　　　　　调查对象：　　　　　日期：　　　　　调查人：

项目		男			女			平均每人每日总人日数
		早	中	晚	早	中	晚	
成人 PAL	轻							
	中							
	重							
60 岁以上 PAL	轻							
	中							
	重							

3. **询问法**　又叫24h回顾法询问法，可用于家庭中个体的食物消耗状况调查，一般选用3天连续调查的方法，即每天回顾24小时进餐情况，连续进行3天。适用于个体进食者的调查和散居儿童、老人和病人等特种人群，常用来评价全人群的膳食摄入量。由于该调查主要依靠应答者的记忆能力来回忆、描述他们的膳食，因此不适合于年龄在7岁以下的儿童与年龄>75岁的老人。

步骤：

（1）询问被调查对象在过去24小时内各类食物的实际摄入量，见表4-5。

（2）对食物的摄入量进行计算和评价。

表4-5　记账法调查期间总人日数登记

编号：　　　　　　调查对象：　　　　　　日期：　　　　　　调查人：

餐次	第一天			第二天			第三天		
	饭菜名称	食物名称	原料质量（g）	饭菜名称	食物名称	原料质量（g）	饭菜名称	食物名称	原料质量（g）
早餐									
中餐									
晚餐									

4. **食物频率法**　是估计被调查者在指定的一段时期内食用某些食物的频率的一种方法。在实际使用中，可分为定性、定量和半定量的食物频率法。该法近年来被应用于了解一定时间内的日常摄入量，以研究既往膳食习惯和某些慢性疾病的关系。

步骤：

（1）首先根据调查目的确定食物名单，选择被调查经常食用的食物、含有所要研究营养成分的食物和被调查者之间摄入状况差异较大的食物。

（2）调查在一定时期内所食食物的次数，填写食物频率调查表。

（3）分析膳食因素与疾病的关系。

二、膳食调查结果评价

膳食调查结果评价即是将膳食调查结果中每人每日食物、热能和营养素的摄入量，与中国居民膳食宝塔和膳食营养素参考摄入量（DRIs）比较，分析被调查对象热能和营养素是否通过食物摄入得到满足。膳食调查结果评价可通过以下步骤实施。

1. **确定平均每日食物摄入量**　通过计算得出每人每日各种食物的摄取量，并将其按照食物类别归类汇总。

2. **确定平均每日营养素摄入量**　借助食物成分表，将摄入的食物量换算成摄入的热能和营养素的量，并进行能量、蛋白质和脂肪等的来源分析。

3. **膳食结构分析**　对照中国居民膳食宝塔的理想膳食结构，膳食调查结果的食物摄取量（生重）应基本符合膳食宝塔每层食物的要求。

4. **与DRIs比较评价**　对于个体而言，可从以下几方面比较。

（1）能量　摄入量应占供给量标准的90%～110%。低于标准80%为供给不足；低于60%则认为是缺乏，对身体会造成严重的影响。

（2）蛋白质　摄入量应不超出推荐摄入量的10%为宜。按能量计算，成人占总能量10%～15%，儿童12%～14%。保证优质蛋白质（动物性蛋白及豆类）占总蛋白质的1/3以上。

（3）脂肪　按能量计算不超过总能量的30%，胆固醇的摄入量应小于300mg，饱和脂肪酸供能一般低于总能量的105%，共余20%的能量由单不饱和及多不饱和脂肪酸提供。

（4）其他营养素　若能满足80%以上即可视为正常，若高于UL值则为摄入过量。

📖 任务聚焦

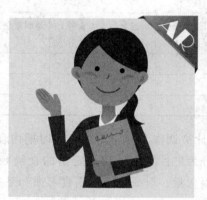

案例：李老师，女，30岁，身高1.65m，体重55kg，每日需热量2100kcal，已知其24小时膳食如下（表4-6），运用平衡膳食的要求，请对李老师24小时的膳食结构做出评价。

表4-6　李老师24小时膳食记录表

进餐时间	食物名称	原料名称	原料重量（可食部）单位：g
早餐	鸡蛋灌饼1个 牛奶1袋	小麦粉	75
		鸡蛋	50
		豆油	5
		牛奶	250
午餐	米饭半碗 冬瓜炖排骨1份 炒豆角1份 苹果1个	稻米	75
		猪小排	100
		冬瓜	150
		豆角	100
		豆油	18
		苹果	200

进餐时间	食物名称	原料名称	原料重量（可食部）单位：g
晚餐	馒头1个 红烧肉1份 番茄炒豆腐1份 桃子1个	小麦粉	50
		猪肉（肥瘦）	80
		番茄	100
		豆腐	200
		豆油	18
		桃子	200

评价过程：

1. 计算各类食物的摄入量，填入表4-7中。

表4-7　各类食物的摄入量

营养素	油脂类	牛奶及奶制品	豆类及豆制品	畜禽肉类	鱼虾类	蛋类	蔬菜	水果	谷类
摄入量	41g	250g	50g	180g	0g	50g	350g	400g	200g

评价：食物达到了多样化，膳食结构基本合理。但也存在不足，油脂类收入过多，猪肉的使用量应适当减少，增加海产品的摄入，此外谷类摄入量偏少。

2. 膳食热量来源的评价，填入表4-8中。

表4-8　膳食能量来源

	蛋白质	脂肪	碳水化合物
合理的膳食能量来源分配比例（%）	10~15	20~30	55~65
实际的膳食能量来源分配比例（%）	14	46	40

评价：三大营养素功能比例不适宜，脂肪的供能比较多，碳水化合物供能较少，所以今后应该适当增加一些粮谷类的摄入。

该膳食提供的能量为2312kcal，高于2100kcal的需要量，所以其能量的摄入应适当的减少。

3. 评价三餐供能比，填入表4-9中。

表4-9　三餐供能比

	早餐	午餐	晚餐
占总摄入能量的比例（%）	26	31	43

评价：三餐供能中，午餐能量比例稍低，而晚餐能量供给有些偏高，应当适当调整。

4. 评价膳食蛋白质来源，填入表4-10中。

表4-10　膳食蛋白质来源

其他	谷类	豆类	动物类
占总摄入量蛋白质的比例（%） 24	20		49

评价：优质蛋白质摄入比例为69%，人体利用率比较高。

 知识链接

膳食调查——化学分析法

膳食调查方法除了常用的称重法、记账法、询问法、食物频率法外，还有化学分析法。化学分析法主要用于营养代谢试验，研究食物中的特殊活性成分（如类黄酮、植物雌激素、类胡萝卜素等）与某些疾病之间的关系。化学分析法是在实验室测定调查对象一日摄入的全部食物中所含有的该营养成分含量，常用双份饭菜法，即制作两份相同的饭菜，一份供食用，一份用于分析。化学分析法代价高，不适用于大规模人群调查，故很少单独使用，常与其他调查方法结合使用。

思考与测验

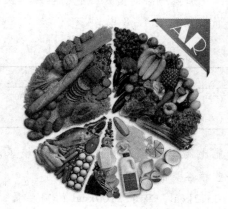

一、单选题

1. 我国居民的膳食应以何种食物为主（　　）

　　A. 植物性食物　　B. 动物性食物　　C. 依照个人习惯而定

2. 成人能量及各种营养素的摄入量达到供给量标准的多少即可认为正常（　　）

　　A. 80%～110%　　　　　　　　B. 90%～110%

　　C. 80%～120%　　　　　　　　D. 9%～120%

3. 成人能量及各种营养素的摄入量长期低于供给量标准的多少，可认为营养严重不足或缺乏（　　）

　　A. 30%　　　　B. 40%　　　　C. 50%　　　　D. 60%

4. 动物性铁来源达到多少即可认为铁供应质量较好，而低于多少则认为较差
（　）

  A. 1/3，1/10   B. 1/3，1/5

  C. 1/4，1/10   D. 1/4，1/5

二、简答题

1. 膳食调查的方法有哪几种？比较各种膳食调查方法的优缺点。
2. 简述膳食调查的目的和意义。
3. 简述24h回顾法开展膳食调查的步骤。

技能训练

全麦面包技能训练

原料：

全麦粉480g、鸡蛋2个、黄油30g、食盐3g、白糖50g、酵母5g、牛奶200ml

操作步骤：

（1）所有面包材料按牛奶、鸡蛋、白糖、盐、面粉、发酵粉顺序放入面包机，揉面功能揉至20分钟后，放入黄油揉至完全扩展阶段；

（2）面团于面包机内发酵2.5倍大；

（3）拿出揉均、排气，盖保鲜膜，松弛15分钟；

（4）分成16等份，和出圆形放入中空模具；

（5）放置烤箱调温30℃，进行二次发酵，烤箱里放一碗开水，发酵至2.5倍大；

（6）烤箱提前预热180℃，底层烤40分钟；

（7）出炉，倒扣，晾凉，脱模。

热量统计表见表4-11。

表4-11 热量统计表

原材料	热量（kcal）
鸡蛋2个	152
全麦粉480g	166
黄油30g	266
白糖50g	200
牛奶200ml	108
合计	892

模块 2 人体体格指标的测量

你知道吗

年轻女孩过度减肥的危害

现如今，除了 20 左右岁的女性，其余各年龄段的人每日摄取的能量值大都超过了正常标准。这个年龄段的女性，因为过于追求苗条的身材而不断减肥，使得现在体型偏瘦的女性越来越多。女性太瘦，可能会出现月经不调、生出低体重儿等问题，因此，维持正常的体重是非常重要的。

任务引领

请给我校某班的学生进行常规体格检查。

身体的生长发育和正常体形的维持不但受遗传和环境因素的影响，更重要的是受营养因素的影响，所以常常把身长、体重、以及体形方面的测量参数用作评价营养状况的综合观察指标，特别是学龄前儿童的测定结果，常被用来评价一个地区人群的营养状况。请同学们通过实际操作，掌握人体体格检测的具体实施方法及注意事项，学会使用数据评价身体状况。

成人人体各项体格指标测量

1. 身高（身长）测量 身高的测量用于计算标准体重或者体质指数，进而反映能量和蛋白质的营养状况。由于脊柱弯曲的加大，脊柱、股关节、膝关节等软骨的压缩，身高在一天中会发生变化，上午身高减少急剧，下午减少缓慢，晚上变化较小，波动幅度在 1～2 cm。所以，身高的测量一般在上午 10 时左右，此时的身高为全天的中间值。

测量方法：

（1）校对仪器 使用符合国家标准生产的电子或机械的身高体重测量仪。使用前校对零点，以标准刻度钢尺检查其刻度是否正确，1 m 的误差不能大于 0.1 cm；准确度要求误差不超过 0.1 kg。检验方法是分别称量备用的 10 kg、20 kg、30 kg 标准砝码，检查指示读数与标准砝码差值是否在允许范围。灵敏度检查方法是置 100 g 砝码，机械的体重秤应观察刻度尺抬高了 3 mm 或游标移动显示 0.1 kg 位置，电子体重秤应显示 0.1 kg。

（2）受试者赤足，立正姿势站在身高计的底板上（上肢自然下垂，足跟并拢，足尖分开成 60°），足跟、骶骨部及两肩胛间与立柱相接触（三点靠立柱），躯干自然挺直，头部正直，两眼平视前方，耳廓上缘与眼眶下缘呈水平位（两点呈水平）。

（3）测试者站在受试者右侧，将水平滑板下滑至受试者头顶（机械身高计）。

（4）测试人员读数时双眼应与压板的平面等高，以厘米为单位，读至小数后一位（0.1cm）。

（5）电子升高计直接读显示屏上的数值并记录。

2. 体重测量　体重是人体测量指标中最方便获取的指标，反应人体的横向生长、围度、宽度、厚度及重量。它不仅反应人体骨骼、肌肉、皮下脂肪及内脏器官的发育状况和人体的充实程度，而且可以间接反应人体的营养状况。连续观测和记录体重的变化能有效地反应肌体能量代谢和蛋白质的储存状况。

测量方法：

（1）校对仪器：同上（身高测量）。

（2）将电子或机械体重秤置于平坦地面上，调零。

（3）受试者测量前排空大小便，穿着短衣裤和短袖衣，站在秤台中央。

（4）待受试者站稳、秤的指针或数值显示稳定后读数和记录。

（5）读数以千克为单位，精确至0.1kg。

（6）两次读数误差不超过0.1kg。

肥胖的判断：

（1）身高标准体重法

$$身高标准体重 = 身高（cm）- 105$$

$$肥胖度（\%） = \frac{实际体重（kg）- 身高标准体重（kg）}{身高标准体重（kg）} \times 100\%$$

判断标准：肥胖度 ≥10% 为超重；20% ~29% 为轻度肥胖；30% ~49% 为中度肥胖；≥50% 为重度肥胖。

（2）体质指数（BMI）

$$BMI = \frac{体重（kg）}{[身高（m）]^2}$$

我国 BMI 指数评价见表4-12。

表4-12　我国 BMI 指数评价

体质指数（BMI）	类别	体质指数（BMI）	类别
<18.5	偏瘦	24 ~27.9	偏胖
18.5 ~23.9	正常	≥28	肥胖
≥24	超重	—	—

🛏 小贴士

1. 受试者站在秤台中央，上、下动作要轻。测量体重的标准（如穿着厚薄，测量前不能饮水、进餐，测量时间等）要统一。

2. 测试工具置于平坦地面并靠墙。测量姿势要求"三点靠立柱""两点呈水平";水平压板与头部接触时松紧要适度,应发辫松开,发结等饰物要取下。

3. 测量皮褶厚度　皮褶厚度测量是测量和评定人体组成的最简便方法。人体脂肪大约有 2/3 储存在皮下组织,通过测量皮下脂肪的厚度,不仅可以了解皮下脂肪的厚度,判断人体的肥瘦程度,而且可以推测全身的脂肪数量来推算人体的组成成分,间接反映能量的变化。最重要的三个测量部位是上臂(肱三头肌)、背部(肩胛下角部)、腹部(脐部),可分别代表个体肢体、躯干、腰腹部的皮下脂肪堆积情况,对判断肥胖和营养不良有重要价值。

测量方法:

(1)校对皮褶厚度计　使用前需校正:指针调至"0"位后,需将皮褶厚度计两个接点间的压力调节至国际规定的 $10g/mm^2$ 的范围内。

(2)上臂(肱三头肌)皮褶厚度(TSF)　被测者上肢自然下垂,测量者右手握皮褶厚度仪使两半弓形测试臂张开,左手拇指和食指将被测者左上臂背侧中点上约2cm处(左肩峰至尺骨鹰嘴的中点),以左手拇指、食指和中指将被测部分皮肤和皮下组织夹提起来(注意勿夹提肌肉),为检查是否将肌肉是否也提起,可令被测者主动收缩该部位的肌肉,此时肌肉即滑脱。然后将张开的皮褶厚度计在距离手指捏起部位1cm处嵌入,右手将皮褶厚度计的把柄放开,读出指针的数值(mm)并记录下来。每个部位应重复测3次,任两次之间所测的数值误差不应超过5%。上臂(肱三头肌)皮褶厚度的正常参考值见表 4-13。

表 4-13　上臂(肱三头肌)皮褶厚度的正常参考值　(单位:mm)

性别	标准值	实测值/标准值	结论评价
男性	8.3	>90%	正常
		80%~90%	轻度热能营养不良
		60%~80%	中度热能营养不良
		<60%	重度热能营养不良
女性	15.3	>90%	正常
		80%~90%	轻度热能营养不良
		60%~80%	中度热能营养不良
		<60%	重度热能营养不良

🛏小贴士

用皮褶厚度计所测的皮下脂肪厚度是皮肤和皮下脂肪组织双倍的和。

(3)背部(肩胛下角)皮褶厚度　被测者上肢自然下垂,测量者在其左肩胛骨下角下方约2cm处,顺自然皮褶方向将皮褶纵向捏起测量其厚度,读数方法同上,注意皮褶计要与水平成45°角。肩胛下角皮褶厚度的正常参考值见表 4-14。

表 4 – 14　肩胛下角皮褶厚度的正常参考值　　　　　　　（单位：mm）

性别	标准值	实测值	结论评价
男性	10 ~ 40	>40	肥胖
		< 10	消瘦
女性	20 ~ 50	>50	肥胖
		< 20	消瘦

（4）腰部（脐旁）皮褶厚度　测量者用左手拇指及食指将距脐左侧 1cm 处的皮肤和皮下组织沿着正中线平行方向捏起，用皮褶计测量距拇指约 1cm 处的皮褶根部厚度。皮下脂肪厚度评定的参考标准见表 4 – 15。

表 4 – 15　成人肥瘦标准的评价（上臂皮褶厚度 + 背部皮褶厚度）　　（单位：mm）

评定标准	男性	女性
异常瘦	10（4）*	14（8）
瘦	12（5）	21（12）
一般	23（10）	37（20）
肥胖	34（13）	47（25）
过分肥胖	45（18）	59（30）
异常肥胖	60（28）	73（40）

4. 测量上臂围　测量软尺应使用符合国家标准生产的，使用前先校正器材。用标准钢尺校对，每米误差不超过 0.2cm。以下腰围及臀围的测量工具要求相同。

上臂围分为上臂紧张围和上臂松弛围。两者差值越大说明肌肉发育状况良好；反之说明脂肪发育状况良好。

测量上臂围的操作方法：

（1）上臂紧张围　指上臂肱二头肌最大限度收缩时的围度。

令被测者斜平举左上臂，角度约为 45°。手掌向上握拳并用力屈肘，用卷尺在上臂肱二头肌最粗处绕一周进行测量。卷尺形成的围径要与上臂垂直。松紧度要适宜，测量误差不超过 0.5cm。

（2）上臂松弛围　指上臂肱二头肌最大限度松弛时的围度。

在测量上臂紧张围后，将卷尺保持原位不动，让被测者将上臂缓慢自然下垂，卷尺在上臂肱二头肌最粗处绕一周进行测量。测量误差不超过 0.5cm。读数时，单位为"cm"，读至 0.1cm，读完后做记录。

上臂肌围（AMC）的计算 AMC 是评价蛋白质——能量营养不良的常用指标之一，上臂肌围的正常参考值见表 4 – 15。其计算公式为：

$$AMC = 上臂松弛围（cm）- 3.14 × 肱三头肌皮褶厚度（cm）$$

表4-15 上臂肌围的正常参考值 （单位：cm）

性别	标准值	实测值/标准值	结论评价
男性	24.8	>90%	正常
		80%~90%	轻度营养不良
		60%~80%	中度营养不良
		<60%	重度营养不良
女性	21.0	>90%	正常
		80%~90%	轻度营养不良
		60%~80%	中度营养不良
		<60%	重度营养不良

小贴士

上臂围测量操作时应定位准确，手臂自然下垂。

5. 测量腰围 腰围与腹部脂肪含量有关。是反应腹部脂肪分布的重要指标，腰围作为腹部肥胖诊断指标已得到广泛认可和应用。

测量腰围的操作方法：

（1）被测者姿势 自然站立，全身放松、自然呼吸。

（2）测量定位 腰围的测量部位目前还没有统一标准。比较常用的有两个部位：腰围的水平位置为脐线；自肋骨下缘和髂连线的中点。一般左右两侧各定一个测量点，测量时软尺应通过两个测量点，三围测定方法见图4-1。

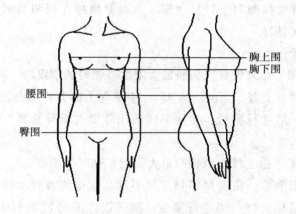

图4-1 三围测定方法

（3）读数要求 在被测者呼气末期读数，以"cm"为单位，读至0.1cm。两次测量的误差不超过1cm。

评价标准 WHO、亚洲和中国的正常成人腰围判断标准（表4-16），超过此值者为腹部肥胖（向心性肥胖）。

表 4 – 16　正常成人腰围判断标准　　　　　　　　　　　　　　（单位：cm）

性别	WHO	亚洲	中国
男性	<94	<90	<85
女性	<80	<80	<80

6. 测量臀围　臀围是臀部的最大围度，是反映臀部脂肪分布的重要指标。同时测量臀围和腰围以计算腰臀比，它反应了人体的脂肪分布特点和肥胖特点。

测量臀围操作方法：

（1）被测者姿势　被测者自然站立，臀部放松，呼吸自然。

（2）测量定位　臀围的测量部位目前还没有统一标准。比较常用的有两个部位：臀部的最高点（最大围 GL）；股骨大粗隆水平。

（3）测量方法　测量者用软尺置于臀部测量点，水平围绕臀部一周进行测量。

（4）读数要求　以"cm"为单位，读至 0.1cm。

评价标准：

腰臀围比值（WHR）的计算公式：

$$WHR = \frac{腰围值}{臀周值}$$

其中，男性 >0.9，女性 >0.8 则可诊断为中心性肥胖（向心性肥胖），但其分界值随年龄、性别、人种的不同而不同。目前一般用腰围代替腰臀比来判断向心性肥胖。

📖 任务聚焦

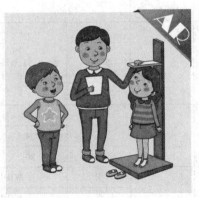

请按要求完成人体体格指标测量，测量结果记录在表 4 – 17 中。

表 4 - 17 成人体格检查记录表

姓名		性别		年龄		身高（cm）	
测量项目	结果	结论	参考标准				
			性别	标准值	实测值/标准值	参考结论	
体重（kg）			男/女		-10% ~ 10%	正常	
					< -10%	瘦弱	
					< -20%	重度瘦弱	
					> 10%	超重	
					> 20%	肥胖	
皮褶厚度（mm）	上臂（肱三头肌）皮褶厚度（TSF）			男	8.3	> 90%	正常
						80% ~ 90%	轻度热能营养不良
						60% ~ 80%	中度热能营养不良
						< 60%	重度热能营养不良
				女	15.3	> 90%	正常
						80% ~ 90%	轻度热能营养不良
						60% ~ 80%	中度热能营养不良
						< 60%	重度热能营养不良
	肩胛下角皮褶厚度			男	10 ~ 40	> 40	肥胖
						< 10	消瘦
				女	20 ~ 50	> 50	肥胖
						< 20	消瘦
	腰部（脐旁）皮褶厚度						
上臂肌围（cm）			男/女	24.8/21.0	> 90%	正常	
					80% ~ 90%	轻度营养不良	
					60% ~ 80%	中度营养不良	
					< 60%	重度营养不良	
腰围（cm）				WHO	亚洲	中国	
			男	< 94	< 90	< 85	
			女	< 80	< 80	< 80	
臀围（cm）			男	WHR > 0.9		中心性肥胖（向心性肥胖）	
			女	WHR > 0.8			

 知识链接 ....

儿童体格检查

1. 身高测量 卧式量床（量板），适用范围：三岁以下的儿童。

测量方法：

（1）将量板置于平坦地面或桌面；

（2）脱去鞋、帽和厚衣裤，仰卧于量板中线上；

（3）固定头部，使其接触头板，面朝上，两耳位于同一水平线上，两侧耳廓上缘与眼眶下缘的连线与量板垂直；

（4）测量者位于小儿右侧，左手按其两膝，下肢并排紧贴底板，手移动足板紧贴至两侧足跟；

（5）当两刻度一致时方可读取数值（精确至 0.1cm），如此重复两遍，取平均值。

2. 头围测量　头围是反应大脑和颅骨的发育指标。头围大小与脑发育有关，对 3 岁以下儿童应测量头围。

测量者用拇指将软尺零点固定于头部右侧齐眉弓上缘处，软尺从头部右侧经枕骨粗隆最高处回到零点，儿童头围测定方法见图 4 - 2。读数要求：以"cm"为单位，读至 0.1cm。

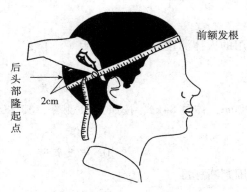

图 4 - 2　儿童头围测定方法

3. 胸围测量　胸围是胸廓的最大围度，是人体宽度和厚度最有代表性的指标，反应胸廓的大小及肌肉发育状况，在一定程度上反应身体形态和呼吸器官的发育状况，同时也是青少年生长发育水平的重要指标。

测量方法：

（1）被测者自然站立，两足分开与肩同宽，肩放松，两臂自然下垂，呼吸平静；

（2）测量定位　对于男生和未发育女生，软尺下缘置胸前沿乳头上缘；对于已发育女生，软尺置乳头上方并与第四肋骨平齐；将卷尺上缘经肩胛下角下缘向胸前围绕一周；

（3）读数要求　在被测者呼气末期读数，以"cm"为单位，读至 0.1cm。

（4）体重等测量方法同成人。

小贴士

测量时软尺应紧贴皮肤，左右对称，对于长发者，应在软尺经过处将头发向上下分开。

思考与测验

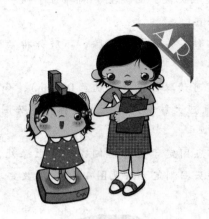

一、单选题

1. 营养调查中，常用的人体测量指标，不包括（　　）

    A. 身高   B. 体重

    C. 血糖   D. 皮褶厚度

2. 张同学，身高178cm，体重84kg，按照BMI测算，其体重属于（　　）

    A. 正常   B. 超重

    C. 轻度肥胖   D. 中度肥胖

3. 中国正常成人腰围判断标准（　　）

    A. 男＜94；女＜85   B. 男＜90；女＜85

    C. 男＜90；女＜80   D. 男＜85；女＜80

4. 经常测量下列何种指标是监测能量是否平衡的最简单的方法（　　）

    A. 皮褶厚度   B. 身高

    C. 胸围   D. 体重

二、简答题

1. 人体体格测量的指标有哪些？

2. 人体体重的评价指标有哪几种？

3. 简述人体身高测量的步骤。

✎ 技能训练

菠萝雪梨汁

原料：

菠萝200g、雪梨150g、白开水500ml、蜂蜜10g。

操作步骤：

1. 菠萝切小块后用淡盐水泡半小时后冲干净；

2. 雪梨削皮切小块；

3. 将菠萝块、雪梨块倒入料理杯，加入 500ml 清水、一勺蜂蜜；

4. 高速搅打 0.5 分钟即可；

热量统计表见表 4 – 18。

表 4 – 18 热量统计表

原材料	热量（kcal）
菠萝 200g	88
雪梨 150g	120
蜂蜜 10g	32
合计	240

模块 3 实验室及临床检查

你知道吗

维生素负荷试验

负荷试验是评定人体水溶性维生素营养水平的方法之一，其方法是先给被测者大剂量维生素，然后测定一定时间内尿中该维生素排出量，若被测者体内有充足的该维生素储备，大剂量摄入后则将从尿中大量排出，反之，被测者的该维生素营养状况较差，因而组织中储备贫乏，摄入大剂量后组织将大部分或全部储留，则尿中排出量减少。

任务引领

能根据营养素缺乏的常见体征，判断出缺乏何种营养素，并给出膳食意见予以纠正。

人体营养水平的实验室检查是营养调查的一个组成部分，包括生理检查和生化检验，营养缺乏病在出现症状前即所谓亚临床状态时，往往先有生理和生化改变。正确选择相应的实验室检测方法可以尽早发现人体营养储备低下的状况，可及时采取防治措施。体内营养素含量浓度及酶活性的下降往往是营养不足的一种表现，而实验室检查可以有助于早期发现营养缺乏为我们及时纠正提供帮助。

一、实验室检测常用指标

利用实验室检查可以测定人体蛋白质、脂肪、维生素及矿物元素的营养状况及免疫功能。实验室检查可以提供早期、客观的结果，并且可确定某种营养素缺乏的程度。

评价营养状况的实验室测定方法基本上可分为：①测定血液中的营养成分或其标志物水平。②测定尿中营养成分排出或其代谢产物。③测定与营养素有关的血液成分或酶活性的改变。④测定血、尿中因营养素不足而出现的异常代谢产物。⑤进行负荷饱和及放射性核素实验。

营养状况的实验室检查目前常常测定的样品为血液、尿样等，主要内容包括：

（1）血、尿中营养素含量　包括血浆蛋白、血脂、血中维生素和矿物元素的含量及尿中维生素的含量。血浆蛋白水平可反映机体蛋白质营养状况，血脂的含量可以反映体内脂类代谢情况，水溶性维生素在体内不能大量储存，若摄入量超过人体负荷，则可以从尿中大量排出，一般收集全日尿测定尿中维生素含量，但因误差太大，常用尿负荷实验来评定水溶性维生素的营养状况。血、尿中含量可以反映膳食摄取情况和机体的营养状况。

（2）营养代谢物的血、尿浓度　某些维生素，如硫胺素是体内酶的组成成分，当维生素摄入不足时，正常代谢受阻，某些代谢产物堆积或减少。测定营养代谢产物可以评定机体该营养素的营养状况。

（3）营养素吸收和代谢有关的各种酶的活性检查　蛋白质、维生素和矿物元素是酶或辅酶的重要组成成分，这些营养素的缺乏可以造成酶活性改变，血中酶活性水平的检查可以说明营养素的营养状况。

（4）生理功能检查　生理功能检查包括暗适应能力、凝血酶原时间和血管脆性实验，分别用以评定机体维生素 A、维生素 K、维生素 C 的营养状况。

（5）头发、指甲中某些必需微量元素的含量与摄入膳食中的含量有一定的对应关系，通过测定头发、指甲中某营养素的含量可以评定其营养状况。

二、营养缺乏病的常见体征

营养缺乏病常为多发性，几种营养素缺乏可以同时存在，临床表现也很复杂，诊断时要细心，还要注意鉴别其他病因导致的相似症状，营养缺乏病检查的重点是原发性营养缺乏，对于继发性营养缺乏也应重视，如肠胃疾病、寄生虫病引起的腹泻、呕吐，手术后引起的营养素吸收障碍等。营养缺乏病的常见体征见表 4 - 19。

表 4 - 19　营养缺乏病的常见体征

体征	缺乏营养素
全身面色苍白	铁、维生素 C、硫胺素、叶酸、维生素 B_{12} 及其他 B 族维生家
体重过高、身高过低	热量、蛋白质、钙、磷、各种维生素
食欲不振、易感疲倦	硫胺素、核黄素、尼克酸、维生素 C
头发干燥、易断，脱发	蛋白质、热量、必需脂肪酸、锌
指甲舟状指，指甲变薄	铁
皮肤毛囊角化，皮肤干燥	维生素 A
脂溢性皮炎	核黄素

体征	缺乏营养素
寻常痤疮	核黄素、维生素 B_6、维生素 A
皮下出血（淤斑）	维生素 C、维生素 K
眼睛睑缘炎（烂眼边）、畏光	维生素 A、核黄素
夜盲、角膜干燥、色素沉着	维生素 A
唇炎	B 族维生素
口角炎	B 族维生素、铁
口腔猩红舌	尼克酸、叶酸、维生素 B_{12}、蛋白质
地图舌	核黄素、尼克酸、蛋白质
牙龈炎、牙龈出血	维生素 C
神经营养性多发性神经炎	硫胺素及其他 B 族维生素
中枢神经系统失调	维生素 B_{12}、维生素 B_6
单纯性甲状腺肿大	碘
克山病	硒
性腺机能减退或发育不良	锌

任务聚焦

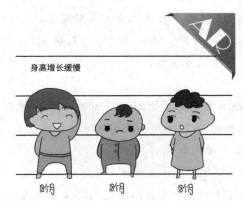

身高增长缓慢

请根据下列体征，判断出是何种营养素不足而导致的营养缺乏病，并给出膳食意见予以纠正，填于表 4 – 20 中。

表 4 – 20　常见营养缺乏病体征及膳食纠正意见

体征	缺乏的营养素	膳食纠正意见
夜盲、角膜干燥、色素沉着		
牙龈炎、牙龈出血		
单纯性甲状腺肿大		
指甲舟状指，指甲变薄		
脂溢性皮炎		
神经营养性多发性神经炎		

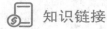 知识链接 ···

营养监测

一、营养监测的定义及分类

1. 营养监测的定义　营养监测是对人群的营养状况进行连续性的动态观察，并对存在的营养问题制订相应的计划，分析已制订的政策所产生的积极影响及预测营养问题的发展趋势。随着营养学的发展及一些国家采取的营养政策不断取得成就，更多的营养学家和国家政策制订者正达成共识：营养学的社会实践不能只停留在说明人群营养现状上，必须分析社会人群营养制约因素和人群出现营养问题的形成条件，如环境条件和社会经济条件等，制定改善营养的政策并进行连续的观察。

2. 营养监测的分类　营养监测分为制定保健和发展计划而进行的长期营养监测、研究规划效果的评价营养监测、及时预警营养失调和干预营养监测三类。

二、常用监测指标

常用监测指标主要有监测地区社会经济状况及保健状况两方面指标。

（一）社会经济状况常用指标

1. 恩格尔系数　指食物支出占家庭全部生活费的比重，用以衡量一个国家或地区居民消费水平和反映贫困富裕状况。

$$恩格尔系数 = （用于食品的开支 \div 家庭总收入）\times 100\%$$

恩格尔系数在 60% 以上为贫困，50%～59% 为勉强度日，40%～49% 为小康水平，30%～39% 为富裕，30% 以下为最富裕。

2. 收入弹性

$$收入弹性 = 食物购买力增长（\%）\div 收入增长（\%）$$

收入弹性值在落后地区为 0.7～0.9，在富裕地区将减少。

3. 人均收入及人均收入增长率

$$人均收入 = 实际收入 \div 家庭人口数$$

$$人均收入增长率（\%）=［（第二年度人均收入 - 第一年度人均收入）$$
$$\div 第一年度人均收入］\times 100\%$$

（二）保健状况指标

常用保健状况指标包括新生儿（出生不足 28 天）死亡率、新生儿体重、婴儿母乳哺育率、儿童发育状况、居民平均寿命等健康指标和前述的营养状况调查的各种指标。

思考与测验

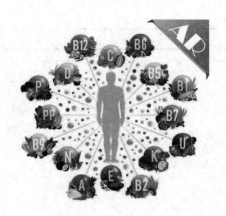

一、单选题

1. 眼的暗适应能力检查可以评定下列哪种营养素的营养状况 （　）

    A. 维生素 B_2　　　B. 维生素 A　　　　C. 硒　　　　　　　D. 锌

2. 血管脆性实验可以评定下列哪种营养素的营养状况 （　）

    A. 维生素 K　　　B. 维生素 A　　　　C. 维生素 B_2　　　D. 维生素 C

3. 凝血酶原时间测定可以评定下列哪种营养素的营养状况 （　）

    A. 维生素 E　　　B. 维生素 A　　　　C. 维生素 K　　　　D. 维生素 C

4. 小儿出现鸡胸、串珠肋等体征可以判断下列哪种营养素的缺乏 （　）

    A. 维生素 D　　　B. 维生素 B_2　　　C. 维生素 B_{12}　　　D. 维生素 C

二、简答题

营养状况的实验室检查常用指标有哪些？

技能训练

胡萝卜番茄汁

原料：

胡萝卜一根、西红柿一个

操作步骤：

1. 胡萝卜、西红柿分别清洗干净并切成小块；

2. 放入搅拌机加入适量的饮用水；

3. 高速搅打 0.5 分钟即可。

热量统计表见表 4-21。

表 4 – 21 热量统计表

原材料	热量（kcal）
胡萝卜 100g	25
西红柿 100g	20
合计	45

项目五 合理调配特定人群膳食

【学习目标】
1. 能复述出我国居民特定人群的营养需求。
2. 能说明不同人群合理膳食的原则。
3. 能依据各类人群的营养特点制定合理膳食计划。

特定人群营养主要分析环境、饮食营养与机体的关系，研究处于特殊生理阶段、特殊生活环境、特殊工作环境和特殊职业人群的代谢特点、营养需要和膳食保障。本部分内容主要介绍处于特殊生理阶段的人群包括孕妇、乳母、婴幼儿、学龄前和学龄期儿童、中老年人。这些特殊人群的生理代谢特点、营养需要不同于一般正常人群，他们是需要重点关注、也需要重点保护的人群，应对其实行特殊的营养保障，以保护其身体健康。这些人群营养研究是国民经济和国防建设的需要，也是适应现代环境科学、医学和营养学发展的需要。近年来，我国人群营养研究日益受到重视，并得到了较快的发展。

模块 1　调配孕妇与乳母的合理膳食

你知道吗

有关早孕反应的那些事

部分妊娠期妇女停经 6 周后会出现食欲不振、恶心呕吐等症状，往往在晨起及饭后症状加重，重者甚至不能正常进食，严重影响营养素的摄入，这种情况称为妊娠性呕吐，或早孕反应。应鼓励孕妇积极预防和治疗早孕反应，主要措施包括：①膳食清淡、易消化，避免油腻食物、甜品，少食多餐；②多吃蔬菜、水果、牛奶等碱性食物；③早餐可进食馒头、面包、饼干等含碳水化合物丰富的食品，不呕吐时适量增加食物摄入；④适当补充维生素 B_1、维生素 B_2、维生素 B_6、维生素 C 等以减轻呕吐症状；⑤忌食不消化的煎炸食品、酒类和刺激性的辛辣食物；⑥呕吐严重不能进食或饮水者，应及时实施静脉营养；⑦可在中医师的指导下，试食一些食疗方，如生姜红糖茶、姜汁米汤、山药饮等，以减轻呕吐症状。

任务引领

总结归纳孕期及哺乳期妇女营养素的需求量。

小贴士

孕早期：妊娠12周末之前，是胎儿大脑发育的关键时期，生长发育速度相对缓慢。

孕中期：13~27周，胎儿生长发育逐渐加速，对营养的需求增大。

孕晚期：28周至分娩。最后2个月，胎儿生长最快，体重的一半是在此期间增加的。

一、孕妇的营养与膳食

孕妇、乳母是处在妊娠和哺乳特定生理状态下的人群。孕妇、乳母具有良好的营养状态是保证胎儿生长发育、乳汁正常分泌的前提。孕期和哺乳期的合理营养对母体健康和婴幼儿的正常身心健康均具有重大的意义。

(一) 营养需要

1. 能量　为了提供胎儿生长、胎盘和母体组织增长所需，孕期妇女总热能需要量增加。中国营养学会建议，妊娠期膳食能量需要量（轻体力活动水平）在妊娠早期时不需增加，妊娠中、晚期需在非孕妇妇女能量需要量基础上分别增加300kcal/d、450kcal/d。孕期妇女可根据体重变化情况来调整能量摄入，同时要防止能量摄入过多，见表5-1。

表5-1　孕期适宜体重增长值及增长速率

孕前BMI（kg/m²）	总增长范围（kg）	孕中晚期增重速率（kg/w）
低体重（<18.5）	12.5~18	0.51（0.44~0.58）
正常体重（18.5~24.9）	11.5~16	0.42（0.35~0.50）
超重（25.0~29.9）	7~11.5	0.28（0.23~0.33）
肥胖（≥30.0）	5~9	0.22（0.17~0.27）

2. 蛋白质　孕期母体有关器官及胎儿生长发育共需蛋白质约900g。孕妇蛋白质RNI为：妊娠早期不增加；妊娠中、晚期，分别增加15g/d、30g/d。其中，膳食中动物类和大豆类等优质蛋白质至少占总蛋白质摄入量的1/3以上。

3. 脂类　孕妇妊娠过程、胎儿发育、泌乳均需要脂肪储备，必需脂肪酸对胎儿脑及神经发育尤其重要。中国营养学会推荐孕妇膳食脂肪供能比20%~30%为宜，其中亚油酸应达到总能量的4%，α-亚麻酸达到总能量的0.6%，EPA + DHA达到250mg/d。

4. 碳水化合物　葡萄糖几乎是提供胎儿能量的唯一形式，此外，如果碳水化合物摄入不足，母体易出现酮症酸中毒，同时影响胎儿发育。因此，孕妇每天至少应摄入碳水化合物 150～250g，碳水化合物供能占总能量的 60% 左右。

5. 矿物质　孕期妇女容易缺乏的矿物质主要是钙、铁、锌、碘。

（1）钙　胎儿体内约需储存 30g 钙，多在孕中、后期转移入胎体，以满足骨骼和牙齿生长发育所需。当膳食钙摄入不足时，母体可转移骨骼和牙齿中的钙以保证胎儿的需要，严重时可出现血钙浓度下降，而自身可出现肌肉痉挛或手足抽搐，甚至发生骨质软化症。因此，为保证胎儿生长发育及预防母体钙的营养不良，钙的摄入量应适当增加。妊娠期膳食钙的 RNI 在非孕妇女 800mg/d 的基础上，孕早期不增加，孕中、晚期均为增加 200mg/d。

（2）铁　妊娠期总铁消耗量包括满足胎儿和胎盘需要，孕期红细胞增加及分娩时失血丢失。妊娠期膳食铁的 RNI 在非孕妇女 20mg/d 的基础上，妊娠早期不增加，中、晚期分别增加 4mg/d 和 9mg/d，UL 为 42mg/d。

（3）锌　妊娠期间，锌缺乏可致胎儿发生宫内发育迟缓、免疫功能低下及畸形。妊娠期膳食锌 RNI 在非孕妇女 7.5mg/d 基础上，整个妊娠期均增加 2mg/d。

（4）碘　碘是合成甲状腺素的原料，孕妇碘缺乏可致胎儿甲状腺功能低下，从而引起以严重智力发育迟缓和生长发育迟缓为主要表现的克汀病（呆小症）。妊娠期膳食碘 RNI 在非孕妇女 120μg/d 基础上，整个妊娠期均增加 110μg/d。

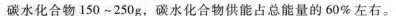 **小贴士**

补碘菜肴

海带炖豆腐（鲜海带 100g 含碘 114μg、豆腐 200g 含碘 15.4μg）。

紫菜蛋花汤（紫菜 5g 含碘 212μg、鸡蛋 25g 含碘 6.8μg）。

贻贝（淡菜）炒洋葱（贻贝 100g 含碘 346μg、洋葱 100g 含碘 1.2μg）。

上述菜肴的含碘量分别加上每天由碘盐获得的 120μg 碘，碘摄入量约为 250～470μg，既能满足孕妇碘需要，也在安全范围之内。

6. 维生素

（1）维生素 A　孕妇对维生素 A 的需要量增加，摄入足量的维生素 A 可维持母体健康及胎儿的正常生长，但是摄入过量维生素 A 可致自发性流产和胎儿先天畸形，孕早期尤其应该注意。妊娠期膳食维生素 A 的 RNI 在非孕妇女 700μgRAE/d 的基础上，孕早期不增加，孕中、晚期均为增加 700μgRAE/d，UL 为 3000μgRAE/d。由于类胡萝卜素的安全性高，建议孕妇可通过摄取富含类胡萝卜素的食物补充维生素 A。

（2）维生素 D　孕期缺乏维生素 D 与母亲骨质软化症及新生儿的低钙血症、手足搐搦、婴儿牙釉质发育不良等关系密切。但过量维生素 D 可导致婴儿发生高钙血症，严重者可出现维生素 D 中毒。妊娠期维生素 D 的 RNI 与非孕妇女相同，为 10μg/d，UL 为 50μg/d。

（3）B 族维生素　B 族维生素主要参与机体物质和能量代谢，且具有水溶性，B 族维生素在体内代谢较快，因此，足够的摄入量对母体和胎儿均具有重要意义。

妊娠期维生素 B_1 的 RNI 在非孕妇女 1.2mg/d 的基础上，孕早期不增加，孕中、晚期分别增加 0.2mg/d 和 0.3mg/d。维生素 B_2 同维生素 B_1。妊娠期维生素 B_6 的 RNI 在非孕妇女 1.4mg/d 的基础上，妊娠各期均增加 0.8mg/d，UL 为 60mg/d。孕期叶酸缺乏可引起胎盘早剥、胎儿神经管畸形和新生儿低出生体重，备孕妇女应从准备怀孕前 3 个月开始每天补充 400μgDFE 叶酸，并持续整个妊娠期。妊娠期叶酸的 RNI 在非孕妇女 400μgDFE/d 基础上，整个妊娠期均增加 200μgDFE/d，UL 为 1000μgDFE/d。

（4）维生素 C　维生素 C 对胎儿骨骼、牙齿的正常发育、造血系统功能和机体抵抗力等都有促进作用。妊娠期维生素 C 的 RNI 在非孕妇女 100mg/d 的基础上，孕早期不增加，孕中、晚期均为增加 15mg/d。

（二）妊娠期的合理膳食原则

妊娠不同时期胎儿生长状况不同，孕妇的生理状态、代谢变化和对营养的需求也不同，膳食应进行适当调整，满足不同时期的需要。《中国居民膳食指南》对备孕期、孕早期及孕中、晚期妇女的膳食原则分别做出了要求。

1. 备孕期膳食指南　备孕期妇女的膳食指南在一般人群膳食指南基础上增加三条关键推荐：

（1）调节孕前体重至适宜水平；

（2）常吃含铁丰富的食物，选用碘盐，孕前 3 个月开始补充叶酸；

（3）禁烟酒，保持健康生活方式。

2. 妊娠期膳食指南　妊娠期妇女的膳食指南在一般人群膳食指南基础上增加五条关键推荐：

（1）补充叶酸，常吃含铁丰富的食物，选用碘盐；

（2）孕吐严重者，可少量多餐，保证摄入含必要量碳水化合物的食物；

（3）妊娠中、晚期适量增加奶、鱼、禽、蛋、瘦肉的摄入；

（4）适量身体活动，维持妊娠期适宜增重；

（5）禁烟酒，愉快孕育新生命，积极准备母乳喂养。

3. 妊娠早期膳食原则　孕早期胎儿较小，发育相对缓慢，孕妇的营养需要与孕前差别不大。但是多数孕妇受到妊娠反应的影响，易造成食物摄入的减少。孕早期是胎儿的器官形成期，对外界环境因素极为敏感。各种致畸因素都可能对胎儿产生不良影响。因此，孕早期的膳食应特别注意以下几点：

（1）选择清淡、易消化、增食欲的食物，不偏食。

（2）少食多餐，保证正常的进食量。

（3）早孕反应在晨起和饭后最为明显，可在起床前吃些含水分少的，含碳水化合物丰富的食物。建议每日服用适量叶酸和维生素 B_{12} 等，预防胎儿神经管畸形。食谱举例见表 5-2。

表5-2　孕早期一日食谱举例

餐次	食谱	食物及重量
早餐	牛奶	牛奶250g
	馒头	标准粉100g
	芝麻酱	芝麻酱10g
	酱猪肝	猪肝10g
午餐	米饭	大米100g
	鲜菇鸡片	鸡胸肉50g，鲜蘑菇50g
	炒菠菜	菠菜100g
	排骨白菜汤	排骨50g，大白菜100g
午点	草莓	草莓100g
	面包	标准粉50g
晚餐	二米饭	大米50g，小米25g
	豆腐干炒芹菜	芹菜100g，豆腐干50g
	清蒸鳊鱼	鳊鱼100g
	炒花菜	花菜50g
	蛋花汤	鸡蛋50g，紫菜5g
	柑橘	柑橘100g
晚点	酸奶	酸奶100g

4. 孕中、晚期膳食原则　胎儿在孕中、晚期开始迅速发育，并从母体获取营养进行储备，以满足出生后发育的需要。与此同时，母体也为产后泌乳进行营养储备。因此，孕中、末期需增加食物摄入量，以满足孕妇显著增加的营养素需要。在健康成人合理膳食的基础上，孕中、晚期膳食还应注意以下几点：

（1）适当增加鱼、禽、蛋、瘦肉、海产品的摄入量。

（2）适当增加奶类、豆类及其制品的摄入。

（3）常吃含铁丰富的食物。

（4）维持体重的适宜增长。

（5）禁烟戒酒，避免刺激性食物。食谱举例见表5-3、表5-4。

表5-3　孕中期一日食谱举例

餐次	食谱	食物及重量
早餐	牛奶	牛奶250g
	鸡蛋饼	鸡蛋50g，面粉100g
	苹果	苹果100g
午餐	米饭	大米150g
	炒三丝	瘦猪肉50g，豆腐丝50g，冬笋丝50g
	拌海带丝	海带（水发）100g

续表

餐次	食谱	食物及重量
午餐	炒生菜	生菜100g
	鱼汤	鲫鱼100g，木耳10g
晚餐	玉米面粥	玉米面50g
	烙饼	标准粉100g
	盐水虾	鲜虾50g
	炒油菜苔	油菜苔200g，胡萝卜50g，辣椒30g
晚点	橘子	橘子100g

表5-4　孕晚期一日食谱举例

餐次	食谱	食物及重量
早餐	牛奶	牛奶250g
	麻酱烧饼	标准粉100g，芝麻酱10g
	鸡蛋羹	鸡蛋50g
午餐	米饭	大米150g
	芹菜肉丝	瘦猪肉70g，芹菜100g，豆干20g
	素炒油菜苔	油菜苔150g
	鱼汤	鲫鱼100g，木耳10g
午点	酸奶	酸奶150g
	苹果	苹果150g
晚餐	米饭	大米150g
	炒鳝鱼丝	黄鳝100g，柿子椒50g
	素炒菜花	绿菜花150g，香菇50g，黑木耳20g
	紫菜汤	紫菜10g，虾皮10g
晚点	橘子	橘子100g

二、乳母的膳食计划

（一）营养需要

哺乳期的营养需求远大于妊娠期的营养需求，良好的乳母营养供给能保证乳汁的正常分泌并维持乳汁的质量的恒定，并保证恢复或维持母体的健康。

1. 能量　乳母对能量需要量增加，乳母的能量需要除要满足乳母自身的能量代谢以外，还要供给分泌乳汁过程消耗的能量和乳汁本身所含的能量。考虑到哺育婴儿的操劳及乳母基础代谢的增加，推荐的乳母每日膳食能量需要量较非妊娠期妇女增加500kcal。

2. 蛋白质　膳食中蛋白质的供给量是影响乳汁分泌的主要因素，膳食蛋白质的摄入量对乳汁分泌的质和量影响较大。乳母蛋白质的RNI为在非妊娠期妇女基础上每日增加25g。

3. 脂类　乳汁中的脂类对婴儿中枢神经系统的发育和脂溶性维生素吸收都有促进作用。目前，我国乳母脂肪 RNI 与成人相同，脂肪供能占总热能的 20%~30%。

4. 矿物质　乳汁中钙含量相对稳定，乳母每天通过泌乳损失的钙约为 300mg。乳母钙的 RNI 为在非妊娠期女 800mg/d 基础上增加 200mg/d。铁不能通过乳腺输送到乳汁，母乳中铁含量极少。为预防或纠正乳母缺铁性贫血，应适量增加膳食中铁的摄入量。乳母铁的 RNI 为在非妊娠期女 20mg/d 基础上增加 4mg/d。锌与婴儿生长发育及免疫功能等关系密切，乳母锌的 RNI 为在非妊娠期女 7.5mg/d 基础上增加 4.5mg/d。乳母的基础代谢率和能量消耗增加，故碘的摄入量也应随之增加。乳母碘的 RNI 为在非妊娠期女 120μg/d 基础上增加 120μg/d。

5. 维生素　母乳中维生素的含量取决于膳食中维生素的摄入量及乳母体内储存情况。增加维生素的摄入有利于维持乳母的健康及促进乳汁分泌。维生素 A 可少量通过乳腺进入乳汁，维生素 D 几乎不能通过乳腺进入乳汁，维生素 E 有促进乳汁分泌的作用。维生素 A 和维生素 D 的 RNI 分别为 1300μgRAE/d、10μg/d，维生素 E 的 AI 为 17mgα-TE/d。水溶性维生素可通过乳腺进入乳汁，但乳汁中水溶性维生素达到一定水平即不再增加。乳母维生素 B_1、维生素 B_2、维生素 C 的 RNI 分别为 1.5mg/d、1.5mg/d 和 150mg/d。

（二）乳母的膳食原则

根据哺乳期的生理特点及乳汁分泌的需要，合理安排膳食，保证充足的能量和各种营养素。

1. 膳食指南　哺乳期妇女膳食指南在一般人群膳食指南基础上增加五条关键推荐：

（1）增加富含优质蛋白质及维生素 A 的动物性食物和海产品，选用碘盐。

（2）产褥期食物多样不过量，重视整个哺乳期营养。

（3）愉悦心情，充足睡眠，促进乳汁分泌。

（4）坚持哺乳，适度运动，逐步恢复适宜体重。

（5）忌烟酒，避免浓茶和咖啡。

2. 膳食原则

（1）食物品种多样，不偏食。

（2）供给充足的优质蛋白质。

（3）多食含钙丰富的食物。

（4）增加新鲜蔬菜、水果的摄入。

（5）少吃盐、腌制品和刺激性强的食物。

（6）注意烹调方式。食谱举例见表 5-5。

表5-5 乳母一日食谱举例

餐次	食谱	食物及重量
早餐	肉包子	面粉100g，猪肉50g
	红豆稀饭	大米30g，红豆20g，红糖5g
	拌黄瓜	黄瓜100g
早点	牛奶	牛奶250g
	煮鸡蛋	鸡蛋50g
午餐	生菜猪肝汤	生菜100g，猪肝25g，植物油5g
	丝瓜炒牛肉	丝瓜150g，牛肉50g，植物油10g
	大米饭	大米150g
午点	水果	橘子100g
晚餐	青菜炒千张	小白菜200g，千张80g，植物油10g
	香菇炖鸡汤	鸡肉100g，香菇适量
	玉米面馒头	玉米粉50g，面粉50g
晚点	牛奶煮麦片	牛奶250g，麦片50g，白糖10g

任务聚焦

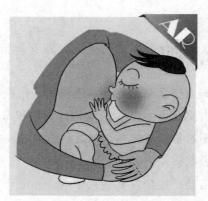

总结归纳孕期及哺乳期妇女所需增加主要营养素的量填入表5-6中。

表5-6 孕期及哺乳期妇女每天需增加主要营养素的量

营养素增加量/d	孕早期	孕中期	孕晚期	哺乳期
蛋白质				
钙				
铁				
锌				
碘				
维生素A				
维生素C				

知识链接

孕期营养不良对胎儿的危害

1. 低出生体重　低出生体重是指新生儿出生体重小于2500g。孕妇营养不良，胎儿出生时体重低，智力与体格发育迟缓，与成年后某些慢性非传染性疾病（如糖尿病、心血管疾病等）的发生率增加有关。

2. 早产儿及小于胎龄儿　早产儿及小于胎龄儿分别指妊娠期小于37周即出生的婴儿和胎儿大小与妊娠月份不符，即新生儿体重低于平均体重的2个标准差。在发展中国家多数低出生体重儿属于小于胎龄儿。

3. 脑发育受损　从孕30周至出生后1年，胎儿脑细胞数快速增殖，是大脑发育的关键时期。孕妇的营养状况，尤其是蛋白质和能量的营养状况，关系到胎儿大脑发育，并影响以后的智力发育。这段时期营养不良，可致胎儿大脑发生永久性的改变。

4. 先天畸形　孕期某些营养的缺乏或过多，可导致先天畸形儿的出现。例如，叶酸缺乏可致胎儿神经管畸形。

5. 巨大儿　巨大儿是指新生儿体重超过4000g。巨大儿的出现与孕妇在妊娠期间过度进食有关。巨大儿可增加分娩难度，容易造成产伤，成年后发生肥胖、高血脂、高血压、心脑血管疾病、糖尿病等退行性疾病的危险性增加。

6. 围产期新生儿死亡率增高。

思考与测验

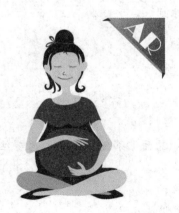

一、单选题

1. 孕妇易缺乏的微量元素有（　　）

　　A. 钙、铁、碘　　　　B. 锰、铁、锌　　　　C. 铁、碘、锌

　　D. 铜、碘、锌　　　　E. 钙、铁、碘、锌

2. 妊娠晚期孕妇蛋白质的摄入量是在非孕妇女的基础上每天增加（ ）

    A. 10g   B. 15g   C. 20g

    D. 25g   E. 30g

3. 不能通过乳腺进入乳汁的营养素有（ ）

    A. 钙和铁   B. 长链多不饱和脂肪酸和铁

    C. 必需氨基酸和钙   D. 钙和维生素 D

    E. 维生素 D 和铁

4. 乳母对铁的需要主要用于（ ）

    A. 供给婴儿生长发育

    B. 预防婴儿缺铁性贫血

    C. 恢复孕期铁丢失

    D. 胎儿铁储备

    E. 促进婴儿免疫力提高

5. 下列关于孕期能量摄入量增加的说法正确的是（ ）

    A. 从妊娠开始即应增加能量的摄入

    B. 从妊娠中期开始增加能量的摄入

    C. 从计划妊娠开始即应增加能量的摄入

    D. 从妊娠晚期开始增加能量的摄入

    E. 妊娠期能量摄入量的增加依据个人的适量及口味而定

二、思考题

1. 简述孕期营养性贫血的营养防治原则。

2. 简述孕中、晚期膳食原则。

3. 简述乳母的膳食指南。

技能训练

海带炖豆腐

原料：

鲜海带 100g、豆腐 200g、豆油 1 茶勺、盐 2g、葱姜丝适量。

操作步骤：

1. 豆腐切小块，海带切丝；

2. 炒锅热少许油，放葱姜爆香；

3. 放海带翻炒；

4. 放豆腐，再加一碗水炖煮；

5. 煮制汤汁变浓，加少许胡椒粉、盐调匀关火。

热量统计表见表 5-7。

表 5-7　热量统计表

原材料	热量（kcal）
鲜海带 100g	13
豆腐 200g	232
豆油 5ml	45
合计	290

模块 2　调配婴幼儿的合理膳食

你知道吗

母乳喂养的优点

WHO 和联合国儿童基金会制定了《婴幼儿喂养全球策略》，这项全球公共卫生建议提出了保护、促进和支持 6 个月的纯母乳喂养，然后添加安全适宜的辅食并继续母乳喂养至 2 岁或以上。

1. 母乳中营养素齐全，能满足婴儿生长发育的需要：①富含优质蛋白质；②母乳中所含脂肪高于牛乳，以不饱和脂肪酸为主，并含有乳脂酶而易于婴儿消化吸收；③富含乳糖；④矿物质丰富，但母乳中铁含量较低；⑤维生素丰富，但母乳中维生素 D 含量较少。

2. 富含免疫物质。

3. 母乳喂养经济、方便、卫生，不易引起过敏反应。

4. 有利于母亲的产后康复。

5. 哺乳行为可增进母子间情感的交流，促进婴儿智力发育。

任务引领

案例：调配新生儿的牛奶配方。

从出生至 1 岁为婴儿阶段，1～3 岁为幼儿阶段。婴儿期是人类生命生长发育的第一高峰期，身长和体重明显增加，脑神经发育极为迅速。幼儿期生长发育虽不及婴儿期迅猛，但依然比较旺盛，智能发育较快，语言和思维能力增强。婴幼儿的消化器官尚处于发育阶段，功能不完善，腺体分泌少，消化酶活力低，对食物的消化、吸收和利用都受到一定的限制。

一、营养需要

1. **能量**　婴幼儿的能量主要用于维持基础代谢、生长发育、体力活动、食物的热效应及排泄消耗的需要，生长发育所消耗的能量占总能量消耗的 25%～30%。中国营养学会推荐的婴幼儿能量摄入量：0～6 月龄（不分性别）为 90kcal/（kg·d）；7～12 月龄（不分性别）为 80kcal/（kg·d）；1～2 岁男女分别为 900kcal/d，800kcal/d；2～3 岁男女分别为 1100kcal/d，1000kcal/d。

2. 蛋白质　婴幼儿时期大量膳食蛋白质被用于满足生长发育的需要，且优质蛋白质应达到 1/2 以上。婴幼儿肾功能发育尚未完善，蛋白质摄入量过高，会使肾发育和功能受到损害。中国营养学会推荐的蛋白质摄入量：0～6 月龄婴儿为 9g/d，7～12 月龄为 20g/d，1～3 岁幼儿为 25g/d。

3. 脂类　脂肪是能量和必需脂肪酸的主要来源，并能促进脂溶性维生素的吸收。适量脂肪摄入将易于婴幼儿的生长发育。亚油酸主要促进生长发育、维持生殖功能和皮肤健康；DHA 在婴儿的视觉和神经发育过程中发挥重要作用；牛磺酸、卵磷脂等磷脂对婴幼儿的大脑、神经系统、智力和认知能力的发育有促进作用。中国营养学会推荐婴幼儿膳食中脂肪供给的能量占总能量的比例：6 月龄以内为 48%，7～12 月龄为 40%，1～3 岁幼儿则降低为 35%。

4. 碳水化合物　充足的碳水化合物摄入可以起到节约蛋白质的作用，有助于脂肪彻底氧化，满足神经系统能量所需。DRIs 中推荐碳水化合物的平均需要量，0～6 月龄为 60g/d，7～12 月龄为 85g/d，1 岁以上为 120g/d。

5. 矿物质　婴幼儿容易缺乏的矿物质主要有钙、铁、锌、碘等。

（1）婴幼儿在生长发育过程中长期缺钙，可导致佝偻病。中国营养学会推荐婴幼儿钙的 AI，6 个月以下为 200mg/d，7～12 个月为 250mg/d；1～3 岁幼儿的 RNI 为 600mg/d。建议 0～6 月龄婴儿钙的 UL 为 1000mg/d，7 个月～3 岁为 1500mg/d。

（2）婴儿体内有一定的铁储备，但只能满足 4～6 个月的需要。缺铁不仅可以引起缺铁性贫血，还会影响婴幼儿的智力发育和认知行为，增加婴幼儿的死亡率。婴幼儿铁的 AI，6 个月以下为 0.3mg/d；7～12 个月 RNI 为 10mg/d，1～3 岁为 9mg/d。

（3）锌缺乏可以使婴幼儿出现食欲缺乏、发育迟缓、味觉异常或异食癖、认知行为的改变等症状和体征。中国营养学会推荐锌的 AI，6 个月以下为 2.0mg/d；7～12 个月 RNI 为 3.5mg/d，1～3 岁为 4.0mg/d。

（4）碘缺乏可以造成智力发育低下、体格发育迟缓及不可逆性的智力损害。中国营养学会推荐碘的 AI，6 个月以下为 85μg/d，7～12 个月为 115μg/d；1～3 岁 RNI 为 90μg/d。

6. 维生素　膳食均衡的乳母，其乳汁中的维生素一般可以满足婴儿的需要。值得注意的是母乳和其他乳类中的维生素 D 含量较低，出生 2 周至 1 岁半之间的婴幼儿都应适量补充维生素 D，如鱼肝油并经常晒太阳，以预防佝偻病的发生。人工喂养的婴幼儿还应注意适量补充维生素 E 及维生素 C，早产儿更应注意补充维生素 E。由于机体对脂溶性维生素的代谢较慢，摄入过多容易蓄积中毒，在给婴幼儿补充脂溶性维生素时，需掌握好用量。

二、婴幼儿合理喂养

1. 婴儿喂养方式　可分为母乳喂养、人工喂养和混合喂养三种方式，其中母乳喂养是婴儿最理想的喂养方式。人工喂养是不能母乳喂养时用牛乳或其他代乳品喂养婴儿。婴儿配方奶粉是人工喂养时最好的选择。混合喂养是母乳不足或不能按时喂养，在母乳喂养的同时用婴儿代乳品补充母乳的不足。

2. 婴幼儿喂养指南

（1）6 月龄内婴儿母乳喂养指南

①产后尽早开奶，坚持新生儿第一口食物是母乳。

②坚持 6 月龄内纯母乳喂养。

③顺应喂养，建立良好的生活规律。

④出生后数日开始补充维生素 D，不需补钙。

⑤婴儿配方奶是不能纯母乳喂养时的无奈选择。

⑥监测体格指标，保持健康生长。

（2）7～24 月龄婴幼儿喂养指南

①继续母乳喂养，满 6 月龄起添加辅食。

②从富含铁的糊状食物开始，逐步添加达到食物多样。

③提倡顺应喂养，鼓励但不强迫进食。

④辅食不加调味品，尽量减少糖和盐的摄入。

⑤注重饮食卫生和进食安全。

⑥定期监测体格指标，追求健康生长。

不能母乳喂养或母乳不足的婴幼儿，应选择配方奶作为母乳的补充。婴儿生长至 6 个月时，母乳无法满足他们的营养需要，同时婴儿的消化吸收功能则日趋完善，乳牙萌出，咀嚼能力增强，已可逐渐适应半固体和固体食物，所以自 6 个月起就可添加一些辅助食品，补充他们的营养需要，也为断乳做好准备。

3. 幼儿膳食原则　幼儿的生长发育虽不及婴儿迅猛，但与成人比较也非常旺盛。幼儿时期的膳食要合理搭配，营养齐全，做到以粮谷类为主的平衡膳食。幼儿膳食除应富含谷类食物之外，还应包括肉、蛋、鱼、禽、奶类及豆制品等。幼儿膳食原则：

①平衡膳食：每日膳食安排包括米、面粉等粮谷类食物 100～150g，鲜牛奶不低于 350ml 或全脂奶粉 40～50g，鱼、肉、蛋、禽类或豆制品 100～125g，蔬菜、水果类 150～250g，植物油 20g，糖不超过 20g。

②合理烹调：幼儿的咀嚼能力和消化能力虽逐渐增强，但消化能力仍很弱，胃肠道消化酶分泌和蠕动能力远不及成人，因此，不宜过早让孩子进食与成人相同的普通饮食，烹调食物时，既要保持营养成分不被破坏，又要使膳食的色、香、味、形多样化，以软饭、碎食为主。

③养成良好的饮食习惯，不挑食、不偏食：一般每日进食 5 次，早、中、晚三餐，

再加上、下午点心各 1 次，注意饮食卫生，饭前要洗手，不吃不洁的食物，培养良好的卫生习惯。

任务聚焦

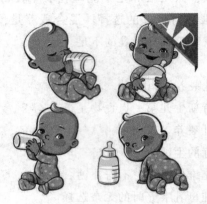

案例：体重 3kg 的新生儿（其母因感染疾病，不能给宝宝母乳喂养），请为其调配合理的牛奶配方。

牛奶是营养价值较高的食物，但对婴儿来讲其营养组成仍不如母乳，此外牛奶中含有一种对热稳定的蛋白质，它可改变肠黏膜通透性，引起婴儿胃肠道隐性出血，只有充分加热才可破坏。因此，用鲜牛乳喂养婴儿时，必须进行一定处理。

1. 处理方法

①加热煮沸 3～5 分钟，彻底消毒灭菌和破坏热稳定蛋白质。

②加水稀释，降低其蛋白质和无机盐浓度，减轻肾溶质负荷，满足需水量要求，还可使蛋白质凝块变细软，易被消化吸收。牛乳与水的比例开始为 2∶1，1～2 周后 3∶1，再增至 4∶1，1～2 月后就可采用不稀释的全乳。

③加糖，牛奶乳糖含量比母乳低，经稀释后其含量更低，一般可加 5%～8% 的蔗糖水溶液或米汤补充能量和水分。

2. 牛奶稀释液配制方法计算

①婴儿体重 3kg。

②需能量：$3kg \times 90kcal/kg = 270kcal$（该婴儿能量需要量为 90kcal/kg）。

③婴儿需蛋白质 AI 值为：9g/d。

④婴儿需水量：$3kg \times 150ml/kg = 450ml$。

⑤婴儿需 85% 含糖牛奶量，1ml8% 含糖牛奶含能量为 1kcal（其计算方法是：$1ml \times (69kcal/100ml) + 1ml \times 8\% \times 4 \approx 1kcal$）；8% 含糖牛奶 270ml 则含 270kcal 能量。

⑥含糖牛奶以外的补水量 $450 - 270 = 180ml$。

3. 配制方法

①牛奶 270ml + 水 180ml + 糖 22g（$270 \times 8\% \approx 22g$）。

②牛奶 270ml + 米汤 180ml + 糖 13g（$22 - 9 = 13g$）米汤以含淀粉 5% 计，其中淀粉

为：180×5% =9（g）。

③验证：能量 270kcal，蛋白质 8.1g，水 450ml。

 知识链接

婴儿辅食添加

婴儿辅食添加的原则：①从少到多、从细到粗、从稀到稠、次数和数量逐渐增加（一般为一周）后再增加新的品种，使婴儿有一个适应的过程。②应在婴儿健康、消化功能正常时添加辅助食品。③保持原味，不加盐、糖以及刺激性调味品。

婴儿辅食添加的顺序：辅食添加的时间通常在 4~6 个月龄间。辅食添加应按照从一种到多种的原则进行。首先添加的辅食通常是谷类及其制品，其次是蔬菜、水果，然后是鱼类、蛋类、肉类等，具体辅食添加顺序见表 5-8。

表 5-8 婴儿辅助食品添加顺序

时间	添加辅食的品种
2~3 周	鱼肝油
5~6 周	叶菜汁（先）、果汁（后）
4~6 个月	米粉糊、稀粥、蛋黄、鱼泥、动物血、肝泥、豆腐、菜泥、水果泥等
7~9 个月	稀粥、面条、饼干、全蛋、肝泥、肉糜、蔬菜泥、水果泥等
10~12 个月	稠粥、烂饭、饼干、面条、面包、馒头、全蛋、碎肉末、碎菜等

思考与测验

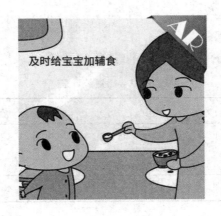

一、单选题

1. 婴儿添加辅助食物的时间是从出生后几个月开始（　　）

A. 5~7　　　　B. 4~6　　　　C. 3~5

D. 2~4　　　　E. 1~3

2. 中国营养学会推荐 1~3 岁幼儿钙的 RNI 为 （　　）

   A. 200mg/d　　　　　　　　　　B. 250mg/d

   C. 600mg/d　　　　　　　　　　D. 800mg/d

3. 提倡母乳喂养的原因是 （　　）

   A. 母乳中的蛋白质易消化

   B. 母乳中的脂肪球小易吸收

   C. 母乳中含丰富的免疫活性物质

   D. 母乳中的钙吸收率高

   E. 以上均是

4. 男孩，10 月龄，查体有方颅、枕秃、肋骨串珠，夜间经常啼哭，最可能的原因是 （　　）

   A. 受惊吓　　　　B. 铁缺乏　　　　C. 钙缺乏

   D. 碘缺乏　　　　E. 锌缺乏

二、简答题

简述幼儿膳食原则。

技能训练

配制 8% 含糖牛奶

原料：

鲜牛奶 270ml、水 180ml、糖 22g。

操作步骤：

1. 用量筒分别量取牛奶 270ml、水 180ml，倒入奶锅中；

2. 用电子秤秤取白糖 22g，加入奶锅中；

3. 加热煮沸 3~5 分钟。

热量统计表见表 5-9。

表 5-9　热量统计表

原材料	热量（kcal）
鲜牛奶 270ml	186
糖 22g	88
合计	274

模块3　调配儿童和青少年的合理膳食

你知道吗

未成年人健康饮食行为的内容

1. 合理选择零食　选择卫生、营养丰富的食物做零食，油炸、高盐或高糖的食品不宜做零食。吃零食的量以不能影响正餐，两餐之间可以吃少量零食，不能用零食代替正餐。吃饭前、后30分钟内不宜吃零食，不要看电视时吃零食，也不要边玩边吃零食，睡觉前30min不吃零食。吃零食后要及时刷牙或漱口。

2. 不喝或少喝含糖饮料，更不能用饮料替代水。

3. 合理选择快餐　尽量选择含蔬菜、水果相对比较丰富的快餐，少吃含能量、脂肪或糖高的食品。多数快餐在制作过程中用油、盐等调味品较多，要尽量少在外就餐，合理选择快餐。

4. 不偏食节食，不暴饮暴食。

5. 禁止饮酒。

任务引领

设计青少年膳食计划。

儿童、青少年指已满2周岁而不满18岁的未成年人（简称为2~17岁儿童），他们生长发育迅速，对能量和各种营养素的要求量相对高于成年人。由于年龄不同，生长发育开始的时间和速度不同，对热能需求的个体差异很大。

一、学龄前儿童的营养与膳食

学龄前儿童（3~6岁）的生长速度虽然减缓了，但其各器官持续发育并逐渐成熟。合理营养不仅保证学龄前儿童正常生长发育，也可为其成年后的健康打下坚实的基础。

（一）营养需要

1. **能量**　学龄前儿童生长发育持续，活动能力、范围及活动量增加，单位体重能量需要相对高于成年人。学龄前儿童能量需要量为1200~1600kcal/d，同年龄段男童高于女童。

2. **蛋白质**　学龄前儿童蛋白质的RNI为20~25g/d。动物性蛋白质应达到蛋白质摄入总量的一半。

3. **脂类**　学龄前儿童每日膳食中脂肪供能应占总能量的30%~35%，其中亚油酸供能不低于总能量的4%，α-亚麻酸供能不低于总能量的0.6%。

4. 碳水化合物 碳水化合物是学龄前儿童主要的能量来源，要求碳水化合物供能占总能量的 50% ~ 65% ，以含有高分子碳水化合物的粮谷类为主。为预防肥胖、龋齿的发生，应避免过多摄入糖和甜食。

5. 矿物质 学龄前儿童生长发育迅速，对矿物质的需求相对较多，容易缺乏的矿物质主要有钙、铁、锌、碘等。4 ~ 6 岁学龄前儿童钙、铁、锌、碘的 RNI 分别为 800mg/d、10mg/d、5.5mg/d 和 90μg/d。

6. 维生素 尽管我国儿童的营养状况在不断改善，但是维生素的亚临床缺乏或水平低于正常值的儿童还有一定比例。膳食供给充足的维生素，可预防维生素缺乏症，保证儿童健康生长发育。各种维生素 RNI 值分别是：维生素 A 为 360μgRAE/d，维生素 D 为 10μg/d（400IU/d），维生素 B_1 为 0.8mg/d，维生素 B_2 为 0.7mg/d，烟酸为 8mg/d，维生素 C 为 50mg/d。

（二）学龄前儿童合理膳食原则

《中国居民膳食指南》中关于学龄前儿童的膳食指南在一般人群膳食指南基础上特别推荐了以下 5 条：①规律就餐、自主进食不挑食，培育良好饮食习惯；②每日饮奶、足量饮水，正确选择零食；③食物应合理烹调，易于消化、少调料、少油炸；④参与食物选择与制作，增进对食物的认知与喜爱；⑤经常户外活动，保障健康生长。

学龄前儿童的合理膳食原则如下。

（1）足量食物、平衡膳食、规律就餐是学龄前儿童获得全面营养和良好消化吸收的保障。餐次应以一日 4 ~ 5 餐为宜，3 次正餐，2 次加餐。一日三餐的能量分配为：早餐 30% ，午餐 35% ，晚餐 25% ，加餐点心 10% 左右。定时、定量、定点进食，注意饮食卫生。

（2）烹调方式要符合学龄前儿童的消化功能和特点，烹调注意色香味美，使孩子喜欢，促进食欲。食品的温度适宜、软硬适中，易被儿童接受。

（3）不挑食、偏食或暴饮暴食，正确选择零食，并注意零食的食用安全。

二、学龄儿童的营养与膳食

学龄儿童（6 ~ 12 岁）体格仍维持稳步增长状态，他们学习任务繁重，思维活跃、认识新事物多，必须保证供给充足的营养素。

小贴士

儿童、青少年推荐及应限制的食品见表 5 - 10。

表 5 - 10 推荐及应限制的食品

推荐	限制
新鲜水果、蔬菜	果脯、果汁、果干、水果罐头
乳制品（牛奶、酸奶、奶酪）	乳饮料、冷冻甜品类食物（冰淇淋、雪糕）、含糖饮料（碳酸饮料、果味饮料）
馒头、面包	膨化食品、油炸食品、含人造奶油食品
鲜肉鱼制品	咸鱼、香肠、腊肉、鱼肉罐头
鸡蛋（煮鸡蛋、蒸蛋羹）	
豆制品（豆腐干、豆浆）	烧烤类食品
坚果类（磨碎食用）	高盐坚果、糖浸坚果

（一）营养需要

学龄儿童，因处于生长发育阶段，基础代谢率高，活泼爱动，体力、脑力活动量大，故单位体重能量需要量接近或超过成人。由于学龄儿童学习任务繁重，思维活跃、认识新事物多，必须保证供给充足的蛋白质。学龄儿童膳食脂肪的供能为总能量的 20% ~ 30%。学龄儿童膳食中碳水化合物的供能为总能量的 50% ~ 65% 为宜。学龄儿童骨骼生长发育较快，矿物质的需要量明显增加，必须保证供给充足。由于体内三大营养素代谢反应十分活跃，学习任务重，因此有关能量代谢、蛋白质代谢和维持正常视力、智力的维生素必须保证充足供给，尤其要重视维生素 A 和维生素 B_2 的供给。

（二）学龄儿童的合理膳食原则

《中国居民膳食指南》中关于学龄儿童的膳食指南在一般人群膳食指南基础上特别推荐了以下 5 条：①认识食物，学习烹饪，提高营养科学素养；②三餐合理，规律进餐，培养健康饮食行为；③合理选择零食，足量饮水，不喝含糖饮料；④不偏食节食，不暴饮暴食，保持适宜体重增长；⑤保证每天至少活动 60 分钟，增加户外活动时间。

学龄儿童的合理膳食原则包括以下内容。

（1）学龄儿童应该食物多样化，平衡膳食 应摄入粗细搭配的多种食物，保证鱼、禽、蛋、畜、奶类及豆类等食物的供应。

（2）坚持吃好早餐 早餐的能量及营养素供应量应相当于全日量的1/3。不吃早餐或早餐吃不好，会使小学生在上午 11 点前后因能量不够而导致学习行为的改变，如注意力不集中，数学运算、逻辑推理能力及运动耐力等下降。

（3）培养良好生活习惯及卫生习惯 定时定量进食，少吃零食，不挑食、不偏食或暴饮暴食。学龄儿童和青少年膳食中各类食物量及食谱举例见表 5 - 11、表 5 - 12。

表 5 – 11　学龄儿童和青少年膳食中各类食物量（单位：g）

食物种类	7 ~ 12 岁	13 ~ 18 岁
粮谷	370 ~ 480	450 ~ 520
蔬菜	400 ~ 500	500
豆类及制品	50 ~ 100	50 ~ 100
畜禽鱼肉	75 ~ 100	100 ~ 150
蛋类	50	50
牛奶或豆浆	250	250
水果	50	50
烹调用油	15	20
食糖	10	10

表 5 – 12　学龄儿童（6 ~ 10 岁）食谱举例

餐次	食谱	食物及重量
早餐	馒头	面粉 80g
	豆浆	豆浆 250g，糖 10g
	茶叶蛋	鸡蛋 50g
	煎带鱼	带鱼 40g
午餐	花卷	面粉 100g
	小米粥	小米 20g
	油菜炒猪肉	油菜 120g，猪肉（肥瘦）30g
晚餐	米饭	大米 100g
	肉末豆腐	豆腐 100g，猪肉（瘦）10g，木耳（干）5g
	炒小白菜	小白菜 140g
	黄花金针菇汤	黄花菜（干）10g，金针菇 30g，香菜 10g
加餐	鸭梨	鸭梨 100g

三、青少年的营养与膳食

青少年（12 ~ 18 岁）时期是由儿童向成年人发育的过渡时期，是体格和智力发育的关键时期。此时期个体对各种营养素的需要量达到最大值，随着机体发育不断成熟，其营养素需要量有所下降。

（一）营养需要

青少年对能量、蛋白质的需要量与生长发育速率相一致，蛋白质的 RNI 男女分别为 60 ~ 75g/d 和 55 ~ 60g/d，脂肪的摄入量占总能量的 20% ~ 30%，碳水化合物的摄入量占总能量的 50% ~ 65%。青少年骨骼生长迅速，这一时期骨量的增加量占到成年期的 45% 左右。青少年期的钙营养状况决定成年后的峰值骨量，因此，11~13 岁青少年钙的 RNI 为 1200mg/d，14~17 岁为 1000g/d。青春期男生比女生在体内增加更多的肌肉、肌蛋白和血红蛋白需要铁来合成。而青春期

女生还要从月经中丢失大量铁，需要通过饮食增加铁的摄入量。由于生长发育迅速，特别是肌肉组织的迅速增加以及性的成熟，青少年体内锌的储存量增多，需要增加锌的摄入量。青春期碘缺乏所致的甲状腺肿发病率较高，应注意保证碘的摄入。

🛏 小贴士

11~17 岁儿童每天 1100~1400ml，天气炎热或运动时出汗较多，应增加饮水量，饮水时应少量多次，不要感到口渴时再喝，可以在每个课间喝水 100~200ml 左右。

（二）青少年的合理膳食原则

《中国居民膳食指南》中青少年的合理膳食原则包括：

（1）多吃谷类，供给充足的能量　青少年的能量需要量大，可因活动量大小而有所不同，而且宜选用加工较为粗糙、保留大部分 B 族维生素的谷类，适当选择杂粮及豆类。

（2）保证足量的鱼、禽、蛋、奶、豆类和新鲜蔬菜水果的摄入　优质蛋白质应达 50% 以上，鱼、禽、肉、蛋供给量 200~250g/d，奶不低于 300ml/d。每日蔬菜和水果的总供给量约为 500g，其中绿色蔬菜类不低于 300g。

（3）平衡膳食，鼓励参加体力活动，避免盲目节食　青少年应通过合理控制饮食，增加体力活动，合理控制体重。青少年食谱举例见表 5-13。

表 5-13　青少年（13~15 岁男生、16~18 岁女生）食谱举例

餐次	食谱	食物及重量
早餐	鲜肉包	面粉 150g，猪肉末 30g，植物油 5g
	牛奶	牛奶 250g
午餐	米饭	大米 105g
	土豆鸡块	土豆 100g，鸡腿肉 50g，植物油 5g
	豌豆苗豆腐汤	豌豆苗 75g，油豆腐 25g，虾米 10g，香油 5g
晚餐	馒头	面粉 150g
	萝卜炒肉丝	萝卜 200g，瘦猪肉 30g，植物油 5g
	虾仁豆腐汤	豆腐 100g，虾仁 25g，鸡蛋 50g，植物油 5g
加餐	甜橙	甜橙 100g

任务聚焦

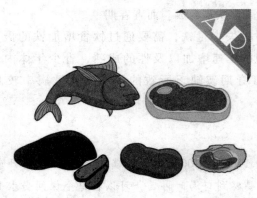

请同学们根据自己的能量需求设计膳食计划，填入表 5 – 14 中。

表 5 – 14　自我实践——我的膳食计划　　　　　（能量：kcal）

明天的食谱	食物类型	提示	按类别汇总食物
		最好选择 1/3 的全谷类及杂豆食物	谷类：
			全谷物：
			薯类：
		选择多种多样的蔬菜、水果，深色蔬菜最好占到 1/2 以上	蔬菜：
			深色蔬菜：
			水果：
		优先选择鱼和禽肉，鸡蛋不要丢蛋黄	畜禽肉：
			水产品：
			蛋类：
		每天吃奶制品，经常吃豆制品，适量吃坚果	豆制品：
			坚果：
			乳制品：
		培养清淡饮食习惯，少吃油炸、高盐食品	估计油：
			估计盐：

知识链接

获得 25g 蛋白质的食物组合见表 5 – 15。

表 5 – 15　获得 25g 蛋白质的食物组合举例

组合一		组合二		组合三	
食物及数量	蛋白质含量	食物及数量	蛋白质含量	食物及数量	蛋白质含量
牛肉 50g	10.0g	瘦猪肉 50g	10.0g	鸭肉 50g	7.7g
鱼 50g	9.1g	鸡肉 60g	9.5g	虾 60g	10.9g
牛奶 200g	6.0g	鸡肝 20g	3.3g	豆腐 80g	6.4g
合计	25.1g	合计	25.0g	合计	25.0g

思考与测验

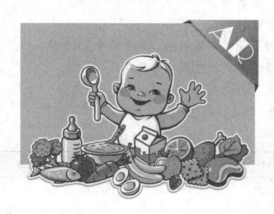

一、单选题

1. 一名儿童临床症状表现为牙龈出血、皮下出现散在的出血点、鼻子出血等。临床诊断该患儿可能患有哪一种营养缺乏病（　　）

　　A. 钙　　　　　　　　B. 锌　　　　　　　　C. 铁　　　　　　　　D. 维生素 C

2. 学龄前儿童以"一日三餐、两点"制为宜，下列说法错误的是（　　）

　　A. 胃的容量小　　　　　　　　　　　B. 肝脏中糖原储存量小

　　C. 增加胃张力　　　　　　　　　　　D. 活泼好动，容易饥饿

3. 11 ~ 13 岁的青少年每日钙储备量约为（　　）mg

　　A. 1000　　　　　　B. 1200　　　　　　C. 1300　　　　　　D. 1400

4. 儿童热能消耗是指（　　）

　　A. 生长发育消耗的热能

　　B. 食物特殊动力作用

　　C. 体力活动消耗的热能

　　D. 以上都包括

二、简答题

1. 简述青少年的合理膳食原则。

2. 简述学龄儿童的合理膳食原则。

技能训练

蒜蓉烤蘑菇

原料：

口蘑 100g、培根 1 片、蒜 3 瓣。

操作步骤：

1. 口蘑洗净，去掉菇柄，露出伞盖下的凹洞；

2. 蒜去皮，去蒂，放在压蒜器里压成蓉；

3. 用小勺将蒜蓉舀进蘑菇洞里；

4. 培根切成碎末，依次放上；

5. 烤箱预热至 250℃；

6. 蘑菇放在烤盘里，上盖一张锡纸，进烤箱烤 15 分钟；

7. 揭掉锡纸再烤 5 分钟，上色兼烤香蒜蓉；

8. 取出盛入盘中即可。

热量统计表见表 5-16。

表 5-16 热量统计表

原材料	热量（kcal）
口蘑 100g	27
培根 1 片	36
合计	63

模块 4 调配老年人的合理膳食

你知道吗

营养早餐的标准

营养早餐应该包括谷类、动物性食物（奶、蛋或肉）、大豆或其制品、蔬菜或水果等 4 大类食物，其提供的能量和营养素应达全天供给量的 30% 左右。早餐的质量应注意科学性。碳水化合物在胃肠内消化吸收快，吸收后血糖只能暂时升高而不能长久维持。所以只吃主食是不够的，必须在副食中摄入富含蛋白质和脂肪的食物，如蛋类、奶类、豆制品等，这些食物在留肠内消化吸收比较缓慢，可使血糖较长时间维持在一定水平。

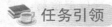任务引领

完成老年人膳食计划的制定。

从 65 岁开始，人类步入老年期，身体形态和机能方面均发生了一系列变化，主要表现为基础代谢率下降，消化功能减退，脂质代谢能力降低、血脂异常，体脂增多、体水分减少、脏器萎缩、器官功能减退，体内氧化损伤加重，免疫能力下降。这些生理性变化，使老年人的营养需要也发生相应改变，表现出一定的特殊性。合理营养有助于延缓衰老、增强老年人体质，预防各种老年常见病，提高老年人的生存质量。

一、营养需要

1. 能量　由于基础代谢下降、体力活动减少，老年人对能量的需要量减少。老年人应注重维持正常体重，确保能量摄入与消耗保持平衡。从降低营养不良风险和死亡风险的角度考虑，老年人的 BMI 不应低于 20。

2. 蛋白质　老年人易出现负氮平衡，同时由于肝、肾功能降低，消化能力减退，过多的蛋白质摄入可加重肝、肾的负担，因此，老年人蛋白质的摄入应量足、质优，老年人膳食蛋白质 RNI 为男性 65g/d，女性 55g/d，优质蛋白质应占 1/2。

3. 脂类　老年人对脂肪的消化功能下降，故膳食脂肪的摄入量不宜过多，一般脂肪供能比例以 20% ~30% 为宜。其中，亚油酸应达到总能量的 4%，α - 亚麻酸应达到总能量的 0.6%。

4. 碳水化合物　由于老年人胰岛素分泌量减少，糖耐量能力降低，血糖调节能力减弱，易发生血糖升高。因此，老年人应控制精制糖的摄入，注意选择富含淀粉及膳食纤维的食物。碳水化合物的供能比例以 50% ~65% 为宜。

5. 矿物质　老年人应供给充足的钙、铁、硒等矿物质，以防止骨质疏松症和缺铁性贫血，同时注意控制钠盐摄入量。中国营养学会推荐老年人膳食钙的 RNI 为 1000mg/d，UL 为 2000mg/d。老年人铁的 RNI 男女均为 12mg/d，UL 为 42mg/d。老年人硒的 RNI 为 60μg/d，UL 为 400μg/d。钠盐摄入每天控制在 6g 以内。

6. 维生素　老年人应保证各种维生素的摄入量充足，以促进代谢、延缓机体功能减退、增强抗病能力。老年人易出现维生素 A 缺乏，特别是 β - 胡萝卜素有很强的抗氧化作用和清除自由基的功能。老年人应经常参与户外活动，以促进体内维生素 D 的合成。维生素 E 可防止不饱和脂肪酸的过氧化，具有强抗氧化、抗衰老作用。维生素 C 具有强还原性，对保护血管壁完整性、降低血管破裂风险等意义积极。

二、老年人的合理膳食原则

《中国居民膳食指南》中关于老年人的膳食指南特别强调：①少量多餐细软，预防营养缺乏；②主动足量饮水，积极户外活动；③延缓肌肉衰减，维持适宜体重；④摄

入充足食物，鼓励陪伴进餐。

老年人的合理膳食原则包括：

1. 摄入充足食物，合理安排平衡膳食，老年人每天应至少摄入12种以上食物。采用多种方法增加食欲和进食量，吃好三餐。

2. 烹饪选用炖、煮、蒸、烩、焖烧等方法，烹调要讲究色香味、细软易于消化，少吃或不吃油炸、烟熏、腌制的食物。

3. 保证获得足够的优质蛋白质，每日一杯奶，适量吃豆类或豆制品，多吃鱼类，荤素合理搭配，维持能量摄入与消耗的平衡，保持适宜体重。

4. 保证充足的新鲜蔬菜和水果摄入，补充钙、铁和锌等矿物质，预防便秘、贫血、骨质疏松和肌肉衰减等老年性疾病。

5. 少食多餐，饮食饥饱适中，不暴饮暴食，饮食清淡少盐，不吸烟，少饮酒。老年人一天食谱举例见表5-17。

表5-17 老年人一天食谱举例

餐次	食谱	食物及重量
早餐	全麦面包	面包100g
	牛奶	牛奶200g
	煮鸡蛋	鸡蛋25g
加餐	水果	柚子120g
午餐	荞麦面条	荞麦挂面100g
	芝麻酱	芝麻酱30g
	拌菜	绿豆芽50g，黄瓜丝50g，菠菜段50g，牛肉丝30g
加餐	鸭梨	鸭梨100g
晚餐	花生芸豆粥	大米40g，芸豆30g，花生20g
	蒜蓉香菇炒油菜	油菜150g，鲜香菇60g，植物油8g
	虾仁海带烧豆腐	北豆腐100g，虾仁30g，海带60g，橄榄油10g
加餐	猕猴桃	猕猴桃50g

任务聚焦

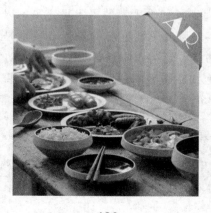

　　张阿婆，70岁，已退休，精神状态良好，无"三高"症状。请为张阿婆制定膳食计划，填入表5-18中。

表5-18　张阿婆的膳食计划

食物和摄入量	谷薯类	蔬菜水果类	鱼禽蛋和瘦肉	乳制品、大豆坚果	烹调油、食盐
	谷类： 薯类：	蔬菜： 水果：	畜禽肉： 水产品： 蛋类：	大豆： 坚果： 乳制品：	烹调油： 食盐：
早餐					
加餐					
午餐					
加餐					
晚餐					

📖 **知识链接**

如何预防老年人缺铁性贫血

　　老年人非病理性缺铁性贫血比较常见，可通过积极进行合理营养支持，以降低贫血的危害，这些措施包括：①帮助老年人积极进食，增加主食和各种副食品的摄入，保证能量、蛋白质、铁、维生素 B_{12}、叶酸和维生素C的供给。②合理调整膳食结构，老年人应注意适量增加瘦肉、禽、鱼、动物的肝脏、血等摄入。另外，老年人也应该增加水果和绿叶蔬菜的摄入，即可提供丰富维生素C和叶酸，亦可促进铁吸收和红细胞合成。③浓茶和咖啡会干扰食物中铁吸收，因此，饭前、饭后1小时内不宜饮用。

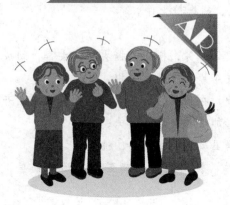

思考与测验

一、选择题

1. 下列对老年人能量消耗描述错误的是（　　）

　　A. 基础代谢率下降

　　B. 基础代谢的能量消耗降低

　　C. 由于能量消耗降低，因此能量需求也应降低

　　D. 消耗的总能量减少

　　E. 体力活动消耗的能量相对增加

2. 老年人饮食应注意（　　）

　　A. 蛋白质适量而质优

　　B. 控制碳水化合物的摄入，应以蔗糖为主

　　C. 植物油可以多多摄入

　　D. 总热能摄入不变

3. 老年妇女患骨质疏松的主要病因是（　　）

　　A. 雌激素缺乏

　　B. 钙摄入量降低

　　C. 能量摄入降低

　　D. 户外活动少，维生素 D 摄入量低

4. 老年人的蛋白质供给量不易过多，但优质蛋白质应占蛋白质总量的（　　）

　　A. 1/3 以上　　　　B. 1/4 以上　　　　C. 1/5 以上　　　　D. 1/6 以上

二、简答题

简述老年人的合理膳食原则。

技能训练

番茄鸡蛋面

原料：

番茄 1 个、鸡蛋 1 个、自制五彩切面 80g、小青菜一颗、水发木耳 3 朵、葱花少许、油 1 茶匙、盐 1 茶匙、胡椒粉少许。

操作步骤：

1. 番茄在开水锅里烫 2 分钟，捞出，撕去皮，去蒂，切成片；

2. 小青菜洗净，切成 4 片；木耳去老根，洗净；

3. 鸡蛋加少许盐打散，在稍深的锅里用油煎熟，加水煮开，放番茄煮出味道；

4. 放木耳和小青菜，加盐和胡椒粉调味；

5. 同时在烫番茄的锅里放入 80g 面条，挑散；

6. 待面条煮至九成熟，挑出放进煮鸡蛋番茄汤的锅里，等汤再次滚开离火倒入碗中；

7. 撒上葱花即可。

热量统计表见表5-19。

表5-19　热量统计表

原材料	热量（kcal）
番茄200g	30
鸡蛋50g	72
切面80g	229
油5ml	45
合计	376

项目六　合理调配慢性疾病期老年人膳食

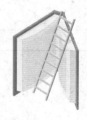

【学习目标】

1. 能复述膳食因素对营养相关疾病的影响。
2. 能针对不同疾病拟定合理的膳食防治计划。
3. 能依据肿瘤的营养防治原则提出预防的饮食建议。

随着我国社会经济的迅速发展、人民生活方式的急剧变化，我国居民的膳食结构、营养状况和疾病模式均发生了不同程度的改变。其中，膳食结构不合理引起的营养失衡与相关的慢性非传染性疾病的发生密切相关。因此，通过指导人群改善膳食结构、采取均衡营养来防治营养相关性疾病具有重要的现实意义。

模块1　调配高血压患者的合理膳食

你知道吗

高血压的诊断与分级

目前我国采用《中国高血压防治指南》的标准对高血压进行诊断和分级，见表6-1。

表6-1　高血压诊断与分级

类别	收缩压（mmHg）	舒张压（mmHg）
正常血压	<120 和	<80
正常高值	120~139 和（或）	80~89
高血压	≥140 和（或）	≥90
1级高血压（轻度）	140~159 和（或）	90~99
2级高血压（中度）	160~179 和（或）	100~109
3级高血压（重度）	≥180 和（或）	≥110
单纯收缩期高血压	≥140 和	<90

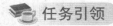
任务引领

为有高血压的老年人制定膳食计划。

高血压是一种以体内循环动脉收缩期和（或）舒张期血压持续升高为主要特点的心血管疾病。高血压发病率、致死致残率均较高，属严重的公共卫生问题。高血压分为原发性高血压和继发性高血压两种类型，原发性是以血压升高为特征，原因不明的独立性疾病，95%以上的患者属于此类型；继发性血压升高是某些疾病的一部分表现。本文主要介绍膳食营养因素与原发性高血压的关系。

一、膳食营养因素与高血压

1. 钠盐 钠盐摄入量与血压水平呈正相关，在成年人、儿童及青少年人群中，这种正相关关系均能体现。钠盐摄入过多除了提高血容量外，还可以引起交感神经兴奋而提高心排除量和外周阻力，而引起血压增高。

2. 钙、镁和钾盐 研究发现，增加膳食钾、钙和镁盐摄入量均具有降低血压的作用。其降血压作用的可能与促进尿钠排泄、舒张血管、降低血容量、抑制肾素释放、减少血栓素产生等作用有关。

3. 能量 能量摄入过量可导致机体超重或肥胖，而肥胖或超重是血压升高的重要危险因素，特别是向心性肥胖。研究显示，体重减轻9.2kg，可使收缩压降低6.3mmHg，舒张压降低3.1mmHg。体重增加异常者易发生高血压可能与血容量增加、心输出量增加而外周阻力没有下降、胰岛素抵抗及交感神经兴奋增强等因素有关。

4. 脂类 总脂肪和饱和脂肪酸摄入量过高，可导致血压升高。n-3系列多不饱和脂肪酸具有改变前列腺素的代谢，改善血管内皮细胞的功能和抑制血管平滑肌细胞的增殖等作用，因此，对高血压有一定的防治作用。

5. 酒精 少量饮酒短期内血管扩张、血压下降，但过量饮酒反而导致血管收缩、血压明显升高。另外，长期少量饮酒亦可引起血压轻度升高。

此外，适量摄入虾、贝类、海藻以及经常饮茶都有助于降压。因此，合理膳食模式是预防高血压的保护因素。

二、高血压的营养防治原则

1. 限制总能量、控制体重 超重和肥胖是导致血压升高的重要原因之一，合理控制体重能使高血压的发生率降低，其可通过饮食控制和体育锻炼两种途径得以实现。在调整体重过程中，尽量使超重与肥胖者的体重下降5%～10%，并维持该体重。在膳食方面，要控制高能量食物（高脂肪食物、含糖饮料及酒类等）的摄入，适当控制主食（碳水化合物）摄入量。增加体力活动可以消耗能量，并减轻体重，而长期的体育锻炼还可降低血压、改善糖代谢等。因此，规律的、中等强度的有氧运动是控制体重的有效方法。每周减重的速度通常以 0.5 ~ 1kg 为宜。

2. 限制钠盐摄入量　我国居民人均钠盐摄入量为 12.0g/d（主要来自烹调时的调味品和含盐高的腌制品），已远超过 WHO 建议量。我国居民每人每日食盐摄入量参照WHO 的标准，即不超过 6.0g/d。

3. 增加钾、钙、镁的摄入量　考虑到钾、钙、镁的降血压作用，高血压病人宜多进食钾、钙、镁含量丰富的食物，特别是富钾食物。含钾食物种类很多，其中水果蔬菜是最好的来源。中国营养学会提出成人钾的 PI – NCD 为 3600mg/d。

4. 减少膳食脂肪摄入量，增加优质蛋白质的摄入　膳食脂肪摄入量应控制在总能量的 25% 以下，并保持良好的脂肪酸比例，减少饱和脂肪酸的摄入量，控制单不饱和脂肪酸与饱和脂肪酸的比值在 1 ~ 1.5。膳食蛋白质占总能量的 15% 以上，除了动物性蛋白质外，多食大豆蛋白。

5. 高血压治疗膳食（DASH 膳食）　有研究发现，DASH 膳食可以使轻度高血压者的收缩压和舒张压均降低，且与单独使用降压药的效果类似。

6. 限制饮酒　限制饮酒量可显著降低高血压的发病风险。我国成年男性酒精摄入量不应超过 25g/d；女性不应超过 15g/d。高血压病人应禁酒，如饮酒，则少量：白酒、葡萄酒（或米酒）与啤酒的饮用量应分别少于 50ml/d、100ml/d 和 300ml/d。

7. 克服不良饮食习惯　减少高能量密度食物的摄入，进餐应细嚼慢咽，避免进食过快、暴饮暴食，少吃高能量零食。

任务聚焦

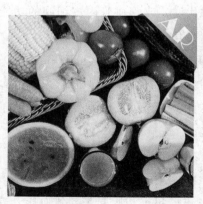

李爷爷，65 岁，身高 172cm，体重 80kg，已从教师岗位上退休。最近因头痛、头晕就医被确诊为高血压。平时饮食较规律，无其他疾病。请根据高血压的营养防治原则为其制定膳食计划，填入表 6 – 2。

表 6 - 2　李爷爷的膳食计划

食物和摄入量	谷薯类	蔬菜水果类	鱼禽蛋和瘦肉	乳制品、大豆坚果	烹调油、食盐
	谷类： 薯类：	蔬菜： 水果：	畜禽肉： 水产品： 蛋类：	大豆： 坚果： 乳制品：	烹调油： 食盐：
早餐					
加餐					
午餐					
加餐					
晚餐					

 知识链接

得舒膳食

得舒（DASH）膳食由美国国立卫生研究院，美国心脏、肺和血液研究所制订。该膳食特点为富含水果、蔬菜，包括全谷类、家禽、鱼类、坚果，其富含的营养素有：钾、镁、钙和蛋白质，而总脂肪、饱和脂肪酸、胆固醇含量较低，富含膳食纤维。研究发现，DASH 膳食可以使轻度高血压者的收缩压和舒张压均降低，且与单独使用降压药的效果类似。

思考与测验

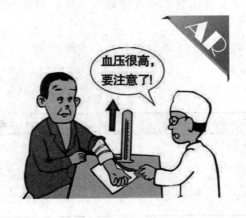

一、单选题

1. 当测量血压大于或等于多少 mmHg 时，可以确定为高血压 （ ）

    A. 110/70   B. 110/80   C. 120/80   D. 140/90

2. 通常认为与高血压发病关系最密切的矿物质是 （ ）

    A. 钙   B. 铁   C. 钠   D. 镁

3. 按照地中海式膳食结构摄入饮食，可降低哪种疾病的发生率 （ ）

    A. 癌症   B. 心脑血管疾病

    C. 糖尿病   D. 肥胖

4. 老年人中男性和女性的高血压发生率规律为 （ ）

    A. 男女无差别   B. 男高于女

    C. 女高于男   D. 无规律

5. 膳食纤维对下列作用最不明显的是 （ ）

    A. 降血压   B. 防便秘

    C. 降血脂   D. 降血糖

二、简答题

1. 简述影响血压的膳食因素。
2. 简述高血压的营养防治原则。
3. 简述控制食盐摄入的主要措施。

技能训练

凉拌裙带菜

原料：

裙带菜 100g、盐 2g、大蒜 10g、香油 1 茶勺、醋 1 茶勺、柠檬汁适量。

操作步骤：

1. 将裙带菜用水洗净，再用热水氽烫捞起后冲凉，彻底沥干，备用；
2. 蒜头捣成蒜泥；
3. 将裙带菜放入大碗中，加蒜泥和调料拌匀装盘，撒少许蒜末即可。

热量统计表见表 6-3。

表 6-3　热量统计表

原材料	热量（kcal）
裙带菜 100g	45
大蒜 10g	13
香油 5ml	45
合计	103

模块2　调配肥胖老人的合理膳食

你知道吗

肥胖的危害

肥胖是指体内脂肪堆积过多和（或）分布异常、体重增加，由多种因素互相作用所引起的慢性代谢性疾病。其与多种慢性非传染性疾病如2型糖尿病、血脂异常、高血压、冠心病及某些癌症密切相关。肥胖及其并发症严重影响人民生活质量，预期寿命缩短，属世界性公共卫生问题之一。

任务引领

为肥胖老年人制定膳食计划。

一、膳食营养因素与肥胖

1. 能量　机体主要通过摄入食物获得能量。当机体摄食量过大、能量摄入过多，就会导致能量摄入过剩，大于机体能量的消耗，进而引发肥胖。另外，某些个人饮食不良习惯，如进食速度过快、咀嚼次数过少、暴饮暴食、进食时间过长（如边看电视边吃饭，饭店就餐）、吃零食和夜宵、三餐分配不合理、晚餐过饱等，这些均是引发肥胖的高危因素。

2. 宏量营养素　任何产能营养素摄入过量，都能导致总能量摄入增加，从而导致肥胖。食物中的能量来源主要是宏量营养素，即脂肪、碳水化合物和蛋白质。其中，膳食脂肪摄入增加是导致全球肥胖率不断增加的重要原因。碳水化合物摄入过量亦可增加肥胖的发生率。对于蛋白质，在控制总能量的情况下，高蛋白饮食能够增加饱腹感，降低热量摄入，对肥胖者有减轻体重的作用。

3. 维生素和矿物质　目前多数研究发现，肥胖人群中普遍存在着多种维生素与矿物质的缺乏，但其与肥胖的因果关系尚不明确。

4. 膳食纤维　膳食纤维具有高膨胀性和持水性，可减缓其他各种营养成分吸收，具有防止肥胖的作用。膳食纤维还能吸附胆酸和胆固醇，降低血浆胆固醇水平。富含膳食纤维的食物，绝大多数只含有少量的脂肪，能量密度小，同时，此类食物体积较大，可替代性地减少其他食物的摄入。另外，膳食纤维能延缓糖类的吸收并能减少食物的消化率，也能起到控制体重的作用。

二、肥胖症的营养防治原则

1. 控制总能量的摄入　能量摄入大于消耗是肥胖的根本成因，因此肥胖的营养防治首要原则是控制总能量的摄入，即膳食能量摄入必须低于能量实际支出，直至体重恢复到正常水平。对于轻度肥胖的成年病人，一般在正常能量供给基础上按照每天减少 125～150kcal 的标准来确定其一日三餐的能量供给，这样每月可以稳步减重 0.5～1.0kg；对于中度肥胖者，每天减少 150～500kcal 的能量供给比较适宜；而对于重度的肥胖者，每天以减少 500～1000kcal 的能量供给为宜，可以每周减重 0.5～1.0kg。对极度肥胖者可给予每天低于 800kcal 的极低能量饮食进行短时间治疗，但需要进行密切的医学监测。

2. 调整膳食模式和营养素的摄入 在控制总能量摄入的基础上，进一步对膳食模式和各种营养素摄入的比例进行调整，也可有效预防肥胖的发生。

（1）调整宏量营养素的构成比和来源 在总能量摄入一定的前提下，目前比较公认的减肥膳食是高蛋白（供能比占 20%～25%）、低脂肪（供能比占 20%～25%）、低碳水化合物（供能比占 45%～50%）膳食。该膳食不仅可有效减轻体重，改善代谢紊乱，而且可以增加饱腹感，提高依从性，有利于减肥后体重的维持，防止反弹。

（2）保证维生素和矿物质的供应 在节食减肥时，保证充足的维生素和矿物质的摄入，不仅有助于减肥，还能改善代谢紊乱。食盐能引起口渴并刺激食欲和增加体重，不利于肥胖治疗，所以每天食盐摄入 3～6g 为宜。

（3）增加膳食纤维的摄入 对于肥胖者，富含膳食纤维的食物有益于健康，因此膳食纤维的摄入可不加限制，每天膳食纤维的供给量在 25～30g 为宜。

（4）补充某些植物化学物 异黄酮、皂苷等植物化学物在减肥和治疗代谢综合征方面具有一定的效果，因此可以适当补充这些植物化学物作为减肥的辅助手段。

（5）三餐合理分配及烹调 三餐的能量分配可参照早餐 27%、午餐 49%、晚餐 24% 的比例进行调整。动物性蛋白和脂肪含量多的食物尽量安排在早餐和午餐，晚餐以清淡为主，利于消化，三餐烹调最好采用蒸、煮、烧、氽等方法。

3. 增加体力活动 任何肥胖的膳食治疗方案都应配合运动，以便取得更好的减肥效果。

📖 **任务聚焦**

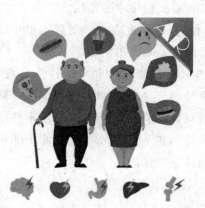

刘爷爷，62 岁，从事轻体力劳动，身高 170cm，体重 75kg，近期体重平稳无其他疾患。请根据上述内容为其制定合理的膳食计划，填入表 6－4。

表 6 - 4　刘爷爷的膳食计划

食物及摄入量	谷薯类	蔬菜水果类	鱼禽蛋和瘦肉	乳制品、大豆坚果	烹调油、食盐
	谷类： 薯类：	蔬菜： 水果：	畜禽肉： 水产品： 蛋类：	大豆： 坚果： 乳制品：	烹调油： 食盐：
早餐					
午餐					
加餐					
晚餐					

 知识链接

肥胖的病因

1. **遗传因素**　肥胖在某些家族中特别容易出现，流行病学调查显示，肥胖的父母常有肥胖的儿女；父母体重正常，其子女肥胖的概率约为 10%，而父母中一人或两人均为肥胖者，其子女肥胖的概率分别可增至 50% 和 80%。所以说，遗传物质对肥胖的发生、发展有一定的影响。

2. **神经系统**　因中枢神经系统可调节食欲、营养物质的消化和吸收，故下丘脑或边缘系统疾病可引起肥胖。

3. **饮食生活习惯**

（1）**饮食**　进食营养过多，可导致肥胖，饮食习惯对体脂的存储也有影响。晚餐过于丰富，易发胖，餐次多比餐次少能减少脂肪的积聚。缺乏体力活动易使能量消耗少，而能量相对过多导致肥胖。

（2）**体力活动**　体力活动是决定能量消耗多少最重要的因素，同时也是抑制机体脂肪积聚的一种最有效办法。体力活动消耗能量的多少与活动强度、活动时间及对活动的熟练程度密切相关。所以肥胖现象很少发生在重体力劳动者或经常积极进行体育运动的人群中。人们在青少年时期，由于体力活动量大、基础代谢率高，肥胖现象较少出现；可是一到中年以后，由于其活动量和基础代谢率下降，尤其是那些生活条件较好又很少进行体力活动的人，过多的能量就会转变为体脂储存起来，从而导致肥胖。

4. **内分泌代谢紊乱**　内分泌腺分泌的激素参与调节机体的生理机能和物质代谢，如甲状腺、肾上腺、性腺、垂体等分泌的激素直接或间接地调节物质代谢。内分泌腺机能失调或滥用激素药物引起的脂肪异常堆积，也会使人产生肥胖。

思考与测验

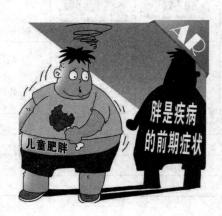

一、单选题

1. 人体能量代谢的最佳状态（　）

 A. 摄入能量大于消耗能量

 B. 摄入能量小于消耗能量

 C. 摄入能量等于消耗能量

 D. 机体动用自身储备的能量以满足生命活动的需要

2. 治疗营养性肥胖的首选疗法是（　）

 A. 控制饮食　　　　　　　　　B. 药物治疗

 C. 手术疗法　　　　　　　　　D. 控制饮食＋运动疗法

3. 下面关于基础代谢的问题，哪一个说法正确（　）

 A. 欧洲人比亚洲人低，所以欧洲人肥胖者居多

 B. 疾病使基础代谢增高

 C. 同样年龄、身高、健康的男性，基础代谢一定比女性高

 D. 一般地，肥胖者的基础代谢小于瘦长者

4. 体质指数（BMI）26者为（　）

 A. 消瘦　　　　B. 超重　　　　C. 正常范围　　　D. 重度肥胖

5. 人体运动时与能量消耗无直接关系的因素是（A）

 A. 运动的场地　　　　　　　　B. 运动的强度

 C. 运动的时间　　　　　　　　D. 运动的频率

二、简答题

1. 简述膳食营养因素与肥胖的关系。

2. 简述肥胖症的营养防治原则。

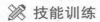 技能训练

魔芋烧牛肉

原料：

牛肉 200g、魔芋 100g、盐 3g、姜蒜末适量、豆油 1 茶勺、八角少许、桂皮少许、香菜少许。

操作步骤：

1. 牛肉切块飞水；

2. 魔芋切条，入滚水 2 分钟，捞起沥干，水分备用；

3. 炖锅的锅底放上姜蒜末、八角、桂皮和牛肉，倒入足量清水，用大火炖煮；

4. 煮沸后，加入魔芋，继续炖 1 小时以上，加盐调味，撒上香菜段即可出锅。

热量统计表见表 6-5。

表 6-5　热量统计表

原材料	热量（kcal）
牛肉 200g	664
魔芋 100g	20
豆油 5ml	45
合计	729

模块 3　调配糖尿病患者的合理膳食

你知道吗

低血糖

低血糖是血糖过低的表现，正常空腹静脉血糖是 3.9~6.0mmol/L，空腹静脉血糖 ≤2.8mmol/L 时则叫低血糖，糖尿病患者低血糖是血糖 <3.9mmol/L。低血糖可出现下列症状：心慌、出汗、饥饿、无力、手抖、视力模糊、面色苍白。头痛、头晕、定向力下降、吐词不清、精神失常、意识障碍、甚至昏迷。

糖尿病患者治疗过程中容易发生低血糖，年龄较大、肝肾功能不全应用胰岛素或其他疾病导致进食减少、运动量突然加大等可导致低血糖。

任务引领

为糖尿病病人制定膳食计划。

一、膳食营养因素与糖尿病

1. 碳水化合物 糖尿病的典型临床特征就是血糖增高，并可引起全身性的代谢紊乱。长期摄入高碳水化合物膳食，机体血糖水平将保持较高状态，促使胰岛素分泌持续增加，最终损害胰岛 β 细胞的结构和功能，导致胰岛素分泌的绝对或相对不足，引发糖尿病。碳水化合物摄入不足时，机体分解脂肪和蛋白质以保证能量供应，但易引起酮血症。可见，糖尿病患者不能完全拒绝碳水化合物。

此外，碳水化合物中的膳食纤维有降低空腹血糖和延缓碳水化合物吸收、降低餐后血糖及改善葡萄糖耐量的作用。由此可见，食物中碳水化合物的分子量及结构不同，致餐后血糖升高的快慢及幅度也不同，其影响程度可用血糖生成指数来衡量。血糖生成指数是指餐后不同食物血糖耐量曲线在基线内面积与标准糖（葡萄糖）耐量面积之比。低血糖生成指数食物在人体内消化和吸收速度较为缓慢，对血糖的升高作用较小，有益于控制餐后血糖和减少心血管危险因素。一般来讲，粗粮的血糖生成指数低于细粮，多糖低于单糖，多种食物混合低于单一食物。常见食物的血糖生成指数见图 6-1。

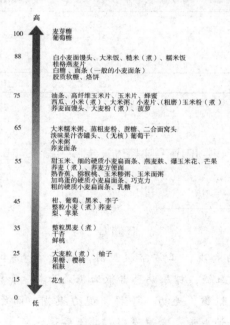

图 6-1 常见食物的血糖生成指数

2. 脂肪 高脂肪膳食，可使机体对葡萄糖的利用减少，出现胰岛素抵抗，血糖浓度上升，胰岛素分泌增加，发生糖尿病的危险性增高。膳食饱和脂肪酸、反式脂肪酸是糖尿病的危险因素，而多不饱和脂肪酸特别是长链 n-3 系列却能改善糖代谢和胰岛素敏感性。

3. 蛋白质 蛋白质代谢与碳水化合物和脂肪代谢密切相关。当碳水化合物和脂肪代谢出现紊乱时，蛋白质的代谢也必然处于不平衡状态，同样可以引起胰岛素分泌量的变化，促进糖尿病的发生。

4. 矿物质和维生素　作为葡萄糖耐量因子的主要组成成分，铬对糖尿病有积极的预防和辅助治疗作用。硒可以改善胰岛素自由基防御系统和内分泌细胞的代谢功能，缓解糖尿病病情，预防糖尿病并发症，改善糖尿病预后。B 族维生素、维生素 C 和维生素 E 缺乏，均可诱发或加重糖尿病及其慢性并发症的发生。

二、糖尿病的营养防治原则

1. 能量　合理控制总能量摄入是糖尿病营养防治的首要原则。糖尿病患者在保证适宜的营养需求前提下，能量摄入应以能维持理想体重或略低于理想体重为原则。成年糖尿病病人每日能量供给量见表 6 - 6。

表 6 - 6　成年糖尿病病人每日能量供给量（kcal/kg）

体型	卧床	轻体力活动	中体力活动	重体力活动
消瘦	25 ~ 30	35	40	45 ~ 50
正常	20 ~ 25	30	35	40
肥胖	15	20 ~ 25	30	35

2. 合理选择碳水化合物　在合理控制总能量的基础上，保证一定比例的碳水化合物摄入可以提高胰岛素的敏感性和改善葡萄糖耐量。其供能以占总能量的 45% ~ 60% 为宜，尽可能选择血糖生成指数低的食物。膳食纤维成人建议摄入量为 25 ~ 30g/d 或 10 ~ 14g/1000kcal。

3. 控制脂肪摄入　限制脂肪和胆固醇的摄入，对防止或延缓糖尿病患者心脑血管并发症的发生与发展具有重要的作用。膳食中脂肪供能占总热能的 25% ~ 35% 比较合适，超重、肥胖者最高不要超过 30%。饱和脂肪酸比例应小于总能量的 10%。胆固醇摄入量应低于 300mg/d。

4. 选用优质蛋白质　膳食蛋白质供能应占总热能的 15% ~ 20%，其中优质蛋白质至少占到 1/3，多选用乳、蛋、鱼、禽、瘦肉及大豆制品等。

5. 提供充足的维生素和无机盐　提供丰富的维生素和无机盐，有利于纠正糖尿病患者的代谢紊乱和预防并发症。适当补充 B 族维生素、维生素 C、维生素 E 及 β - 胡萝卜素等，有利于纠正糖尿病患者代谢紊乱。糖尿病患者还应注意摄入适当的铬、锌、钙、磷、镁等。

6. 避免饮酒　糖尿病病人应避免空腹饮酒，血糖控制不佳的糖尿病病人不应饮酒。对血糖控制良好的病人可适量饮酒，但需严格设计饮食计划。《中国 2 型糖尿病防治指南（2013 年版）》建议女性每天饮酒的酒精量不超过 15g，男性不超过 25g。

7. 饮食分配和餐次安排　糖尿病患者食物要多样化，少食多餐，定时定量。

📖 任务聚焦 ————————————————————————

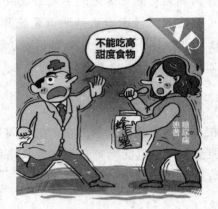

案例分析：刘阿婆，女，62岁，教师，已退休。近1个月来，烦渴多饮，睡眠差，常觉疲倦。1周前在市中心医院确诊为2型糖尿病。请为其制订膳食计划。

1. 营养评估

（1）体格检查　身高162cm，体重60kg。

$$BMI = 60/1.62^2 \approx 22.86$$

$$标准体重 = 162 - 105 = 57kg$$

$$标准体重指数（\%）=（60kg - 57kg）/57kg \times 100\% \approx 5.26\%。$$

（2）生化检查　空腹血糖7.4mmo/L，餐后血糖11.5mmol/L。血脂正常。

（3）临床检查　BP：136/80mmHg，无糖尿病并发症表现。

（4）膳食评估　膳食不规律，食欲有亢进表现，每日主食达600g，口味重，喜食口香糖和咖啡糖，嗜烟酒。

2. 膳食原则　低能量膳食，食盐要限量，禁食糖果，戒烟酒，定时定量，严格按膳食治疗计划进食。

3. 膳食计划制订　无论是用胰岛素或是口服降糖药的糖尿病患者，均须严格控制膳食。制订膳食计划步骤（用食品交换法）如下：

（1）确定患者的总能量　患者BMI = 22.86，超重5.26%，属正常体重范围。职业已退休，属轻度体力劳动，按标准体重30kcal/kg·d供给能量。

总能量：57kg × 30kcal/kg = 1710kcal

（2）该患者血糖偏高，碳水化合物、蛋白质和脂肪分别应占总能量的55%、18%、27%。它们的能量系数分别是4kcal/g、4kcal/g、9kcal/g。

碳水化合物供给量：（1710kcal × 55%）÷ 4 = 235.12（g）

蛋白质供给量：（1710kcal × 18%）÷ 4 = 76.95（g）

脂肪供给量：（1710kcal × 27%）÷ 9 = 51.3（g）

该患者全日饮食中应供给碳水化合物约235g，蛋白质约77g，脂肪约51g。根据本例患者饮食习惯，主食量分成 3 餐，早、午、晚餐比例分别为 1/5、2/5、2/5。

（3）选择具体食物，设计食谱见表 6 - 7。

表 6 - 7　刘阿婆食谱（糖尿病）

餐次	食谱	食物及重量
早餐	花卷	面粉 50g
	牛奶	牛奶 250g
午餐	米饭	大米 50g
	鸡肉炖蘑菇	鸡块 100g，蘑菇 100g
	苦瓜炒蛋	苦瓜 200g，鸡蛋 55g，植物油 3g
	菠菜汤	菠菜 200g
晚餐	米饭	大米 50g
	清炖鲳鱼	鲳鱼 150g
	芹菜炒胡萝卜片	芹菜 200g，胡萝卜 100g，植物油 3g
	西红柿汤	西红柿 200g

 知识链接

糖尿病的诊断与分类

糖尿病是一组以慢性血葡萄（简称血糖）水平增高为特征的代谢性疾病，是由于机体胰岛素分泌缺陷和（或）胰岛素作用缺陷所引起。胰岛素抵抗是指胰岛素作用的靶器官对胰岛素作用的敏感性下降的一种状态。根据不同病因，糖尿病可分为：①1 型糖尿病，因胰腺 β 细胞破坏，导致胰岛素分泌绝对缺乏所致；②2 型糖尿病，可由以胰岛素抵抗为主伴胰岛素分泌不足转为以胰岛素分泌不足为主伴胰岛素抵抗；③妊娠期糖尿病，一般在妊娠后发生，大部分病人分娩后血糖可恢复正常；④其他类型糖尿病，某些内分泌病、胰腺疾病、感染、药物及化学制剂引起。

大多数糖尿病病人的典型临床表现为"三多一少"，即多饮、多食、多尿、消瘦等，如不及时治疗和有效控制血糖，糖尿病病人会合并心血管、眼、肾、神经系统、皮肤等多组织损伤或疾病。《中国 2 型糖尿病防治指南（2013 版）》中明确指出了我国糖尿病的诊断标准，见表 6 - 8。

表 6 - 8　糖尿病的诊断标准

诊断标准	静脉血浆葡萄糖水平（mmol/L）
（1）典型糖尿病症状（多饮、多尿、多食、体重下降）加上随机血糖检测	≥11.1
或加上	
（2）空腹血糖检测	≥7.0
或加上	
（3）葡萄糖负荷后 2 小时血糖检测	≥11.1
无糖尿病症状者，需改日重复检查	

思考与测验

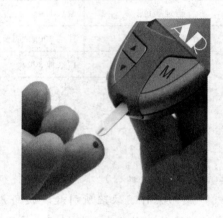

一、单选题

1. 关于糖尿病患者饮食，正确的是（　　）

　A. 适量的多糖类碳水化合物有助于改善血糖

　B. 植物油与血糖增高没有关系

　C. 多吃肉不会引起血糖增高

　D. 多选低 GI 食物，GI 越低对控制血糖越有利

2. 轻体力劳动，正常体重糖尿病人的能量需要量是（　　）kcal/（kg·d）

　A. 25　　　　　　B. 30　　　　　　C. 35　　　　　　D. 40

3. 糖尿病饮食治疗的首要原则（　　）

　A. 严格限制碳水化合物的摄入

　B. 给予优质蛋白质

　C. 给予适宜的能量

　D. 严格限制脂肪摄入

4. 已知苹果的 GI = 38，则苹果属于（　　）

　　A. 低 GI 食物

　　B. 高 GI 食物

　　C. 中等 GI 食物

　　D. 糖尿病患者不宜选用的食物

5. 在体内主要参与糖类代谢的维生素是（　　）

　　A. 维生素 B_1　　　B. 维生素 E　　　C. 维生素 C　　　D. 维生素 A

二、简答题

1. 简述膳食营养因素与糖尿病的关系。

2. 简述糖尿病的营养防治原则。

技能训练

芹菜炒胡萝卜片

原料：

芹菜 200g、胡萝卜 100g、盐 3g、葱姜蒜适量、豆油 3ml。

操作步骤：

1. 将胡萝卜洗净，切去根蒂，斜切成薄片；芹菜洗净切成寸断；

2. 将葱白洗净，切成末；蒜头去皮，切成末；姜切末；

3. 炒锅置大火上烧热，倒入植物油，放胡萝卜片、芹菜段，炒透，加少许水，盖上锅盖，烧至汤将至干时，加入盐、姜葱蒜末炒匀后盛入盘内即可。

热量统计表见表 6-9。

表 6-9　热量统计表

原材料	热量（kcal）
芹菜 200g	26
胡萝卜 100g	39
豆油 3ml	27
合计	92

模块4　调配骨质疏松症老人的合理膳食

你知道吗

骨质疏松症的分类

骨质疏松症可分为三大类型：

1. 原发性骨质疏松　是指随年龄增长而出现的骨骼生理性退行性病变。

2. 继发性骨质疏松症　由其他疾病如内分泌疾病、血液病、长期卧床等继发。

3. 特发性骨质疏松症　多见于 8～14 岁青少年，常伴有遗传家族史。

📖 任务引领

为患骨质疏松症的老人制定膳食计划。

一、膳食营养因素与骨质疏松症

多种膳食营养因素在骨质疏松症的发生发展过程中均起到重要作用，其中部分矿物质、维生素和蛋白质等营养素的水平与骨质疏松症存在密切联系。

1. 钙　钙参与构建骨组织，是影响骨密度的一个重要的矿物质。儿童青少年、孕妇、乳母、绝经后妇女和老年人对钙需求量相对较高。特别是儿童青少年，摄入足够的钙，并保持规律运动，有助于获得理想的峰值骨量。机体长期保持足量钙的摄入，可保证绝经后女性以及老年人维持较高水平的骨密度，从而延缓骨质疏松症的发生速度，降低骨折的风险。

2. 磷　由于机体对钙的吸收和储存能力降低，老年人在摄入高磷膳食时，可引起低钙血症，并继发性甲状旁腺功能亢进而促进骨吸收，加速骨钙流失，骨量减少，在某种程度上也成为骨质疏松症的诱因。因此，膳食中磷的摄入应适量，钙磷比例以 2：1 为宜。

3. 维生素 D　膳食摄入或皮肤合成的维生素 D，进过肝和肾组织两次羟化后转变成具有生物学活性的 $1, 25 - (OH)_2D_3$，与甲状旁腺激素和降钙素一起参与骨代谢。适当补充维生素 D，能够延缓骨量丢失和骨折的发生率，对防治骨质疏松症具有积极作用。

4. 维生素 C　维生素 C 可参与机体胶原蛋白及酸性黏多糖的合成。因此，当机体维生素 C 摄入不足时，骨胶原合成速度减缓，胶原纤维形成受阻，骨基质解体，骨质脆弱易折。

5. 蛋白质　膳食蛋白质长期缺乏可减少骨基质蛋白合成，同时伴有钙缺乏时，骨质疏松现象很快发生。但是过量摄入动物性蛋白质，将加速骨骼中钙的丢失，亦可加速产生骨质疏松症。

6. 其他膳食因素　大豆及其制品中的异黄酮，具有类似雌激素样生物学作用，对骨质疏松症的发生有一定预防作用。此外，植物性食物中大量的膳食纤维、植酸和草酸在肠道可影响钙的吸收，从而对骨量产生影响。

7. 不良的生活方式　吸烟、酗酒、体力活动不足、过量摄入咖啡和含咖啡因的饮料等均是骨质疏松症发生的危险因素。

二、骨质疏松症的营养防治原则

1. 合理膳食　我国的膳食结构主要以植物性食物为主，干扰钙吸收的因素较多，因此，钙的摄入量及利用率相对较低。科学调整膳食结构，增加钙含量丰富的食物，如乳及乳制品等，组成平衡膳食，对预防骨质疏松症有一定的实用意义。

2. 适量的蛋白质　摄入适量蛋白质有助于机体对钙的吸收与储存，利于骨骼构建。健康成人每日膳食蛋白质推荐摄入量为 0.98g/kg，特殊生理时期，如生长发育期、妊娠期、哺乳期则应酌量增加，膳食中优质蛋白质比例应占总蛋白的 1/2 ~ 1/3。奶类、蛋类、坚果类食物及富含胶原蛋白和弹性蛋白的猪蹄胶胨、猪皮、鱼皮等，可为合成骨基质提供原料，可适当选用。

3. 保证钙的摄入　从机体的代谢规律来看，人体在 30 岁左右，单位体积内骨量密度达到峰值，此后骨量逐年丢失。因此，应保证青春前期和青春期摄入充足的钙，使峰值骨量达到最高，延迟骨质疏松症发生的年龄，减少骨折的危险性。

4. 适量的磷摄入　我国成年人膳食磷的 RNI 为 720mg/d。磷摄入过多可能会加重骨质疏松的危险性。

5. 丰富的维生素　满足机体对各种维生素的需要，尤其是维生素 D 的摄入。维生素 D 的 AI 为 10μg/d，晒太阳是机体获得维生素 D 的最为经济、有效、安全方式。

6. 科学的烹调　采用科学的烹调加工方法，尽量去除影响钙吸收的膳食因素，同时，尽量减少钙在烹调加工过程中的损失。

任务聚焦

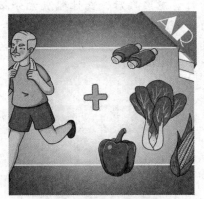

张阿婆，61 岁，身高 165cm，体重 62kg，经常感觉腰背疼痛。临床 X 线检查结果显示骨小梁减少、变细，无骨折病史。临床诊断为骨质疏松症。请为其制定膳食计划，填于表 6 - 10。

表 6-10 张阿婆的膳食计划

食物和摄入量	谷薯类	蔬菜水果类	鱼禽蛋和瘦肉	乳制品、大豆坚果	烹调油、食盐
	谷类： 薯类：	蔬菜： 水果：	畜禽肉： 水产品： 蛋类：	大豆： 坚果： 乳制品：	烹调油： 食盐：
早餐					
午餐					
加餐					
晚餐					

知识链接

骨质疏松症的危险因素

骨质疏松症是由各种原因引起的，以低骨量及骨组织的微结构破坏为特征，导致骨骼脆性增加和易于骨折的一种全身性疾病。骨质疏松症属老年常见病，女性高于男性，特别是绝经后妇女发病率较高。目前，骨质疏松症已成为发病率高、涉及人群广、危害严重的公众健康问题。

除膳食营养因素外，骨质疏松症可受多种因素影响，如骨质疏松症的发生与年轻时峰值骨量的高低和年老时骨量丢失速率关系密切，而机体的峰值骨量受遗传因素和环境因素共同影响，其中，遗传因素起主要作用。另外，雌激素能维持成骨细胞的正常功能及减弱破骨细胞的活性。绝经期后，女性雌激素分泌降低，骨对甲状旁腺激素的敏感性增加，加强了骨的吸收，使骨吸收过程远远超过骨形成过程，导致骨量丢失，引起骨质疏松。因此，雌激素缺乏是绝经后骨质疏松症的主要病因，而雄激素缺乏在老年性骨质疏松症中亦起了重要作用。

思考与测验

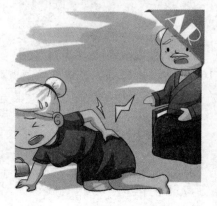

一、单选题

1. 老年妇女患骨质疏松症的主要病因是（　　）

　　A. 雌激素缺乏

　　B. 钙摄入量降低

　　C. 能量摄入降低

　　D. 户外活动少，维生素 D 摄入量低

2. 50 岁以上妇女的首要死因是（　　）

　　A. 骨质疏松　　　　　　　　　　B. 老年痴呆

　　C. 乳腺癌　　　　　　　　　　　D. 冠心病

3. 以下属于影响骨质疏松发生的主要营养素是（　　）

　　A. 糖类　　　　　　　　　　　　B. 脂肪

　　C. 蛋白质　　　　　　　　　　　D. 水

4. 哪种是影响骨密度的一个重要的矿物质（　　）

　　A. 铁　　　　　　B. 钙　　　　　　C. 钾　　　　　　　　D. 维生素 D

二、简答题

1. 简述膳食营养因素与骨质疏松症的关系。

2. 简述骨质疏松症的营养防治原则。

技能训练

荠菜豆腐汤

原料：

荠菜 100g、豆腐 60g、盐 2g、葱末适量、香油少许。

操作步骤：

1. 荠菜洗净切碎，备用；

2. 嫩豆腐切小方丁，备用；

3. 锅中放入 750ml 水，煮沸后加入豆腐，转小火，10 分钟后，倒入荠菜碎煮 2 分钟，加入香油、葱末、盐即可。

热量统计表见表 6－11。

表 6－11　热量统计表

原材料	热量（kcal）
荠菜 100g	31
豆腐 60g	50
合计	81

模块5　调配肿瘤患者的合理膳食

你知道吗

癌症的危害

21世纪以来，癌症仍然是危害我国居民健康和生命的重大问题。2012年，我国居民慢性病死亡率为533/10万，占总死亡人数的86.6%，其中，癌症的死亡率为144.3/10万，已经成为死亡的第二位原因。2013年，我国肿瘤登记结果显示，癌症发病率为235/10万，肺癌和乳腺癌分别位居男、女性发病首位。据最新的癌症统计数据报告，我国2015年有429.2万新发癌症病例和281.4万癌症死亡病例。据统计，中国城乡居民的癌症（恶性肿瘤）死亡率，在过去30年中增长80%以上。在城市，癌症已经占到死亡总数的25%；在农村，占比为21%。我国癌症总发病数在持续上升，十年之间癌症总死亡水平上升了31%。其中，肺癌、肝癌、乳腺癌、结肠癌、直肠癌等与生活方式密切相关。

世界卫生组织指出，1/3以上甚至约1/2以上的癌症都是可以预防的。癌症预防措施包括控烟、养成健康的饮食习惯、增加体力活动、减少职业危害和环境污染等。在癌症发生发展过程中膳食营养因素起着重要作用。

🔖 任务引领

讨论生活中可以导致癌症的饮食因素有哪些，制定饮食防癌建议。

一、膳食营养因素与肿瘤

1. 总能量　总能量摄入过多，支出减少，会引起机体脂肪储存，导致超重、肥胖，超重、肥胖者罹患乳腺癌、结肠癌、胰腺癌、子宫内膜癌和前列腺癌的机会高于体重正常者。

2. 蛋白质　膳食蛋白质摄入过量或不足均会促进肿瘤的生长，特别是动物性蛋白质摄入过量，会使癌症发生的危险性升高，如结肠癌、乳腺癌和胰腺癌等。

3. 脂肪　膳食脂肪的摄入量与结肠癌、直肠癌、乳腺癌、肺癌、前列腺癌的危险性呈正相关。其中，饱和性脂肪酸和动物油脂的摄入与肺癌、乳腺癌、结肠癌、直肠癌、子宫内膜癌、前列腺癌危险性增加有关。橄榄油的摄入可能降低乳腺癌的发病风险。

4. 碳水化合物　高淀粉摄入人群胃癌和食管癌发病率较高，但需指出，这些个体同时多伴有低蛋白质的摄入。膳食纤维在防癌方面起很重要作用，可减少结肠癌、直肠癌的发病危险。食用菌藻类的多糖，在提高人体免疫力的同时，具有一定的防癌作用。

5. 维生素　目前，维生素在预防癌症方面已取得一些研究成果，其中具有抗氧化活性的维生素 A、维生素 C、维生素 E 及类胡萝卜素等均具有一定的抑癌作用。此外，核黄素、叶酸和维生素 D 缺乏与某些癌症发病有关。

6. 矿物质　高钙、高维生素 D 膳食与肠癌发病率呈负相关；锌缺乏和（或）过多均与某些癌症发生有关；硒的防癌作用比较肯定；高铁膳食可能增加肠癌和肝癌的发病风险；长期高钠（盐）摄入，可增加胃癌变风险。

7. 谷类　全谷物中富含膳食纤维，可降低结直肠癌发病风险。

8. 果蔬类　蔬菜和水果摄入总量有预防消化道癌症作用，其中，增加十字花科蔬菜和绿叶菜摄入可显著降低肺癌、胃癌、乳腺癌发病风险。

9. 畜禽肉类　摄入过多的畜肉可增加结直肠癌发病风险，而禽肉摄入与结直肠癌发病风险无关。

10. 鸡蛋　鸡蛋摄入与癌症的风险关系不明确。

11. 大豆类　大豆及其制品的消费可降低乳腺癌、胃癌的发病风险。

12. 牛奶及其制品　牛奶及其制品，特别是低脂奶类摄入可降低乳腺癌、结直肠癌发病风险。

13. 茶　适量增加饮茶可降低胃癌和乳腺癌发病风险。

14. 腌制食品　腌制的植物性食品可增加乳腺癌、胃癌、食管癌的发病风险。

15. 烟熏食品　烟熏食品摄入增加乳腺癌、胃癌、食管癌的发病风险。

二、肿瘤的营养防治原则

1. 在正常体重范围内尽可能瘦，保持健康体重可能是预防癌症的最重要方法之一。

2. 将从事积极的身体活动作为日常生活的一部分，每天至少进行 30 分钟的中等强度的身体活动（相当于快步走）。随着身体适应能力的增加，每天活动量亦可随之增加。总之，无论是什么样的身体活动，均能预防某些癌症以及体重增加。

3. 限制摄入高能量密度（≥225 ~ 275kcal/100g）的食物，含糖饮料和西式快餐多为高能量密度食物，应尽量避免摄入。

4. 以植物来源的食物为主，每天至少吃 400g 不同种类的非淀粉蔬菜和水果；每餐尽可能保证粗加工的谷类和（或）豆类。

5. 限制红肉摄入，避免加工的肉制品。

6. 限制含酒精饮料，考虑到适量饮酒可预防冠心病，因此建议限量饮酒：成年男性乙醇不超过 25g/d，成年女性不超过 15g。儿童和孕妇不能饮用含酒精饮料。

7. 限制盐的摄入量，不吃或尽量少吃盐腌或过咸的食物，避免用盐腌保存食物。

8. 强调通过膳食本身满足营养需要，不推荐使用膳食补充剂预防癌症（某些特殊情况除外）。

9. 母亲对婴儿最好进行 6 个月的完全母乳喂养，以后再添加其他液体和食物。

10. 癌症病人接受治疗的同时，生活及饮食应该遵循癌症预防的建议，要接受专业医师提供的营养指导。

目前来看，通过采取积极、健康的生活方式，癌症是可以预防的，如果遵循以上建议，就有可能降低癌症发生率。此外，除了膳食干预，日常生活中，人们还应注意避免与癌症发生有关的感染、性行为和职业、环境致癌因素，还要注意保持心理平衡及精神愉快。

📖 任务聚焦

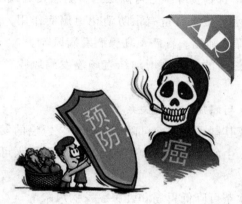

讨论生活中可以导致癌症的饮食因素有哪些，制定饮食防癌建议，填于表 6 – 12。

表 6 – 12　饮食防癌建议

癌症的高危饮食因素	饮食防癌建议

📱 知识链接

饮食中的致癌因素

1. N – 亚硝基化合物　N – 亚硝基化合物主要存在于用亚硝酸盐腌制过的肉类食品中，是致癌性强的一类化合物。N – 亚硝基化合物与胃癌、食管癌、肝癌、结肠癌和膀胱癌的发生有着密切的关系。

2. 黄曲霉毒素　黄曲霉毒素主要是由于粮油储存不当而被黄曲霉菌和寄生曲霉产生的代谢产物黄曲霉毒素污染。黄曲霉毒素主要存在于霉变的粮油、花生及其制品中。黄曲霉毒素是目前发现的致癌性最强的化学物质，可诱发动物肝癌、肾癌、结肠癌、乳腺癌及卵巢癌等。

3. 多环芳烃类化合物　多环芳烃类化合物主要来自于油炸和烟熏食物，如熏鱼、烤肉、烤鸭等，由于食物直接接触烟火，燃料不完全燃烧，或者肉类脂肪燃烧，含碳、氢、氧化合物的热解都会产生苯并芘，附着在食物表面造成污染。除熏烤食物直接污染外，多环芳烃类化合物还可通过环境中苯并芘大气飘尘、沥青路面晾晒粮食和不良包装材料等污染食物。苯并芘对各种动物的致癌性是肯定的，有实验证明，其可诱发胃、食管、肠肿瘤等，并可经胎盘使后代发生肿瘤。

4. 酒精　饮酒是导致肿瘤的危险因素之一，结肠、直肠、乳腺和肝脏发生肿瘤的危险性随饮酒量的增加而升高。酒精可与其他致癌因素有协同作用，如在肝癌发生中乙醇与黄曲霉毒素或乙肝病毒存在协同性，在口腔癌和食管癌发生中乙醇和烟草的共同作用使危险性成倍增长。

5. 食物添加剂　奶油黄可致肝癌，过量使用糖精钠可致膀胱癌，发色剂亚硝酸钠是致癌物亚硝胺的前体，过量食用也会对人体有害。

6. 其他　国内调查发现，在习惯嚼槟榔的人群中，口腔、喉、食管和胃肿瘤发生率升高。食物中含过多的盐被认为与胃癌有关，食盐对胃黏膜有刺激作用，可破坏胃黏膜层，使胃上皮细胞直接接触胃内容物中的致癌物质。

思考与测验

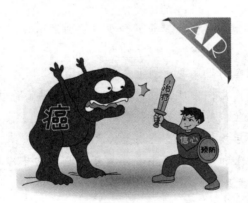

一、单选题

1. 下列哪项属于营养过剩型的膳食结构（　　）

　　A. 以动植物食物为主的平衡膳食结构

　　B. 以植物性食物为主的膳食结构

　　C. 以动物性食物为主的膳食结构

　　D. 地中海膳食结构

2. 营养教育的特点是（　　）

　　A. 仅传播营养知识

   B. 改善个体的膳食行为

   C. 仅针对临床病人开展的教育

   D. 多途径、低成本，覆盖面广

3. 肿瘤的预防措施中应鼓励（　　）

   A. 增加植物性食物的摄取

   B. 增加动物性食物的摄取

   C. 增加盐的摄取

   D. 提倡饮酒

4. 成年男性、女性乙醇每天摄入应不超过（　　）

   A. 男 25g、女 10g　　　　　　　　B. 男 25g、女 15g

   C. 男 20g、女 15g　　　　　　　　D. 男 15g、女 10g

5. 以下哪种食物不属于致癌食品（　　）

   A. 豆腐　　　　　B. 烤肉　　　　　C. 发霉的花生　　　D. 腊肉

二、简答题

简述肿瘤的营养防治原则。

✖ 技能训练

清蒸鲈鱼

原料：

鲈鱼 500g、盐 2g、葱姜适量、蒸鱼豉油少许、白酒少许。

操作步骤：

1. 鲈鱼洗干净，在鱼的正反两面划上几刀；

2. 放入盘中，撒少许盐，白酒，放入姜片，葱段，两面涂抹均匀，腌制 30 分钟；

3. 剩下的葱切成葱丝，姜切成姜丝；

4. 蒸锅烧水，水开后放入鱼，盖上锅盖大火蒸 8 分钟；

5. 将蒸鱼盘子里的水和葱姜倒掉不要，重新把鱼放在干净的盘子里，淋上蒸鱼豉油，把姜丝、葱丝放在鱼身上；

6. 油烧热后浇在鱼身上即可。

热量统计表见表 6-13。

表 6-13　热量统计表

原材料	热量（kcal）
鲈鱼 500g	525
合计	525

中国居民膳食营养素参考摄入量

一、中国居民膳食能量需要量（EER）

人群	能量/（MJ/d）						能量/（kcal/d）					
	男			女			男			女		
	身体活动水平（轻）	身体活动水平（中）	身体活动水平（重）	身体活动水平（轻）	身体活动水平（中）	身体活动水平（重）	身体活动水平（轻）	身体活动水平（中）	身体活动水平（重）	身体活动水平（轻）	身体活动水平（中）	身体活动水平（重）
0岁~		0.38MJ/（kg·d）			0.38MJ/（kg·d）			90kcal/（kg·d）			90kcal/（kg·d）	
0.5岁~		0.33MJ/（kg·d）			0.33MJ/（kg·d）			80kcal/（kg·d）			80kcal/（kg·d）	
1岁~		3.77			3.35			900			800	
2岁~		4.60			4.18			1100			1000	
3岁~		5.23			5.02			1250			1200	
4岁~		5.44			5.23			1300			1250	
5岁~		5.86			5.44			1400			1300	
6岁~	5.86	6.69	7.53	5.23	6.07	6.90	1400	1600	1800	1250	1450	1650

营养与膳食

续表

人群	能量/（MJ/d）						能量/（kcal/d）					
	男			女			男			女		
	身体活动水平（轻）	身体活动水平（中）	身体活动水平（重）	身体活动水平（轻）	身体活动水平（中）	身体活动水平（重）	身体活动水平（轻）	身体活动水平（中）	身体活动水平（重）	身体活动水平（轻）	身体活动水平（中）	身体活动水平（重）
7岁~	6.28	7.11	7.95	5.65	6.49	7.32	1500	1700	1900	1350	1550	1750
8岁~	6.90	7.74	8.79	6.07	7.11	7.95	1650	1850	2100	1450	1700	1900
9岁~	7.32	8.37	9.41	6.49	7.53	8.37	1750	2000	2250	1550	1800	2000
10岁~	7.53	8.58	9.62	6.90	7.95	9.00	1800	2050	2300	1650	1900	2150
11岁~	8.58	9.83	10.88	7.53	8.58	9.62	2050	2350	2600	1800	2050	2300
14岁~	10.46	11.92	13.39	8.37	9.62	10.67	2500	2850	3200	2000	2300	2550
18岁~	9.41	10.88	12.55	7.53	8.79	10.04	2250	2600	3000	1800	2100	2400
50岁~	8.79	10.25	11.72	7.32	8.58	9.83	2100	2450	2800	1750	2050	2350
65岁~	8.58	9.83	—a	7.11	8.16	—	2050	2350	—	1700	1950	—
80岁~	7.95	9.20	—	6.28	7.32	—	1900	2200	—	1500	1750	—
孕妇（早）	—	—	—	+0b	+0	+0	—	—	—	+0	+0	+0
孕妇（中）	—	—	—	+1.26	+1.26	+1.26	—	—	—	+300	+300	+300
孕妇（晚）	—	—	—	+1.88	+1.88	+1.88	—	—	—	+450	+450	+450
乳母	—	—	—	+2.09	+2.09	+2.09	—	—	—	+500	+500	+500

①未制定参考值者用"——"表示；② "+"表示在同龄人群参考值基础上额外增加量。

二、中国居民膳食蛋白质参考摄入量

年龄/岁	男性		女性	
	EAR	RNI	EAR	RNI
	g/d	g/d	g/d	g/d
0 ~	–	9（AI）	–	9（AI）
0.5 ~	15	20	15	20
1 ~	20	25	20	25
2 ~	20	25	20	25
3 ~	25	30	25	30
4 ~	25	30	25	30
5 ~	25	30	25	30
6 ~	25	35	25	35
7 ~	30	40	30	40
8 ~	30	40	30	40
9 ~	40	45	40	45
10 ~	40	50	40	50
11 ~	50	60	45	55
14 ~	60	75	50	60
18 ~	60	65	50	55
孕妇（1~12周）	–	–	50	55
孕妇（13~27周）	–	–	60	60
孕妇（≥28周）	–	–	75	85
乳母	–	–	70	80

注："–"表示未制定

三、中国居民膳食脂肪、脂肪酸参考摄入量（DRIs）和可接受范围（AMDR）

年龄/岁	脂肪	饱和脂肪酸	n-6多不饱和脂肪酸[1]		n-3多不饱和脂肪酸[2]	
	AMDR	U-AMDR	AI	AMDR	AI	AMDR
	%E	%E	%E	%E	%E	%E
0 ~	48（AI）	–	7.3	–	0.87	–
0.5 ~	40（AI）	–	6.0	–	0.66	–
1 ~	35（AI）	–	4.0	–	0.60	–
4 ~	25~30	8	4.0	–	0.60	–

年龄/岁	脂肪	饱和脂肪酸	n-6 多不饱和脂肪酸①		n-3 多不饱和脂肪酸②	
	AMDR	U-AMDR	AI	AMDR	AI	AMDR
	%E	%E	%E	%E	%E	%E
7 ~	25 ~ 30	8	4.0	–	0.60	–
18 ~	20 ~ 30	10	4.0	2.5 ~ 9	0.60	0.5 ~ 2.0
60 ~	20 ~ 30	10	4.0	2.5 ~ 9	0.60	0.5 ~ 2.0
孕妇和乳母	20 ~ 30	10	4.0	2.5 ~ 9	0.60	0.5 ~ 2.0

注：①表示亚油酸的数；②表示 α 亚麻酸的数值。

四、中国居民膳食碳水化合物参考摄入量（DRIs）和可接受范围（AMDR）

年龄/岁	碳水化合物		添加糖
	EAR	AMDR	AMDR
	g/d	%E	%E
0 ~	–	60（AI，g）	–
0.5 ~	–	85（AI，g）	–
1 ~	120	50 ~ 65	
4 ~	120	50 ~ 65	< 10
7 ~	120	50 ~ 65	< 10
11 ~	150	50 ~ 65	< 10
14 ~	150	50 ~ 65	< 10
18 ~ 65	120	50 ~ 65	< 10
孕妇	130	50 ~ 65	< 10
乳母	160	50 ~ 65	< 10

注："–"表示未制定

五、中国居民膳食维生素参考摄入量（DRIs）

年龄/岁	维生素A RNI ugRAE/d 男	女	维生素A UL ugRAE/d	维生素D RNI ug/d	维生素D UL ug/d	维生素E AI mga-TE/d	维生素E UL	维生素K AI ug/d	维生素B1 AI mg/d	维生素B1 RNI mg/d 男	女	维生素B2 AI mg/d	维生素B2 RNI mg/d 男	女	维生素B6 AI mg/d	维生素B6 RNI mg/d	维生素B6 UL mg/d	维生素12 AI mg/d	维生素12 RNI mg/d	泛酸 AI mg/d	叶酸 AI ugDFE/d	叶酸 RNI ugDFE/d	叶酸 UL ug/d	烟酸 AI mgNE/d	烟酸 RNI mgNE/d 男	女	烟酸 UL mgNE/d	烟酰胺 UL mg/d	胆碱 AI mg/d 男	女	胆碱 UL mg/d	生物素 AI ug/d	维生素C AI mg/d	维生素C RNI mg/d	维生素C UL mg/d
0 ~	300①		600	10①	20	3	–	2	0.1	–	–	0.4	–	–	0.2	–	–	0.3	–	1.7	65	–	–	2	–	–	–	–	120	120	–	5	40	–	–
0.5 ~	400①		600	10①	20	4	–	10	0.3	–	–	0.5	–	–	0.4	–	–	0.6	–	1.9	100	–	–	3	–	–	–	–	150	150	–	9	40	–	–
1 ~	310		700	10	20	6	150	30	–	0.6	0.6	–	0.6	0.6	–	0.6	20	–	1.0	2.1	–	160	300	–	6	6	10	100	200	200	1000	17	–	40	400
4 ~	360		900	10	30	7	200	40	–	0.8	0.8	–	0.7	0.7	–	0.7	25	–	1.2	2.5	–	190	400	–	8	8	15	130	250	250	1000	20	–	50	600
7 ~	500		1500	10	45	9	350	50	–	1.0	1.0	–	1.0	1.0	–	1.0	35	–	1.6	3.5	–	250	600	–	11	10	20	180	300	300	1500	25	–	65	1000
11 ~	670	630	2100	10	50	13	500	70	–	1.3	1.1	–	1.3	1.1	–	1.3	45	–	2.1	4.5	–	350	800	–	14	12	25	240	400	400	2000	35	–	90	1400
14 ~	820	620	2700	10	50	14	600	75	–	1.6	1.3	–	1.5	1.2	–	1.4	55	–	2.4	5.0	–	400	900	–	16	13	30	280	500	400	2500	40	–	100	1800
18 ~	800	700	3000	10	50	14	700	80	–	1.4	1.2	–	1.4	1.2	–	1.4	60	–	2.4	5.0	–	400	1000	–	15	12	35	310	500	400	2500	40	–	100	2000
50 ~	800	700	3000	10	50	14	700	80	–	1.4	1.2	–	1.4	1.2	–	1.6	60	–	2.4	5.0	–	400	1000	–	14	12	35	310	500	400	3000	40	–	100	2000
65 ~	800	700	3000	15	50	14	700	80	–	1.4	1.2	–	1.4	1.2	–	1.6	60	–	2.4	5.0	–	400	1000	–	14	11	35	300	500	400	3000	40	–	100	2000
80 ~	800	700	3000	15	50	14	700	80	–	1.4	1.2	–	1.4	1.2	–	1.6	60	–	2.4	5.0	–	400	1000	–	13	10	30	280	500	400	3000	40	–	100	2000
孕妇（1~12周）		700	3000	10	50	14	700	80	–	1.2		–	1.2		–	2.2	60	–	2.9	6.0	–	600	1000	–	12		35	310	420	420	3000	40	–	100	2000
孕妇（13~27周）		700	3000	10	50	14	700	80	–	1.4		–	1.4		–	2.2	60	–	2.9	6.0	–	600	1000	–	12		35	310	420	420	3000	40	–	115	2000
孕妇（≥28）		700	3000	10	50	14	700	80	–	1.5		–	1.5		–	2.2	60	–	2.9	6.0	–	600	1000	–	12		35	310	420	420	3000	40	–	115	2000
乳母		1300	3000	10	50	17	700	85	–	1.5		–	1.5		–	1.7	60	–	3.2	7.0	–	550	1000	–	15		35	310	520	520	3000	50	–	150	2000

注：①表示AI值；"-"未制定；有些维生素未制定UL，主要原因是研究资料不充分，并不表示过量摄入没有健康风险。

六、中国居民膳食矿物质参考摄入量（DRIs）

年龄/岁	钙 mg/d RNI	钙 mg/d UL	磷 mg/d RNI	磷 mg/d UL	镁 mg/d RNI	钾 mg/d AI	钠 mg/d AI	氯 mg/d AI	铁 mg/d RNI 男	铁 mg/d RNI 女	铁 mg/d UL	碘 mg/d RNI	碘 mg/d UL	锌 mg/d RNI 男	锌 mg/d RNI 女	锌 mg/d UL	硒 mg/d RNI	硒 mg/d UL	铜 mg/d RNI	铜 mg/d UL	钼 mg/d RNI	钼 mg/d UL	铬 mg/d AI
0 ~	200	1000	100	–	20	350	170	260	0.3		–	85	–	2		–	15	55	0.3	–	2	–	0.2
0.5 ~	250	1500	180	–	65	550	350	550	10		–	115	–	3.5		–	20	80	0.3	–	3	–	4.0
1 ~	600	1500	300	–	140	900	700	1100	9		20	90	–	4.0		8	25	100	0.3	2.0	40	200	15
4 ~	800	2000	350	–	160	1200	900	1400	10		30	90	200	5.5		12	30	150	0.4	3.0	50	300	20
7 ~	1000	2000	470	–	220	1500	1200	1900	13		35	90	300	7.0		19	40	200	0.5	4.0	65	450	25
11 ~	1200	2000	640	–	300	1900	1400	2200	15	18	40	110	400	10.0	9.0	28	55	300	0.7	6.0	90	650	30
14 ~	1000	2000	710	–	320	2200	1600	2500	16	18	40	120	500	12.0	8.5	35	60	350	0.8	7.0	100	800	30
18 ~	800	2000	720	3500	330	2000	1500	2300	12	20	40	120	600	12.5	7.5	40	60	400	0.8	8.0	100	900	30
50 ~	1000	2000	720	3500	330	2000	1400	2200	12	12	40	120	600	12.5	7.5	40	60	400	0.8	8.0	100	900	30
65 ~	1000	2000	700	3000	320	2000	1400	2200	12		40	120	600	12.5	7.5	40	60	400	0.8	8.0	100	900	30
80 ~	1000	2000	670	3000	310	2000	1300	2000	12		40	120	600	12.5	7.5	40	60	400	0.8	8.0	100	900	30
孕妇（1~12周）	800	2000	720	–	370	2000	1500	2300	–	20	40	230	600	–	9.5	40	65	400	0.9	8.0	110	900	31
孕妇（13~27周）	1000	2000	720	–	370	2000	1500	2300	–	24	40	230	600	–	9.5	40	65	400	0.9	8.0	110	900	34
孕妇（≥28）	1000	2000	720	–	370	2000	1500	2300	–	29	40	230	600	–	9.5	40	65	400	0.9	8.0	110	900	36
乳母	1000	2000	720	–	330	2400	1500	2300	–	24	40	240	600	–	12	40	78	400	1.4	8.0	103	900	37

表头分组：常量元素（钙、磷、镁、钾、钠、氯）　微量元素（铁、碘、锌、硒、铜、钼、铬）

七、中国居民膳食水适宜摄入量

年龄/岁	饮水量		总摄入量	
	L/d		L/d	
	男性	女性	男性	女性
0 ~	–		0.7	
0.5 ~	–		0.9	
1 ~	–		1.3	
4 ~	0.8		1.6	
7 ~	1.0		1.8	
11 ~	1.3	11	2.3	2.0
14 ~	1.4	1.2	2.5	2.2
18 ~	1.7	1.5	3.0	2.7
孕妇（早）	+0.2		+0.3	
孕妇（中）	+0.2		+0.3	
孕妇（晚）	+0.2		+0.3	
	+0.6		+1.1	

注：①温和气温条件下，轻身体活动水平；如果在高温或进行中等以上身体活动时，应适当增加水摄入量。②总摄入量包括食物中的水及饮水中的水。③纯母乳喂养的婴儿不需要额外补充水分。

营养与膳食

附录二

常见食物一般营养成分表（食部每100克含量）

食物类别	食物名称	食部(%)	能量 kcal	水分(g)	蛋白质(g)	脂肪(g)	膳食纤维(g)	碳水化合物(g)	灰分(g)	胡萝卜素(μg)	视黄醇当量(μg)	硫胺素(mg)	核黄素(mg)	尼克酸(mg)	抗坏血酸(mg)	维生素E(mg)	钾(mg)	钠(mg)	钙(mg)	镁(mg)	铁(mg)	锰(mg)	锌(mg)	铜(mg)	磷(mg)	硒(μg)
一、谷类、干豆类及豆类制品	稻米（粳米，标一）	100	343	13.7	7.7	0.6	0.6	76.3	0.6	—	—	0.16	0.08	1.3	—	1.01	97	2.4	11	34	1.1	1.36	1.45	0.19	121	2.50
	稻米（早籼，标一）	100	351	12.3	8.8	1.0	0.4	76.8	0.7	—	—	0.16	0.05	2.0	—		124	1.9	10	37	1.2	1.21	1.59	0.23	141	2.05
	稻米（晚籼，标一）	100	345	13.5	7.9	0.7	0.5	76.8	0.6	—	—	0.17	0.05	1.7	—	0.22	112	1.5	9	53	1.2	1.11	1.52	0.16	140	2.83
	方便面	100	472	3.6	9.5	21.1	0.7	60.9	4.2	—	—	0.12	0.06	0.9	—	2.28	134	1144	25	38	4.1	0.79	1.06	0.29	80	10.49
	糯米（糯）	100	343	13.8	7.9	0.8	0.7	76.0	0.8	—	—	0.20	0.05	1.7	—	0.08	125	2.8	21	42	1.9	1.56	1.77	0.24	94	3.30
	黑米	100	333	14.3	9.4	2.5	3.9	68.3	1.6	—	—	0.33	0.13	7.9	—	0.22	256	7.1	12	147	1.6	1.72	3.80	0.15	356	3.20
	小麦粉（标准粉）	100	344	12.7	11.2	1.5	2.1	71.5	1.0	—	—	0.28	0.08	2.0	—	1.80	190	3.1	31	50	3.5	1.56	1.64	0.42	188	5.36
	小米	100	358	11.6	9.0	3.1	1.6	73.5	1.2	100	17	0.33	0.10	1.5	—	3.63	284	4.3	41	107	5.1	0.89	1.87	0.54	299	4.74
	燕麦片	100	367	9.2	15.0	6.7	5.3	61.6	2.2	—	—	0.30	0.13	1.2	—	3.07	214	3.7	186	177	7.0	3.36	2.59	0.45	291	4.31
	油条	100	386	21.8	6.9	17.6	0.9	50.1	2.7	—	—	0.01	0.07	0.7	—	3.19	227	585.2	6	19	1.0	0.52	0.75	0.19	77	8.60
	玉米（包谷）	100	335	13.2	8.7	3.8	6.4	66.6	1.3	100	17	0.21	0.13	2.5	—	3.89	300	3.3	14	96	2.4	0.48	1.70	0.25	218	3.52
	玉米面（黄）	100	340	12.1	8.1	3.3	5.6	69.6	1.3	40	7	0.26	0.09	2.3	—	3.80	249	2.3	22	84	3.2	0.47	1.42	0.35	196	2.49
	扁豆	100	326	9.9	25.4	0.4	6.5	55.4	2.5	30	5	0.26	0.45	2.6	—	1.86	439	2.3	137	92	19.2	1.19	1.90	1.27	218	32.0

续表

食物类别	食物名称	食部(%)	能量kcal	水分(g)	蛋白质(g)	脂肪(g)	膳食纤维(g)	碳水化合物(g)	灰分(g)	胡萝卜素(μg)	视黄醇当量(μg)	硫胺素(mg)	核黄素(mg)	尼克酸(mg)	抗坏血酸(mg)	维生素E(mg)	钾(mg)	钠(mg)	钙(mg)	镁(mg)	铁(mg)	锰(mg)	锌(mg)	铜(mg)	磷(mg)	硒(μg)
一、谷类、干豆类及制品	蚕豆（去皮）	93	342	11.3	25.4	1.6	2.5	56.4	2.8	300	50	0.20	0.20	2.5	—	6.68	801	2.2	54	94	2.5	0.96	3.32	1.17	181	4.83
	豆腐	100	81	82.8	8.1	3.7	0.4	3.8	1.2	—	—	0.04	0.03	0.2	—	2.71	125	7.2	164	27	1.9	0.47	1.11	0.27	119	2.30
	豆腐干	100	140	65.2	16.2	3.6	0.8	10.7	3.5	—	—	0.03	0.07	0.3	—	—	140	76.5	308	102	4.9	1.31	1.76	0.77	273	0.02
	豆浆	100	13	96.4	1.8	0.7	1.1	0	0.2	90	15	0.02	0.02	0.1	—	0.80	48	3.0	10	9	0.5	0.09	0.24	0.07	30	0.14
	腐竹	100	459	7.9	44.6	21.7	1.0	21.3	3.5	—	—	0.13	0.07	0.8	—	27.84	553	26.5	77	71	16.5	2.55	3.69	1.31	284	6.65
	黑豆（黑大豆）	100	381	9.9	36.1	15.9	10.2	23.3	4.6	30	5	0.20	0.33	2.0	—	17.36	1377	3.0	224	243	7.0	2.83	4.18	1.56	500	6.79
	黄豆（大豆）	100	359	10.2	35.1	16.0	15.5	18.6	4.6	220	37	0.41	0.20	2.1	—	189.0	1503	2.2	191	199	3.2	2.26	3.34	1.35	465	6.16
	豇豆	100	322	10.9	19.3	1.2	7.1	58.5	3.0	60	10	0.16	0.08	1.9	—	8.61	737	6.8	40	36	7.1	1.07	3.04	2.10	344	5.74
	绿豆	100	316	12.3	21.6	0.8	6.4	55.6	3.3	130	22	0.25	0.11	2.0	—	10.95	787	3.2	81	125	6.5	1.11	2.18	1.08	337	4.28
	素鸡	100	192	64.3	16.5	12.5	0.9	4.3	2.5	—	10	0.02	0.03	0.4	—	17.80	42	373.8	319	61	5.3	1.12	1.74	0.27	180	6.73
	油豆腐	100	244	58.8	17.0	17.6	0.6	3.3	1.7	—	5	0.05	0.04	0.3	—	14.70	158	32.5	147	72	5.2	1.38	2.03	0.30	238	0.63
	扁豆（鲜）	91	37	88.3	2.7	0.2	2.1	6.1	0.6	150	25	0.04	0.07	0.9	13	0.24	178	3.8	38	34	1.9	0.34	0.72	0.12	54	0.94
	蚕豆（鲜）	31	104	70.2	8.8	0.4	3.1	16.4	1.1	310	52	0.37	0.10	1.5	16	0.83	391	4.0	16	46	3.5	0.55	1.37	0.39	200	2.02
	刀豆（鲜）	92	35	89.0	3.1	0.2	1.8	5.3	0.6	220	37	0.05	0.07	1.0	15	0.31	209	5.9	48	28	3.2	0.45	0.84	0.09	57	0.88
	豇豆（鲜）	97	29	90.3	2.9	0.3	2.3	3.6	0.6	250	42	0.07	0.09	1.4	19	4.39	112	2.2	27	31	0.5	0.37	0.54	0.14	63	0.74
	绿豆芽	100	18	94.6	2.1	0.1	0.8	2.1	0.8	20	3	0.05	0.06	0.5	6	0.19	68	4.4	9	18	0.6	0.10	0.35	0.10	37	0.50
二、蔬菜类	毛豆（青豆）	53	123	69.6	13.1	5.0	4.0	6.5	1.8	130	22	0.15	0.07	1.4	27	2.44	478	3.9	135	70	3.5	1.20	1.73	0.54	188	2.48
	四季豆（菜豆）	96	28	91.3	2.0	0.4	1.5	4.2	0.6	210	35	0.04	0.07	0.4	6	1.24	123	8.6	42	27	1.5	0.18	0.23	0.11	51	0.43
	豌豆（鲜）	42	105	70.2	7.4	0.3	3.0	18.2	0.9	220	37	0.43	0.09	2.3	14	1.21	332	1.2	21	43	1.7	0.65	1.29	0.22	127	1.74
	芋头（马蹄）	78	59	83.6	1.2	0.2	1.1	13.1	0.8	20	3	0.02	0.02	0.7	7	0.65	306	15.7	4	12	0.6	0.11	0.34	0.07	44	0.70
	甘薯（地瓜）	86	104	72.6	1.4	0.2	1.0	24.2	0.6	220	37	0.07	0.04	0.6	24	0.43	174	58.2	24	17	0.8	0.21	0.22	0.16	46	0.63
	胡萝卜（红）	96	37	89.2	1.0	0.2	1.1	7.7	0.8	4130	688	0.04	0.03	0.6	13	0.41	190	71.4	32	14	1.0	0.24	0.23	0.08	27	0.63
	萝卜	94	20	93.9	0.8	0.1	0.6	4.0	0.6	20	3	0.03	0.06	0.6	18	1.00	178	60.0	56	11	0.3	0.09	0.13	0.03	34	—

续表

食物类别	食物名称	食部(%)	能量 kcal	水分(g)	蛋白质(g)	脂肪(g)	膳食纤维(g)	碳水化合物(g)	灰分(g)	胡萝卜素(µg)	视黄醇当量(µg)	硫胺素(mg)	核黄素(mg)	尼克酸(mg)	抗坏血酸(mg)	维生素E(mg)	钾(mg)	钠(mg)	钙(mg)	镁(mg)	铁(mg)	锰(mg)	锌(mg)	铜(mg)	磷(mg)	硒(µg)
	马铃薯	94	76	79.8	2.0	0.2	0.7	16.5	0.8	30	5	0.08	0.04	1.1	27	0.34	343	2.7	8	23	0.8	0.14	0.37	0.12	40	0.78
	芋头	84	79	78.6	2.2	0.2	1.0	17.1	0.9	160	27	0.06	0.05	0.7	6	0.45	378	33.1	36	23	1.0	0.30	0.49	0.37	55	1.45
	藕	88	70	80.5	1.9	0.2	1.2	15.2	1.0	20	3	0.09	0.03	0.3	44	0.73	243	44.2	39	19	1.4	1.30	0.23	0.11	58	0.39
	春笋	66	20	91.4	2.4	0.1	2.8	2.3	1.0	30	5	0.05	0.04	0.4	5	—	300	6.0	8	8	2.4	0.78	0.43	0.15	36	0.66
	花菜[花椰菜]	82	24	92.4	2.1	0.2	1.2	3.4	0.7	30	5	0.03	0.08	0.6	61	0.43	200	31.6	23	18	1.1	0.17	0.38	0.05	47	0.73
	大白菜(青白口)	83	15	95.1	1.4	0.1	0.9	2.1	0.4	80	13	0.03	0.04	0.4	28	0.36	90	48.4	35	9	0.6	0.16	0.61	0.04	28	0.39
	大蒜[蒜头]	85	126	66.6	4.5	0.2	1.1	26.5	1.1	30	5	0.04	0.06	0.6	7	1.07	302	19.6	39	21	1.2	0.29	0.88	0.22	117	3.09
	洋葱	90	39	89.2	1.1	0.2	0.9	8.1	0.5	20	3	0.03	0.03	0.3	8	0.14	147	4.4	24	15	0.6	0.14	0.23	0.05	39	0.92
	茭白	74	23	92.2	1.2	0.2	1.9	4.0	0.5	30	5	0.02	0.03	0.5	5	0.99	209	5.8	4	8	0.4	0.49	0.33	0.06	36	0.45
	苋菜(红)	73	31	88.8	2.8	0.4	1.8	4.1	2.1	1490	248	0.03	0.10	0.6	30	1.54	340	42.3	178	38	2.9	0.35	0.70	0.07	63	0.09
	苋菜(青)	74	25	90.2	2.8	0.3	2.2	2.8	1.7	2110	352	0.03	0.12	0.8	47	0.36	207	32.4	187	119	5.4	0.78	0.80	0.13	59	0.52
	圆白菜(卷心菜)	86	22	93.2	1.5	0.2	1.0	3.6	0.5	70	12	0.03	0.03	0.4	40	0.50	124	27.2	49	12	0.6	0.18	0.25	0.04	26	0.96
二、蔬菜类	韭菜	90	26	91.8	2.4	0.4	1.4	3.2	0.8	1410	235	0.02	0.09	0.8	24	0.96	247	8.1	42	25	1.6	0.43	0.43	0.08	38	1.38
	芦笋	90	18	93.0	1.4	0.1	1.9	3.0	0.6	100	17	0.04	0.05	0.7	45	—	213	3.1	10	10	1.4	0.17	0.41	0.07	42	0.21
	蕹菜(空心菜)	76	20	92.9	2.2	0.3	1.4	2.2	1.0	1520	253	0.03	0.08	0.8	25	1.09	243	94.3	99	29	2.3	0.67	0.39	0.10	38	1.20
	菠菜	89	24	91.2	2.6	0.3	1.7	2.8	1.4	2920	487	0.04	0.11	0.6	32	1.74	311	85.2	66	58	229.9	0.66	0.85	0.10	47	0.97
	芥菜	71	14	94.6	1.8	0.4	1.2	0.8	1.2	1700	283	0.02	0.11	0.5	72	0.64	224	29.0	28	18	1.0	0.70	0.41	0.10	36	0.53
	茼蒿	82	21	93.0	1.9	0.3	1.2	2.7	0.9	1510	252	0.04	0.09	0.6	18	0.92	220	161.3	73	20	2.5	0.28	0.35	0.06	36	0.60
	芹菜	66	14	94.2	0.8	0.1	1.4	2.5	1.0	60	10	0.01	0.08	0.4	12	2.21	154	73.8	48	10	0.8	0.17	0.46	0.09	103	—
	芥蓝(甘蓝菜)	78	19	93.2	2.8	0.4	1.6	1.0	1.0	3450	575	0.02	0.09	1.0	76	0.96	104	50.5	128	18	2.0	0.53	1.30	0.11	50	0.88

续表

食物类别	食物名称	食部（%）	能量 kcal	水分（g）	蛋白质（g）	脂肪（g）	膳食纤维（g）	碳水化合物（g）	灰分（g）	胡萝卜素（μg）	视黄醇当量（μg）	硫胺素（mg）	核黄素（mg）	尼克酸（mg）	抗坏血酸（mg）	维生素E（mg）	钾（mg）	钠（mg）	钙（mg）	镁（mg）	铁（mg）	锰（mg）	锌（mg）	铜（mg）	磷（mg）	硒（μg）
二、蔬菜类	小白菜（青菜）	81	15	94.5	1.5	0.3	1.1	1.6	1.0	1680	280	0.02	0.09	0.7	28	0.70	178	73.5	90	18	19.0	0.27	0.51	0.08	36	1.17
	油菜	87	23	92.9	1.8	0.5	1.1	2.7	1.0	620	103	0.04	0.11	0.7	36	0.88	210	55.8	108	22	1.2	0.23	0.33	0.06	39	0.79
	黄营叶（春菜）	89	18	94.2	1.4	0.2	1.0	2.6	0.6	880	147	0.06	0.10	0.4	13	0.58	148	39.1	34	19	1.5	0.26	0.51	0.09	26	0.78
	冬瓜	80	11	96.6	0.4	0.2	0.7	1.9	0.2	80	13	0.01	0.01	0.4	18	0.08	78	1.8	19	8	0.2	0.03	0.07	0.07	12	0.22
	黄瓜	92	15	95.8	0.8	0.2	0.5	2.4	0.3	90	15	0.02	0.03	0.2	9	0.46	102	4.9	24	15	0.5	0.06	0.18	0.05	24	0.38
	葫芦	87	14	95.3	0.7	0.1	0.8	2.7	0.4	40	7	0.02	0.01	0.4	11	—	87	0.6	16	7	0.4	0.08	0.14	0.04	15	0.49
	丝瓜	83	20	94.3	1.0	0.2	0.6	3.6	0.3	90	15	0.02	0.04	0.4	5	0.22	115	2.6	14	11	0.4	0.06	0.21	0.06	29	0.86
	西瓜	59	34	91.2	0.5	微	0.2	7.9	0.2	80	13	0.02	0.04	0.4	7	0.03	79	4.2	10	11	0.5	0.05	0.10	0.02	13	0.08
	苦瓜	81	19	93.4	1.0	0.1	1.4	3.5	0.6	100	17	0.03	0.03	0.4	56	0.85	256	2.5	14	18	0.7	0.16	0.36	0.06	35	0.36
	南瓜	85	22	93.5	0.7	0.1	0.8	4.5	0.4	890	148	0.03	0.04	0.4	8	0.36	145	0.8	16	8	0.4	0.08	0.14	0.03	24	0.46
	佛手瓜	100	16	94.3	1.2	0.1	1.2	2.6	0.6	20	3	0.01	0.10	0.1	8	—	76	1.0	17	10	0.1	0.03	0.08	0.02	18	1.45
	番茄（西红柿）	97	19	94.4	0.9	0.2	0.5	3.5	0.5	550	92	0.03	0.03	0.6	19	0.57	163	5.0	10	9	0.4	0.08	0.13	0.06		0.15
	辣椒（尖，青）	84	23	91.9	1.4	0.3	2.1	3.7	0.6	340	57	0.03	0.04	0.5	62	0.88	209	2.2	15	15	0.7	0.14	0.22	0.11	3	0.62
	茄子	93	21	93.4	1.1	0.2	1.3	3.6	0.4	50	8	0.02	0.04	0.6	5	1.13	142	5.4	24	13	0.5	0.13	0.23	0.10	2	0.48
	萝卜干	100	60	67.7	3.3	0.2	3.4	11.2	14.2	—	—	0.04	0.09	0.9	17	—	508	4203	53	44	3.4	0.87	1.27	0.25	65	—
	榨菜	100	29	75.0	2.2	0.3	2.2	4.4	16.0	83	40	0.03	0.06	0.5	2	—	363	4252.6	155	54	3.9	0.35	0.63	0.14	41	1.93
	海带（干）	98	77	70.5	1.8	0.1	6.1	17.3	4.2	240	40	0.01	0.10	0.8	—	0.85	761	327.4	348	129	4.7	1.14	0.65	0.14	52	5.84
	金针菇	100	26	90.2	2.4	0.4	2.7	3.3	1.0	30	5	0.15	0.19	4.1	2	1.14	195	4.3	—	17	1.4	0.10	0.39	0.14	97	0.28
	香菇（干）	95	211	12.3	20.0	1.2	31.6	30.1	4.8	20	3	0.19	1.26	20.5	5	0.66	464	11.2	83	147	10.5	5.47	8.57	1.03	258	6.42
	紫菜	100	207	12.7	26.7	1.1	21.6	22.5	15.4	1370	228	0.27	1.02	7.3	2	1.82	1796	710.5	264	105	54.9	4.32	2.47	1.68	350	7.22

续表

食物类别	食物名称	食部(%)	能量(kcal)	水分(g)	蛋白质(g)	脂肪(g)	膳食纤维(g)	碳水化合物(g)	灰分(g)	胡萝卜素(μg)	视黄醇当量(μg)	硫胺素(mg)	核黄素(mg)	尼克酸(mg)	抗坏血酸(mg)	维生素E(mg)	钾(mg)	钠(mg)	钙(mg)	镁(mg)	铁(mg)	锰(mg)	锌(mg)	铜(mg)	磷(mg)	硒(μg)
	菠萝	68	41	88.4	0.5	0.1	1.3	9.5	0.2	200	33	0.04	0.02	0.2	18	—	113	0.8	12	8	0.6	1.04	0.14	0.07	9	0.24
	草莓	97	30	91.3	1.0	0.2	1.1	6.0	0.4	30	5	0.02	0.03	0.3	47	0.71	131	4.2	18	12	1.8	0.49	0.14	0.04	27	0.70
	柑	77	51	86.9	0.7	0.2	0.4	11.5	0.3	890	148	0.08	0.04	0.4	28	0.92	154	1.4	35	11	0.2	0.14	0.08	0.04	18	0.30
	桂圆（鲜）[龙眼]	50	70	81.4	1.2	0.1	0.4	16.2	0.7	20	3	0.01	0.14	1.3	43	—	248	3.9	6	10	0.2	0.07	0.40	0.10	30	0.83
	桔（芦柑）	77	43	88.5	0.6	0.2	0.6	9.7	0.4	520	87	0.02	0.03	0.2	19	—	54	1.3	45	45	1.4	0.03	0.10	0.10	25	0.07
	柚子（文旦）	69	41	89.0	0.8	0.2	0.4	9.1	0.5	10	2	—	0.03	0.3	23	0.31	119	3.0	4	4	0.3	0.08	0.40	0.18	24	0.70
	梨（鸭梨）	82	43	88.3	0.2	0.2	1.1	10.0	0.2	10	2	0.03	0.03	0.2	4	0.24	138	1.5	4	5	0.9	0.06	0.10	0.19	14	0.28
	枇杷	62	39	89.3	0.8	0.2	0.8	8.5	0.4	700	117	0.01	0.03	0.3	8	—	77	4.0	17	10	1.1	0.34	0.21	0.06	8	0.72
	荔枝（鲜）	73	70	81.9	0.9	0.2	0.5	16.1	0.4	10	2	0.10	0.04	1.1	41	—	122	1.7	2	12	0.4	0.09	0.17	0.16	24	0.14
	苹果	76	52	85.9	0.2	0.2	1.2	12.3	0.2	20	3	0.06	0.02	0.2	4	2.12	151	1.6	4	4	0.6	0.03	0.19	0.06	12	0.12
	芒果	60	32	90.6	0.6	0.2	1.3	7.0	0.3	8050	1342	0.01	0.04	0.3	23	1.21	119	2.8	微	14	0.2	0.20	0.09	0.06	11	1.44
三、水果及坚果类	无花果	100	59	81.3	1.5	0.1	3.0	13.0	1.1	30	5	0.03	0.12	0.8	6	6.25	286	243.0	96	29	10.4	0.32	0.18	0.22	32	1.41
	葡萄	86	43	88.7	0.5	0.2	0.4	9.9	0.3	50	8	0.04	0.02	0.2	25	0.70	104	1.3	5	8	0.4	0.06	0.18	0.09	13	0.20
	柿子	87	71	80.6	0.4	0.1	1.4	17.1	0.4	120	20	0.02	0.02	0.3	30	1.12	151	0.8	9	19	0.2	0.50	0.08	0.06	23	0.24
	桃	86	48	86.4	0.9	0.1	1.3	10.9	0.4	20	3	0.01	0.03	0.7	7	1.54	166	5.8	6	7	0.8	0.07	0.34	0.05	20	0.24
	香蕉	59	91	75.8	1.4	0.2	1.2	20.8	0.6	60	10	0.02	0.04	0.7	8	0.24	256	0.8	7	43	0.4	0.65	0.18	0.14	28	0.87
	枣（鲜）	87	122	67.4	0.3	1.1	1.9	28.6	0.7	240	40	0.06	0.09	0.9	243	0.78	375	1.2	22	25	1.2	0.32	1.52	0.06	23	0.80
	核桃（干）	43	627	5.2	14.9	58.8	9.5	9.6	2.0	30	5	0.15	0.14	0.9	1	43.21	385	6.4	56	131	2.7	3.44	2.17	1.17	294	4.62
	花生仁（生）	100	563	6.9	25.0	44.3	5.5	16.0	2.3	30	5	0.72	0.13	17.9	2	18.09	587	3.6	39	178	2.1	1.25	2.50	0.95	324	3.94
	莲子（干）	100	344	9.5	17.2	2.0	3.0	64.2	4.1	—	—	0.16	0.08	4.2	5	2.71	846	5.1	97	242	3.6	8.23	2.78	1.33	550	3.36
	西瓜籽（炒）	43	573	4.3	32.7	44.8	4.5	9.7	4.0	—	—	0.04	0.08	3.4	—	1.23	612	187.7	28	448	8.2	1.82	6.76	1.82	765	23.44

食物类别	食物名称	食部(%)	能量 kcal	水分(g)	蛋白质(g)	脂肪(g)	膳食纤维(g)	碳水化合物(g)	灰分(g)	胡萝卜素(μg)	视黄醇当量(μg)	硫胺素(mg)	核黄素(mg)	尼克酸(mg)	抗坏血酸(mg)	维生素E(mg)	钾(mg)	钠(mg)	钙(mg)	镁(mg)	铁(mg)	锰(mg)	锌(mg)	铜(mg)	磷(mg)	硒(μg)
四、蛋、奶类	鸭蛋	87	180	70.3	12.6	13.0	—	3.1	1.0	—	261	0.17	0.35	0.2	—	4.98	135	106.0	62	13	2.9	0.04	1.67	0.11	226	15.68
	鸡蛋	88	156	73.8	12.8	11.1	—	1.3	1.0	—	194	0.13	0.32	0.2	—	2.29	121	125.7	44	11	2.3	0.04	1.01	0.07	182	14.98
	鹌鹑蛋	86	160	73.0	12.8	11.1	—	2.1	1.0	—	337	0.11	0.49	0.1	—	3.08	138	106.6	47	11	3.2	0.04	1.61	0.09	180	25.48
	牛奶（鲜）	100	54	89.8	3.0	3.2	—	3.4	0.6	—	24	0.03	0.14	0.1	1	0.21	109	37.2	104	11	0.3	0.03	0.42	0.02	73	1.94
	牛奶粉（全脂）	100	478	2.3	20.1	21.2	—	51.7	4.7	—	141	0.11	0.73	0.9	4	0.48	449	260.1	676	79	1.2	0.09	3.14	0.09	469	11.80
	酸奶	100	72	84.7	2.5	2.7	—	9.3	0.8	—	26	0.03	0.15	0.2	1	0.12	150	39.8	118	12	0.4	0.02	0.53	0.03	85	1.71
五、畜禽类	猪肉（腿）	100	190	67.6	17.9	12.8	—	0.8	0.9	—	3	0.53	0.24	4.9	—	0.30	295	63.0	6	25	0.9	0.04	2.18	0.14	185	13.40
	羊肉（瘦）	90	118	74.2	20.5	3.9	—	0.2	1.2	—	11	0.15	0.16	5.2	—	0.31	403	69.4	9	22	3.9	0.03	6.06	0.12	169	7.18
	牛肉（瘦）	100	106	75.2	20.2	2.3	—	1.2	1.1	—	6	0.07	0.13	6.3	—	0.35	284	53.6	9	21	2.8	0.04	3.71	0.16	172	10.55
	狗肉	80	116	76.0	16.8	4.6	—	1.8	0.8	—	157	0.34	0.20	3.5	—	1.40	140	47.4	52	14	2.9	0.13	3.18	0.14	107	14.75
	兔肉	100	102	76.2	19.7	2.2	—	0.9	1.0	—	212	0.11	0.10	5.8	—	0.42	284	451.0	12	15	2.0	0.04	1.30	0.12	165	10.93
	鸭	68	240	63.9	15.5	19.7	—	0.2	0.7	—	52	0.08	0.22	4.2	—	0.27	191	69.0	6	14	2.2	0.06	1.33	0.21	122	12.25
	鸡	66	167	69.0	19.3	9.4	—	1.3	1.0	—	48	0.05	0.09	5.6	—	0.67	251	63.3	9	19	1.4	0.03	1.09	0.07	156	11.75
	鸽	42	201	66.6	16.5	14.2	—	1.7	1.0	—	53	0.06	0.20	6.9	—	0.99	334	63.6	30	27	3.8	0.05	0.82	0.24	136	11.08
	猪肚	96	110	78.2	15.2	5.1	—	0.7	0.8	—	3	0.07	0.16	3.7	—	0.32	171	75.1	11	12	2.4	0.12	1.92	0.10	124	12.76
	猪肝	99	129	70.7	19.3	3.5	—	5.0	1.5	—	4972	0.21	2.08	15.0	20	0.86	235	68.6	6	24	22.6	0.26	5.78	0.58	310	19.21
	猪血	100	55	85.8	12.2	0.3	—	0.9	0.8	—	—	0.03	0.04	0.3	—	0.20	56	56.0	4	5	8.7	0.03	0.28	0.05	16	7.94
	猪肾（猪腰子）	93	96	78.8	15.4	3.2	—	1.4	1.2	—	41	0.31	1.14	8.0	13	0.34	217	134.2	12	22	6.1	0.16	2.56	0.04	215	111.77
六、鱼、虾、贝类	草鱼	58	112	77.3	16.6	5.2	—	0	1.1	—	11	0.04	0.11	2.8	—	2.03	312	46.0	38	31	0.8	0.05	0.87	0.08	203	6.66
	大黄鱼	66	96	77.7	17.7	2.5	—	0.8	1.3	—	10	0.03	0.10	1.9	—	1.13	260	120.3	53	39	0.7	0.02	0.58	0.05	174	42.57
	带鱼	76	127	73.3	17.7	4.9	—	3.1	1.0	—	29	0.02	0.06	2.8	—	0.82	280	150.1	28	43	1.2	0.17	0.70	0.04	191	36.57
	黄鳝	67	89	78.0	18.0	1.4	—	1.2	1.4	—	50	0.06	0.98	3.7	—	1.34	263	70.2	42	18	2.5	2.22	1.97	0.08	206	34.56

续表

食物类别	食物名称	食部(%)	能量 kcal	水分(g)	蛋白质(g)	脂肪(g)	膳食纤维(g)	碳水化合物(g)	灰分(g)	胡萝卜素(μg)	视黄醇当量(μg)	硫胺素(mg)	核黄素(mg)	尼克酸(mg)	抗坏血酸(mg)	维生素E(mg)	钾(mg)	钠(mg)	钙(mg)	镁(mg)	铁(mg)	锰(mg)	锌(mg)	铜(mg)	磷(mg)	硒(μg)
六、鱼、虾、贝类	鲢鱼（白鲢）	61	102	77.8	17.8	3.6	—	0	1.2	—	20	0.03	0.07	2.5	—	1.23	277	57.5	53	23	1.4	0.09	1.17	0.05	190	15.68
	鲤鱼	54	109	76.7	17.6	4.1	—	0.5	1.1	—	25	0.03	0.09	2.7	—	1.27	334	53.7	50	33	1.0	0.05	2.08	0.06	204	15.38
	鲫鱼	54	108	75.4	17.1	2.7	—	3.8	1.0	—	17	0.04	0.09	2.5	—	0.68	290	41.2	79	41	1.3	0.06	1.94	0.08	193	14.31
	鳗鲡（河鳗）	84	181	67.1	18.6	10.8	—	2.3	1.2	—	—	0.02	0.02	3.8	—	3.60	207	58.8	42	34	1.5	—	1.15	0.18	248	33.66
	海鳗	67	122	74.6	18.8	5.0	—	0.5	1.1	—	22	0.06	0.07	3.0	—	1.70	266	95.8	28	27	0.7	0.03	0.80	0.07	159	25.85
	泥鳅	60	96	76.6	17.9	2.0	—	1.7	1.8	—	14	0.10	0.33	6.2	—	0.79	282	74.8	299	28	2.9	0.47	2.76	0.09	302	35.30
	小黄鱼	63	99	77.9	17.9	3.0	—	0.1	1.1	—	—	0.04	0.04	2.3	—	1.19	228	103.0	78	28	0.9	0.05	0.94	0.04	188	55.20
	鳊鱼（花鳊鱼）	61	100	76.5	15.3	2.2	—	4.7	1.3	—	34	0.04	0.11	2.8	—	2.65	229	60.6	82	26	0.8	0.08	0.76	0.07	180	19.47
	甲鱼	70	118	75.0	17.8	4.3	—	2.1	0.8	—	139	0.07	0.14	3.3	—	1.88	196	96.9	70	15	2.8	0.05	2.31	0.12	114	15.19
	涨菜（鲜）	49	80	79.9	11.4	1.7	—	4.7	2.3	—	73	0.12	0.22	1.8	—	14.02	157	451.4	63	56	6.7	0.41	2.47	0.13	197	57.77
	牡蛎	100	73	82.0	5.3	2.1	—	8.2	2.4	—	27	0.01	0.13	1.4	—	0.81	200	462.1	131	65	7.1	0.85	9.39	8.13	115	86.64
	墨鱼	69	82	79.2	15.2	0.9	—	3.4	1.3	—	—	0.02	0.04	1.8	—	1.49	400	165.5	15	39	1.0	0.10	1.34	0.69	165	37.52
	对虾	61	93	76.5	18.6	0.8	—	2.8	1.3	—	15	0.01	0.07	1.7	—	0.62	215	165.2	62	43	1.5	0.12	2.38	0.34	228	33.72
	河虾	86	84	78.1	16.4	2.4	—	0	3.9	—	48	0.04	0.03	—	—	5.33	329	133.8	325	60	4.0	0.27	2.24	0.64	186	29.65
	蟹（河蟹）	42	103	75.8	17.5	2.6	—	2.3	1.8	—	389	0.06	0.28	1.7	—	6.09	181	193.5	126	23	2.9	0.42	3.68	2.97	182	56.72
	梭子蟹	49	95	77.5	15.9	3.1	—	0.9	2.6	—	121	0.03	0.30	1.9	—	4.56	208	481.4	280	65	2.5	0.26	5.50	1.25	152	90.96
	蛏	57	40	88.4	7.3	0.3	—	2.1	1.9	—	59	0.02	0.12	1.2	—	0.59	140	175.9	134	35	33.6	1.93	2.01	0.38	114	55.14
	花蛤	46	45	87.2	7.7	0.6	—	2.2	2.3	—	23	微	0.13	1.9	—	0.51	235	309.0	59	82	6.1	0.39	1.19	0.20	126	77.10
	河蚬（蚬子）	35	47	88.5	7.0	1.4	—	1.7	1.4	—	37	0.08	0.13	1.4	—	0.38	25	18.4	39	10	11.4	0.18	1.82	0.47	127	29.97
八、其他类	豆油	100	899	0.1	—	99.9	—	0	—	—	—	—	微	—	—	93.08	3	4.9	13	3	2.0	0.43	1.09	0.16	7	3.32
	菜籽油	100	899	0.1	—	99.9	—	0	—	—	—	微	微	—	—	60.89	3	7.0	9	2.9	3.7	0.11	0.54	0.18	9	2.34
	花生油	100	899	0.1	—	99.9	—	0	0.1	—	—	微	微	—	—	42.06	2.4	3.5	12	—	2.9	0.33	8.48	0.15	15	2.29
	黑芝麻	100	531	5.7	19.1	46.1	14	10.0	5.1	—	—	0.66	0.25	5.9	—	50.40	358	8.3	780	290	22.7	17.85	6.13	1.77	516	4.70
	冰淇淋	100	126	74.4	2.4	5.3	—	17.3	0.6	48	48	0.01	0.03	0.2	—	0.24	125	54.2	126	12	0.5	0.05	0.37	0.02	67	1.73

续表

食物类别	食物名称	食部(%)	能量 kcal	水分(g)	蛋白质(g)	脂肪(g)	膳食纤维(g)	碳水化合物(g)	灰分(g)	胡萝卜素(μg)	视黄醇当量(μg)	硫胺素(mg)	核黄素(mg)	尼克酸(mg)	抗坏血酸(mg)	维生素E(mg)	钾(mg)	钠(mg)	钙(mg)	镁(mg)	铁(mg)	锰(mg)	锌(mg)	铜(mg)	磷(mg)	硒(μg)
	二锅头（58度）	—	352	—	—	—	—	—	0.2	—	—	0.05	—	—	—	—	—	0.5	1	1	0.1	—	0.04	0.02	—	—
	白葡萄酒（11度）	—	62	—	0.1	—	—	—	0.1	—	—	0.01	—	—	—	—	12	2.8	23	4	—	0.01	—	0.03	1	0.06
	黄酒（加饭）	—	—	—	1.6	—	—	—	—	—	—	0.01	0.10	—	—	—	2	1.5	12	30	0.1	0.03	0.33	0.03	29	1.20
	啤酒	100	31	—	—	—	—	—	—	—	—	—	0.05	1.2	—	—	14	8.3	4	10	0.1	0.01	0.21	0.01	24	0.42
八、其他类	红糖	100	389	1.9	0.7	—	—	96.6	0.8	—	—	0.01	—	0.3	—	—	240	18.3	157	54	2.2	0.27	0.35	0.15	11	4.20
	白糖	100	396	0.9	0.1	—	—	98.9	0.1	—	—	—	—	0.2	—	—	2	2.0	6	2	0.2	0.08	0.07	0.02	3	0.38
	粉丝	100	335	15.0	0.8	0.2	1.1	82.6	0.3	—	—	0.03	0.20	0.4	—	—	18	9.3	31	11	6.4	0.15	0.27	0.05	16	3.39
	酱油	100	63	67.3	5.6	0.1	0.2	9.9	16.9	—	—	0.05	0.13	1.7	—	—	337	5757	66	156	8.6	1.11	1.17	0.06	204	1.39
	味精	100	268	0.2	40.1	0.2	—	26.5	33.0	—	—	0.08	—	0.3	—	—	4	21053	100	7	1.2	0.67	0.31	0.12	4	0.98
	盐	100	0	0.1	—	—	—	0	99.9	—	—	—	—	—	—	—	14	25127	22	2	1.0	0.29	0.24	0.14	—	1.00

参考文献

［1］中国营养学会.中国居民膳食营养素参考摄入量（2013版）［M］.北京：科学出版社，2014.

［2］吴芳宁.食品营养与卫生［M］.北京：旅游教育出版社，2017.

［3］姚应水，夏结来.预防医学［M］.北京：中国医药科技出版社，2015.

［4］中国营养学会.中国居民膳食指南2016［M］.北京：人民卫生出版社，2016.

［5］杨柳清，贾丽娜.营养与膳食［M］.北京：高等教育出版社，2015.

［6］中国营养学会.中国居民膳食指南2016［M］科普版.北京：人民卫生出版社，2016.

［7］臧少敏，王友顺.老年营养与膳食保健［M］.北京：北京大学出版社，2013.

［8］孙长颢.营养与食品卫生学［M］.8版.北京：人民卫生出版社，2017.

［9］刘翠格.营养与健康［M］.3版.北京：化学工业出版社，2017.

［10］傅华.预防医学［M］.北京：人民卫生出版社，2013.

［11］王旭峰.只有营养师知道［M］.南京：江苏凤凰科学技术出版社，2015.

［12］曲巍，唐军.预防医学（案例版第2版）［M］.北京：科学出版社，2014.

［13］杜庆.老年膳食与营养配餐［M］.北京：机械工业出版社，2017.

［14］刘定梅.营养学基础［M］.3版.北京：科学出版社，2016.

［15］郑琳，贾润红.食品营养与健康［M］.北京：科学出版社，2018.